目で見る

腎臓病の人のための食材&料理700

ひと目でわかる写真つき

主婦の友社

はじめに

慢性腎臓病の患者さんは、全国に１３３０万人いるとされています。慢性腎臓病が怖いのは、初期には自覚症状がほとんどないことです。病気に気づかないまま適切な治療を行わないと、大きな病気につながる場合があります。そのため、早めの治療が重要といわれているのです。

慢性腎臓病の症状の進行を抑え、腎機能の保つためには、食事療法が欠かせません。その基本は、①適正エネルギーの摂取、②たんぱく質の適切な摂取、③食塩の制限です。加えて、症状によって④カリウム・リン・水分の制限です。実際には、腎機能の検査数値と体重をもとに1日40gあるいは、50g、60gといったたんぱく質制限が医師から指示され、そのうえで食事療法を始めることになります。ただし、基礎体力がおちている高齢者がきびしいたんぱく質制限を行うことはすすめられません。

たんぱく質を制限する場合には、「低たんぱく、高エネルギー」の食事をすることになります。これは、一般的に健康によいとされている「高たんぱく、低エネルギー」の食事とは異なる食事です。「肉や魚は少ししか食べられない？」「主食はどのぐらい食べられるの？」「薄味の料理では物足りない……」といった心配もあることでしょう。日常的に料理をしている人にとっても、たんぱく質、食塩量、エネルギー量を計算しながら、制限範囲内で献立を立てるのは難しいものです。しかし、ポイントを押さえれば無理なく食事療法を続けることができます。

そこで、本書の料理を作って、まずは低たんぱく料理のコツ、薄味の食事に慣れることから始めてください。低たんぱく、減塩でもおいしい、エネルギーもしっかりとれる、主菜、副菜、汁物、デザートを紹介しています。どれも、家庭で簡単に作りやすいよう工夫をしています。さらに、腎臓病の食事管理に役立つように、日常的によく食べる食品についても栄養データを掲載しています。

医師や管理栄養士の指導のもと食事療法に取り組んでいるかたがたの日々の食事に、本書が役立てば幸いです。

この本の対象

本書は、慢性腎臓病（CKD）と診断され、医師から、たんぱく質と食塩量の制限、摂取エネルギーの調整を指示されたかたの食事療法を目的としています。病気の進行度合いや年齢により目指す値が異なります。主治医の指示のもと行ってください。

この本の特徴

食材の選び方と活用ポイントを掲載

たんぱく質制限があるため、1食で使える肉や魚は、40～60g程度がめやす。あじなら½尾分なので、1尾購入しても½尾は残ってしまいます。本書では、あじは三枚におろしたもので買い求めることを提案。肉や魚の選び方や、むだなく使い切るコツと料理を紹介しています。

主菜は低たんぱく&低塩

主菜は1食のたんぱく質量10～16gをめやすに紹介しています。なかには10g以下の料理もあります。さらに、食塩量も1品2g以下と、すべて減塩レシピです。

カリウムを減らすコツも紹介

症状によって、カリウムの制限が必要になることもありますので、本書ではカリウムを減らす方法をアドバイスしています。カリウムは水溶性ですので、ゆでたり、さらすと、3～4割減ります。カリウム量の数値は本来、食材の生の状態で算出されますが、本書ではゆでる、さらすなどの下ごしらえをしたものは、カリウムの値に反映させています。

副菜と汁物はすべて減塩レシピ

副菜は主菜で不足したビタミンやミネラルなどを補うとともに、エネルギーを補う役割も果たします。油や砂糖を上手にとり入れながら、食塩量を抑えた、低塩でもおいしいレシピと調理のポイントを紹介しています。汁物は、減塩にするために、だしのとり方も掲載しています。

日常よく使う食材の栄養データも掲載

4、5章の栄養データ編では、日常的によく使う食材の栄養データを収載。卵1個、あじ1尾などきりのよい単位や、1杯、1玉といった単位で計算した数値を掲載しています。

カラー写真で見やすい！栄養価が一目瞭然！

4、5章の栄養データ編は、全点、カラー写真で示しています。さらに大きな文字で掲載していますので、エネルギー、たんぱく質といった成分値も見やすくなっています。また、調味料類など、計量カップや計量スプーンを使用することが多い食品は、カップ、スプーン、スプーンあたりの成分値で掲載しています。

目で見る
腎臓病の人のための早わかり食材&料理700

目次

第3章 低塩の副菜・汁物&デザート

副菜

第4章 栄養データ・食材編

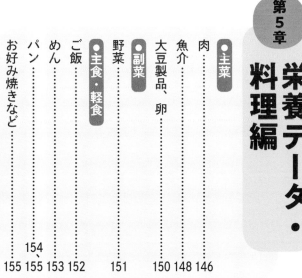

第5章 栄養データ・料理編

第6章 腎臓病の基礎知識

コラム

レシピのこと

- 計量単位は、1カップ＝200mℓ、大さじ1＝15mℓ、小さじ1＝5mℓです。小さじ1/6以下の分量は重量（g）で表示しています。
- 分量は1人分が基本ですが、一部は作りやすい分量となっています。2人分作る場合は倍量をめやすに増やしますが、腎臓病の人はとり分ける量を守りましょう。
- 材料にある食材の重量（g）は、廃棄する部分（野菜の皮や種、魚の骨など）を除いた正味量（実際に食べる部分）です。食材のめやす量と正味量については、4、5章の栄養データ編を参考にしてください。
- 塩は精製塩、しょうゆはこいくちしょうゆを基本とし、うすくちしょうゆを使う場合は明記しています。「だしわりしょうゆ」はしょうゆを同量のだしでわったものです。
- 「だし」は指定があるもの以外は、天然素材を使った無添加のだしを使っています。手作りのだしのとり方は101ページに掲載していますので、参考にしてください。
- 電子レンジの加熱時間は、600Wの場合のめやすです。500Wの場合は、加熱時間を2割増にして調整してください。

栄養成分値のこと

- 2、3章の料理、5章の栄養データ・料理編は、1人分の「エネルギー」「たんぱく質」「食塩相当量」「カリウム」の数値を示しています。カリウムは水にさらしたり、ゆでたりすると3～4割減ります。野菜の下ごしらえでさらしたり、ゆでる場合は、その減少分も計算に入れて算出しています。
- 4章の栄養データ・食材編は、「エネルギー」「たんぱく質」「食塩相当量」「カリウム」に加え、「リン」「水分」「糖質」の数値を示しています。
- 栄養成分値は、「日本食品標準成分表2015年版（七訂）」の数値をもとに算出したものです。食品の成分値は、品種や産地、季節などの条件によって違います。成分値は平均的な数字ですので、めやすとしてください。一部の食品については、メーカーのホームページに掲載されている数値をもとに算出しています。

＊この本の栄養成分値に使われている記号には、次のような意味があります。

0	まったく含まないか、含まれていないとみなす
〔0〕	推定値が0
微	0ではないが、微量
ー	未測定のもの

第1章 腎臓病の食事の基本

なぜ食事療法が必要なのか？

何をどう調整するのか？

腎臓病の食事療法の基本は、適切なエネルギー量とたんぱく質の摂取と食塩の制限です。病気の進行により、カリウム、リン、水分の制限も必要になります。なぜ、制限や調整が必要なのでしょうか？　まずはしっかりと理解することが肝心です。

この章では、食事療法を始める人のために、どの栄養素を何のためにどのように調整するのかを解説しています。併せて、食事療法を効率的に、長続きさせるために役立つ食材や調味料の選び方など、毎日の食事で実践するためのコツも紹介しています。

基本①

なぜ食事療法が大切なのか

腎臓病の食事療法の4つのポイント

腎臓病はステージ（重症度）G1からG5までの6段階に分けられます。自分のステージとそれに合った食事療法で進めますが、大半の腎臓病に共通するポイントがあります。

それは、**①適正エネルギー量の摂取、②たんぱく質の適切な摂取、③食塩の制限です。加えて、症状によって④カリウム・リン・水分の制限**が必要です。

医師の診断を受け、治療の方針が決まると、1日の食事からとるたんぱく質量、エネルギー量、食塩量が指示されます。病気の症状によって、カリウム、リン、水分の摂取量に制限が必要です。食事療法は決して我流で始めることはせず、主治医と相談しながらとり組みましょう。

腎臓の負担を軽くする食事のポイント

ポイント1 適正エネルギー量の摂取

大切なことは適正なエネルギー量の確保です。生きていくために必要なエネルギー量を摂取しないと、病気の回復を妨げたり、体のさまざまな機能に悪い影響を与えます。

➡実践法は12ページ

ポイント2 たんぱく質の適切な摂取

腎臓には、たんぱく質が体内で利用されるときに出る老廃物を濾過する役割があります。その負担を減らすために、自分に合ったたんぱく質量を知り、適正量を摂取します。

➡実践法は16ページ

ポイント3 食塩の制限

腎臓は、水や食塩を尿で排泄して、体内にそれぞれの量のバランスを保つ働きをしています。食塩をとりすぎることでむくみが生じたり、高血圧などを引き起こし、腎臓に負担がかかります。

➡実践法22ページ

ポイント4 症状によってカリウム・リン・水分の制限

血中カリウム濃度が高くなるなど、腎臓病が進行したらカリウムやリンの、さらに進行して透析療法を行う場合は、水分の摂取量を制限する必要があります。

➡実践法26ページ

●慢性腎臓病（CKD）の進行と食事療法の経過

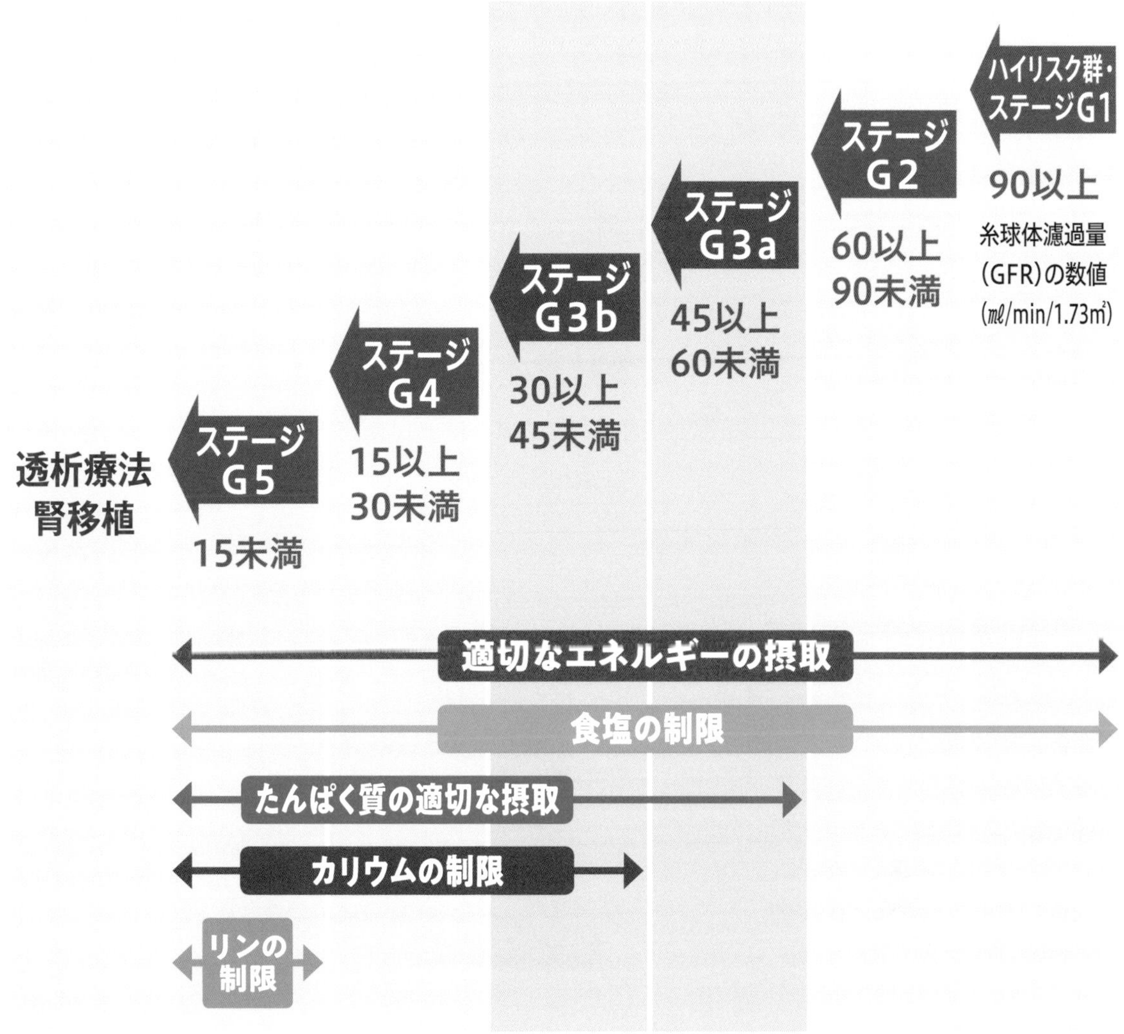

食事療法の目的は、腎臓の負担を軽くすること

腎臓は、体内で絶え間なくできる老廃物や水分、塩分を処理しています。慢性腎臓病はその処理機能に障害が生じた病気です。障害を食い止める方法は、腎臓にかかる負担を減らすことです。それには食事療法が大切です。食事でとる食塩や、老廃物を生み出すたんぱく質の摂取量は適切にすることが重要です。

ステージG1とG2では、原疾患の治療に加え、食事療法を徹底することで、腎機能の低下を抑えることができます。ステージG3とG4では、原疾患の治療は難しくなるため、食事療法の比重がより大きくなります。G5では透析療法や腎移植の検討が必要ですが、この段階以降も、食事療法は残った腎機能を保つために重要です。

つまり食事療法は、慢性腎臓病を進行させないための重要な治療法なのです。

基本②
エネルギーは適正量をとる

●1日に必要な適正エネルギー量の計算式

1日に必要なエネルギー量は、体格や身体活動量を考慮して算出します。さらに肥満かどうか、糖尿病があるかなど、それぞれの患者さんの併せ持つ要因も考え合わせて、指示エネルギーが決められます。

1 標準体重を求める

身長（　　m）×身長（　　m）×22(＊)＝標準体重（　　kg）

＊）体格指数を表すBMI（ボディ・マス・インデックス）に基づく。BMIが「22」のときが病気になりにくい理想的な体重（標準体重）とされています。

2 1日の適正エネルギー量を計算する

標準体重（　　kg）×身体活動量25〜30(kcal/kg)（　　kcal/kg）＝適正エネルギー量(kcal)（　　kcal）

体重1kgあたりに必要なエネルギーは、日常生活の活動量によって異なります。自分に合った数値を選びます。肥満の人は低いほうで計算します。

低い 25〜30	普通 30〜35	高い 35〜
軽い労作	**普通の労作**	**重い労作**
歩行は1日1時間程度 デスクワークなど軽作業が多い職業	歩行は1日2時間程度 立ち仕事が多い職業	1日に1時間以上は力仕事に従事している職業など

例）身長170㎝、会社員（男性・デスクワークが中心で、移動も車が多い人の場合）

標準体重 1.7 × 1.7 × 22 = 63.58

➡小数点以下四捨五入して64kg

適正エネルギー量

64kg × 30kcal/kg = 1920kcal

エネルギーは過不足なくとることが重要

腎機能の低下を防ぐには、エネルギーを過不足なくとることが、重要なポイントです。

腎臓病の食事療法でたんぱく質の摂取量を控えると、どうしても食事の総摂取エネルギーも不足しがちになります。すると、体を構成するたんぱく質がエネルギー源として利用・分解されます。その結果、老廃物が増えて腎臓の負担を増やしてしまいます。こうした事態を防ぐために、たんぱく質を適切にとり、エネルギーも十分にとることが重要です。腎臓病の人の摂取エネルギーは、その病態に応じて医師から指示されますが、たんぱく質の制限が厳しくなるほど、しっかりとエネルギーを確保しなければなりません。

一方で、腎機能を低下させる３大

不足分は脂質と糖質から補うのが基本

たんぱく質を制限したら…

私たちが健康を維持するために必要なエネルギー。食品が体内でどの程度の熱量になるかを表すのがエネルギー量で、単位はkcalです。そのエネルギー源となるのが、たんぱく質、脂質、炭水化物（糖質）の3つの栄養素。どれも欠かさずにとることが大切。

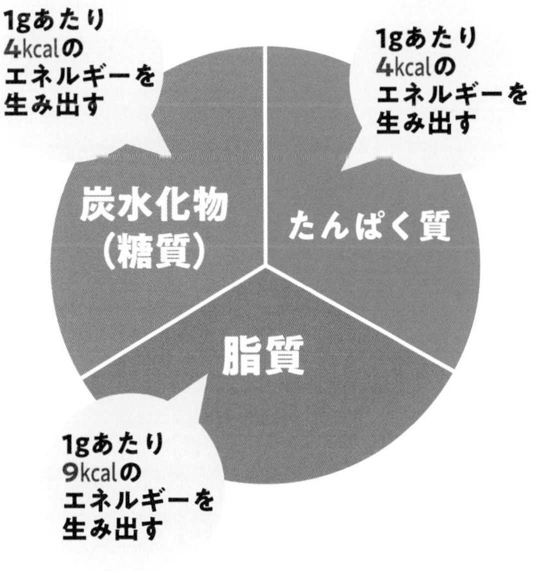

不足分のエネルギーは脂質と糖質で補う

腎臓病の食事療法においては、たんぱく質を適切にとる必要があり、エネルギー量が不足しがちです。不足分は、たんぱく質以外のエネルギー源の脂質、炭水化物（糖質）で補うようにします。

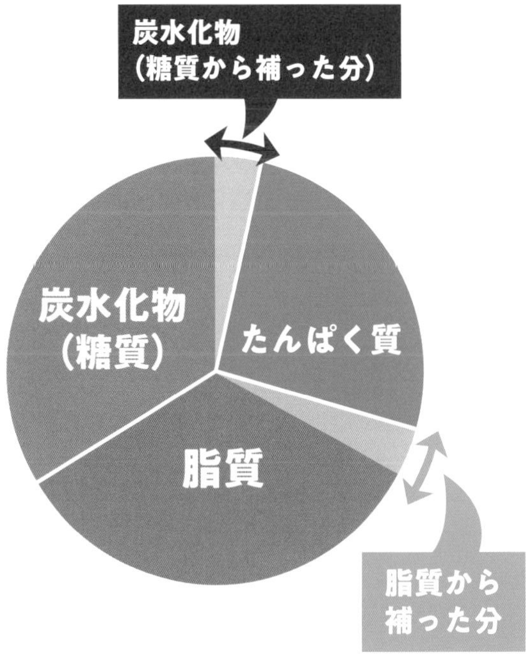

リスクである高血圧、糖尿病、脂質異常症を改善するには、エネルギーの過剰摂取を改め、肥満を解消する必要があります。摂取エネルギーは、標準体重を維持できる適量に調整することが肝心です。

たんぱく質を減らした分は脂質と糖質で補う

適正なエネルギー量をとるポイントは、たんぱく質の摂取を減らしている分、脂質と糖質を補うことです。脂質食品としては油脂が、糖質食品としてはでんぷん類や砂糖類などが、腎臓病の人がエネルギーを確保するのに適しています。

ただ、エネルギーを脂質と糖質で補うとなると、油っこくて甘ったるい食事になりがちです。いろいろな食品をとり入れるように配慮しながら献立を工夫することが必要です（※糖尿病で食事指導を受けている場合は、医師の指示に従ってください）。

基本②

たんぱく質を適切にとりながらエネルギー不足を防ぐポイント

ポイント1

油脂を1食に1回は使う

油脂は少量で高エネルギー。効率よく補給できます。1食に1回は、料理に油を使うようにします。ただし、油脂を過剰にとると脂質異常症などを招くので、とりすぎないこと。

- 調理法を「揚げる」「いためる」などにする
- サラダにはドレッシングやマヨネーズを使う
- パンにはバターを塗る
- ご飯、めんなどの主食にも油をプラスする

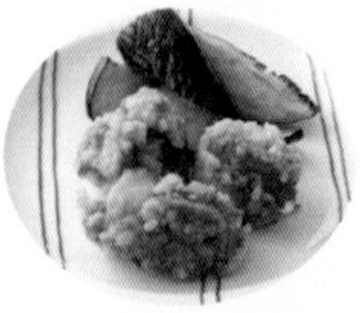

から揚げやフライもメニューにとり入れて

ポイント2

甘味料をうまく使う

砂糖は効率のよいエネルギー源。ただ、煮物やあえ物などの甘みを強くすると、味のバランス上、食塩も多くなりがちです。みりんやはちみつを活用するなどして、甘みを調整しましょう。

- 和風の煮物やあえ物には、砂糖より甘みの少ないみりんを使う
- パンに添える場合は、はちみつやメープルシロップなどをとり入れる
- 紅茶などの飲み物に砂糖やはちみつを使う

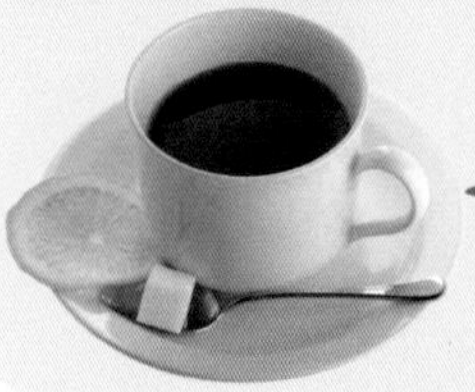

飲み物には砂糖をプラスして手軽に

ポイント3

粉類はでんぷんを活用

揚げ物の衣や料理のとろみづけ、菓子に使う粉類は、小麦粉よりかたくり粉がおすすめ。ブドウ糖が集まった多糖類で、たんぱく質をほとんど含んでいません。でんぷん主体のはるさめなどの食品も活用しましょう。

- 料理のとろみづけは、かたくり粉やコーンスターチで
- でんぷんでつくられたはるさめやくずきり。ボリュームアップに活用

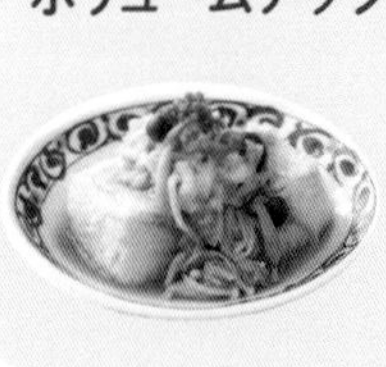

料理のとろみづけは小麦粉よりかたくり粉

ポイント4

間食やエネルギー調整食品を活用する

エネルギーが不足している場合は、簡単に作れるデザート、間食で補いましょう。高エネルギーが得られる粉飴やMCT（中鎖脂肪酸）オイルを使ったり、市販のエネルギー調整食品を活用するのもおすすめ。

- 炭水化物（糖質）が主菜のおやつで不足を補う
- 料理やデザートに粉飴を使う
- 市販のエネルギー調整食品を活用する

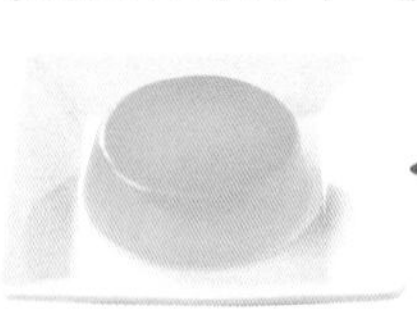

粉飴を使ったゼリーでエネルギーアップ

油をひと振りで手軽にエネルギーアップ！

料理に使う油脂は、オリーブ油やごま油、MCT（中鎖脂肪酸）など、良質の油を使うのがおすすめ。ここでは、油脂の種類ごとに手軽に補給できるヒントをご紹介します（油脂のとり方は144ページ参照）。

オリーブ油

香りと風味を生かして

みそ汁の仕上げに

野菜としいたけのみそ汁

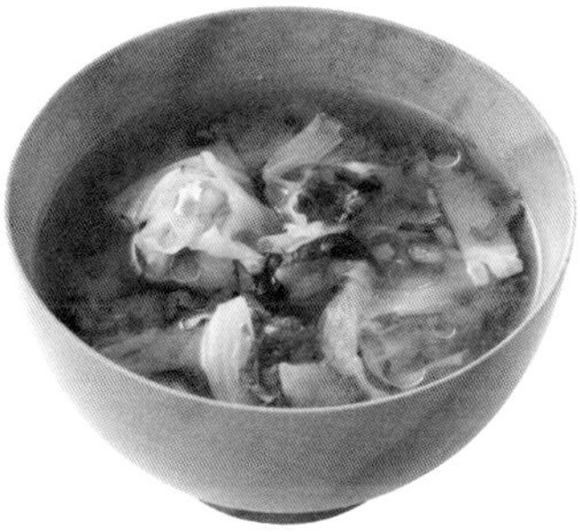

材料（1人分）と作り方

キャベツ30gはざく切りに、かぶ小1/2個（30g）は薄切りにし、葉少々は刻む。しいたけ1個は薄切りにする。以上をだし80㎖で煮て、みそ小さじ1を加える。仕上げにオリーブ油小さじ1/2を振り入れる。

ごま油

料理の風味をアップさせる

おにぎりに風味づけ

梅とごまのおにぎり

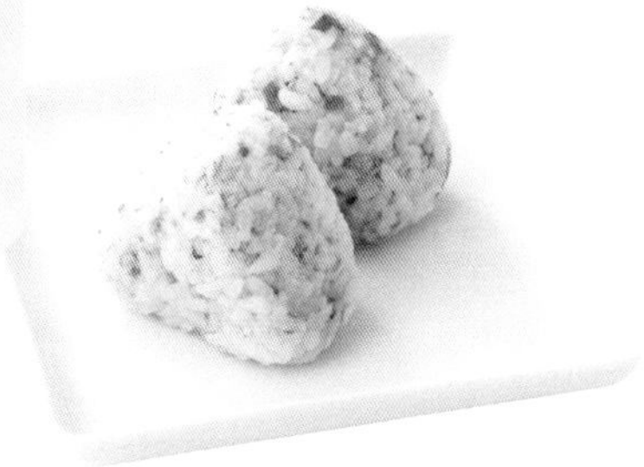

材料（1人分）と作り方

あたたかいご飯150gに梅肉小さじ1/2、いり白ごま小さじ1/2、削りがつお2g、ごま油小さじ1/4をまぜ、2等分にしてにぎる。

バター

少量を風味やコク出しに使いたい

バターをのせるだけ

鮭バターご飯

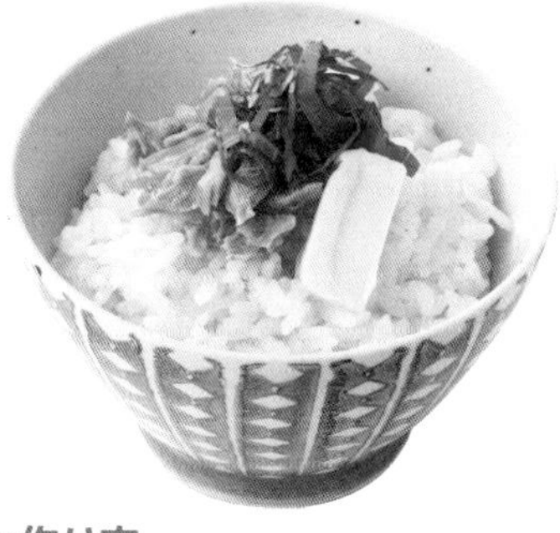

材料（1人分）と作り方

あたたかいご飯150gに鮭フレーク（市販）大さじ1、バター小さじ1/2、青じそのせん切り1枚分をのせ、まぜる。

アマニ油、しそ油

加熱せずにそのままでとりたい

納豆にかけて

おろし納豆

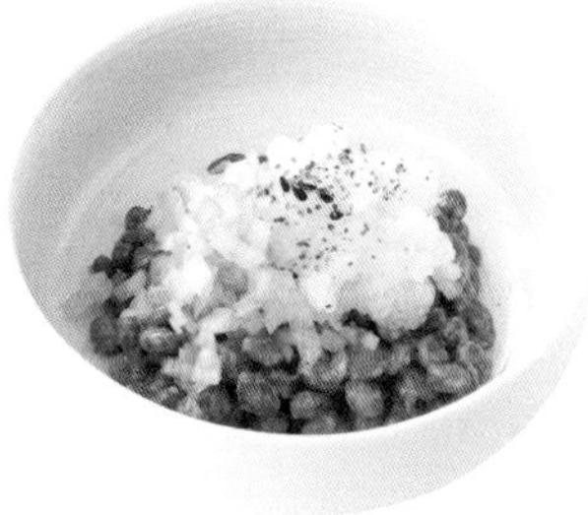

材料（1人分）と作り方

納豆1パック（40g）は添付のたれ半量をまぜ、大根おろし20g、ねぎのみじん切り5gをのせ、七味とうがらし少々、しそ油（またはアマニ油）小さじ1/4を振る。

基本③

たんぱく質の適量を知り、きちんと守る

多すぎても少なすぎても腎臓に負担がかかる

腎臓病の食事療法では、腎機能低下が進むと、たんぱく質制限が加わります。

食事でとったたんぱく質は、最終的には腎臓に運ばれて再吸収され（血管に戻され）、尿素、窒素などの老廃物は尿に排泄されます。たんぱく質をとりすぎると腎臓の負担が増します。

ただ、たんぱく質は腎臓をはじめとする体の組織の主材料です。むやみに減らして食事全体のエネルギー摂取量が不足すると、体内のたんぱく質量を分解してエネルギーを得ようとして、腎臓に負担がかかります。とくに基礎体力が低下している高齢者は、たんぱく質を制限しすぎてはいけません。適量をとることが大切です。

●1日のたんぱく質摂取量（ステージ分類は165ページ）

ステージ1、2の人

過剰な摂取をしない

ステージ3aの人

標準体重 [　　　kg] × 0.8～1.0g ＝ 1日のたんぱく質摂取量 [　　　g]

ステージ3b、4、5の人

標準体重 [　　　kg] × 0.6～0.8g ＝ 1日のたんぱく質摂取量 [　　　g]

いずれの場合も腎臓専門医の判断と管理栄養士による指導が必要。

＊健康な人の1日のたんぱく質摂取推奨量は男性（18歳以上65歳未満）が60g、女性（18歳以上）が50g。あるいは、標準体重1kgあたり、0.9～1g程度。虚弱な状態（フレイル）の高齢者に対してはたんぱく質制限はすすめられない。

1日にとる食品のめやす量とたんぱく質量

食品はたんぱく質やカリウムなど、制限が必要な栄養素に気を配りながら、糖質や脂質などのエネルギー源、野菜やきのこなどのビタミン源をとります。そのためには、さまざまな食品から偏りなくとることが大切。各食品グループからとりたいたんぱく質をもとに、食品の重量を換算しためやす量を示しました。参考にしてください。

主食	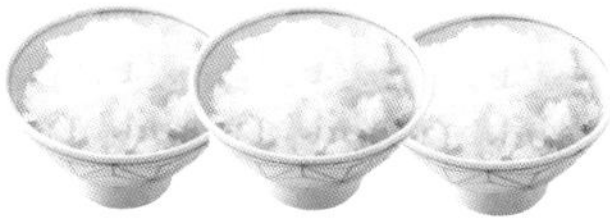	ご飯（精白米）540g（180g×3食）	たんぱく質 13.5g
主菜	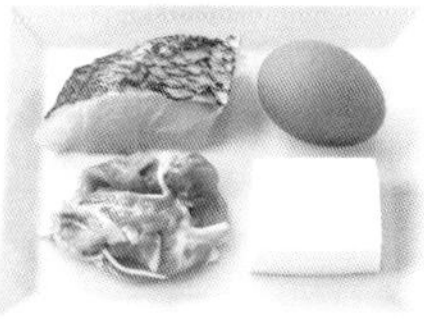	魚介 50～80g	たんぱく質 10～16g
		肉類 40～60g	たんぱく質 8～12g
		卵 1個（51g）	たんぱく質 6.3g
		大豆製品（豆腐）50～90g	たんぱく質 3～6g
副菜	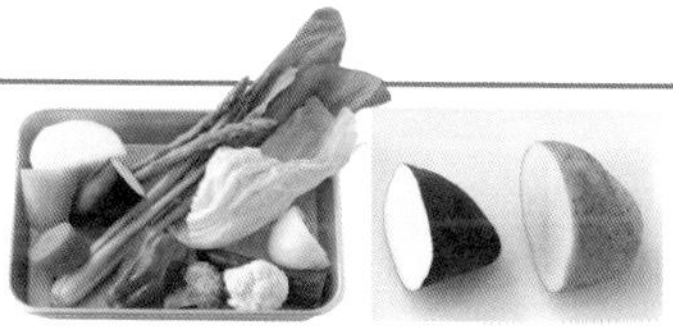	いも 80～100g	たんぱく質 1.0～1.5g
		野菜 200～300g	たんぱく質 2.5～3.0g
乳製品	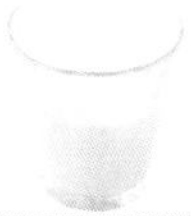	牛乳 90～100g	たんぱく質 3.0～3.3g
果物	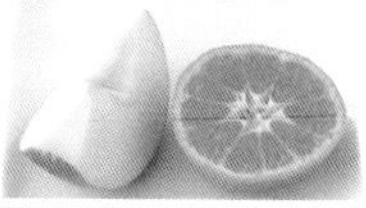	150～200g	たんぱく質 1.0～1.5g
調味料	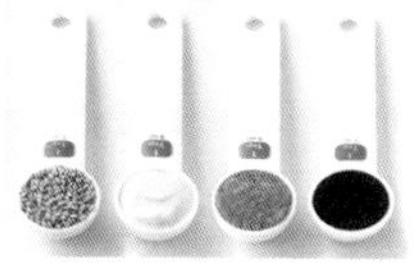	ごま 小さじ1 しょうゆ 小さじ1 みそ 小さじ1 マヨネーズ 大さじ1	たんぱく質 1～2g

症状に合わせてたんぱく質を制限する

たんぱく質をどの程度減らすかは、患者さんの腎機能や併せ持つ病気の状態や体格によって考慮されます。たとえば「たんぱく質は1日50g」といった制限が医師から指示されます。指示された量はしっかりととるようにしましょう。

食品の重量＝たんぱく質量ではない

食事療法で指示される「たんぱく質○g」は、食品に含まれるたんぱく質の重量です。肉や魚、卵などの重量が40g、という意味ではありません。たとえば卵。Mサイズ1個60gで殻を除いた食べる量は51g、たんぱく質量は6.3gです。肉や魚は種類や部位によって、含まれるたんぱく質量は異なります。

まずは、毎日とっている食品にどのぐらいのたんぱく質量が含まれているのかを知ることが肝心です。

基本
③

エネルギーを確保しながら たんぱく質を適切に摂取するポイント

肉ポイント　肉は適度に脂肪がある部位を選ぶ

たんぱく質を多く含む肉。適度に脂肪を含む部位を選びましょう。脂肪の少ない赤身ほどたんぱく質もカリウムも多く、食べられる量が限られます。量を減らす分、野菜といっしょに調理してボリュームを出す工夫をしましょう。

●肉50gに含まれるたんぱく質量　＊よく使う身近な肉でたんぱく質量の少ない順

たんぱく質 少 ↕ 多

牛肉 50g

選ぶなら バラ肉、ロースや肩ロース

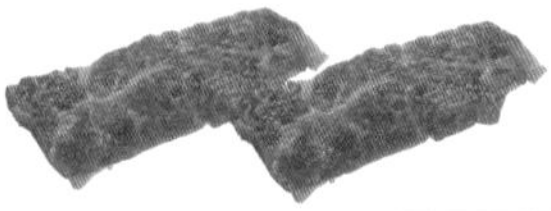

牛バラ肉（カルビ）
薄切り2枚
213 kcal　たんぱく質 6.4g

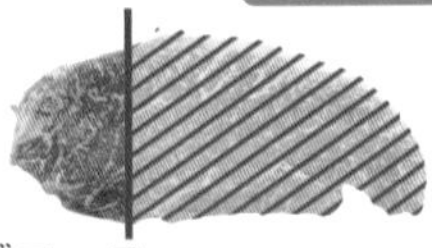

牛リブロース（脂身つき）
1㎝厚さ1/3枚
205 kcal　たんぱく質 7.1g

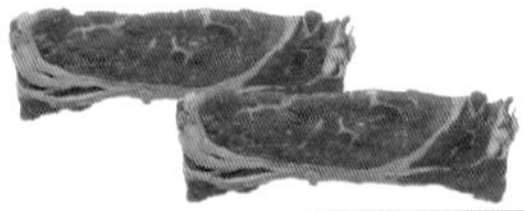

牛肩ロース（脂身つき） 薄切り2枚
159 kcal　たんぱく質 8.1g

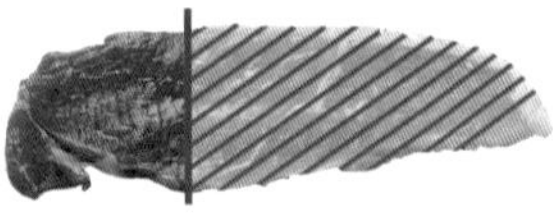

牛サーロイン（脂身つき）
1㎝厚さ　1/3枚
167 kcal　たんぱく質 8.3g

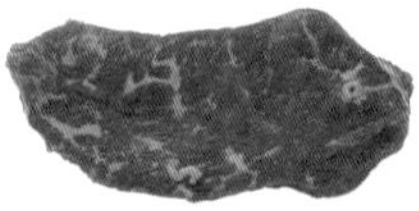

牛もも（脂身つき）
3㎜厚さ1枚
105 kcal　たんぱく質 9.8g

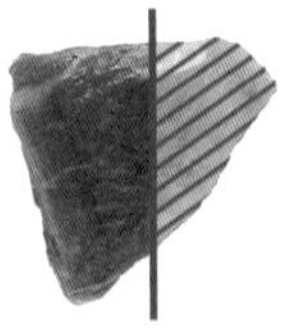

牛ヒレ　5㎝角
約2/3枚
98 kcal　たんぱく質 10.4g

豚肉 50g

選ぶなら バラ肉、肩ロース

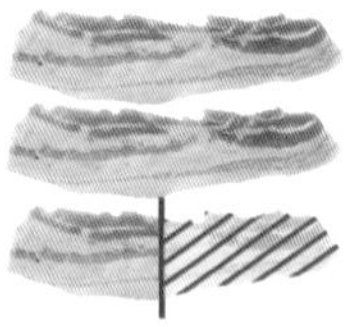

豚バラ肉
薄切り肉2と1/2枚
198 kcal　たんぱく質 7.2g

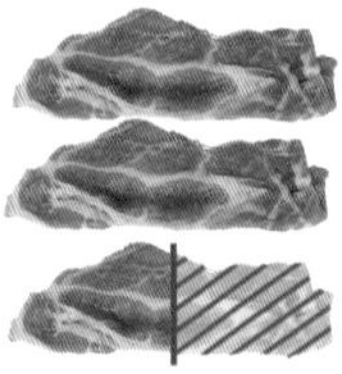

豚肩ロース（脂身つき）
薄切り肉2と1/2枚
127 kcal　たんぱく質 8.6g

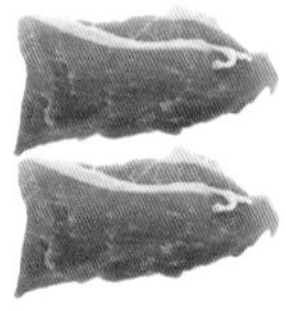

豚ロース（脂身つき）
しょうが焼き用薄切り2枚
132 kcal　たんぱく質 9.7g

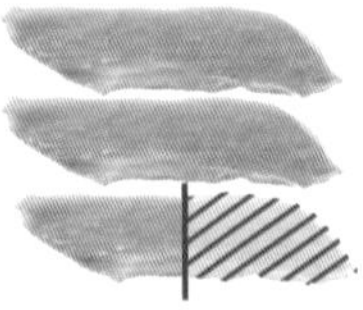

豚もも（脂身つき）
薄切り肉2と1/2枚
92 kcal　たんぱく質 10.3g

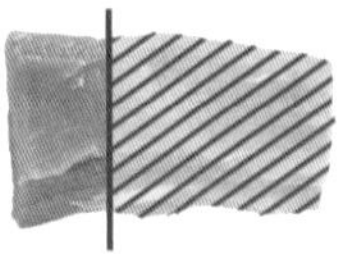

豚もも（脂身なし）
一口カツ用ブロック1/3枚
74 kcal　たんぱく質 10.8g

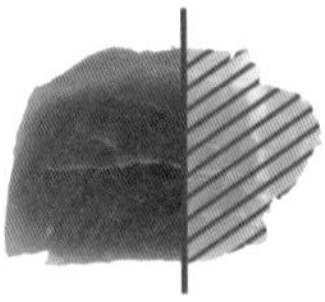

豚ヒレ
一口カツ用約3/5枚
65 kcal　たんぱく質 11.1g

鶏肉 50g

選ぶなら 胸肉よりもも肉

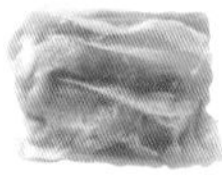

鶏もも肉（皮つき）1/5枚
102 kcal　たんぱく質 8.3g

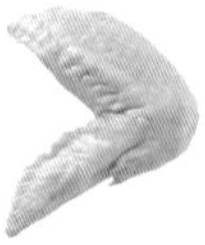

鶏手羽先
大1本・84g
113 kcal　たんぱく質 8.7g

＊1本のめやすは70g（正味42g）だが、ここは比較しやすいように大1本84g（正味50g）で対比

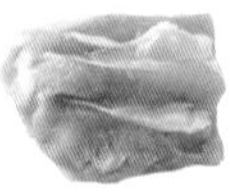

鶏もも肉（皮なし）
約1/4枚
64 kcal　たんぱく質 9.5g

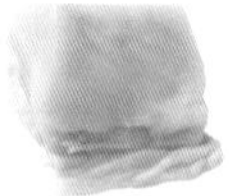

鶏胸肉（皮つき）
約1/4枚
73 kcal　たんぱく質 10.7g

鶏胸肉（皮なし）
約1/4枚
58 kcal　たんぱく質 11.7g

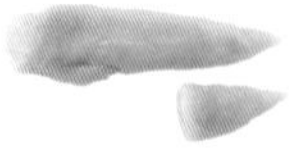

鶏ささ身
1と1/3枚
55 kcal　たんぱく質 12.0g

魚介ポイント　魚は脂がのったものがおすすめ！ 貝類は塩分に注意！

魚介類は高たんぱく・低脂肪食材です。使える量が少なく、肉とくらべても物足りなさを感じるかもしれません。殻つきや骨つきの食材を使う、野菜をたっぷり使ってボリュームを出しましょう。貝類は魚介のなかでは低たんぱくですが、あさり（殻つき約13個・正味）50gで1.1gと多いので、調味の際は調味料を控える工夫が必要です。＊魚介の重量50gは正味です

●魚介50gに含まれるたんぱく質量　＊よく使う身近な魚介でたんぱく質量の少ない順

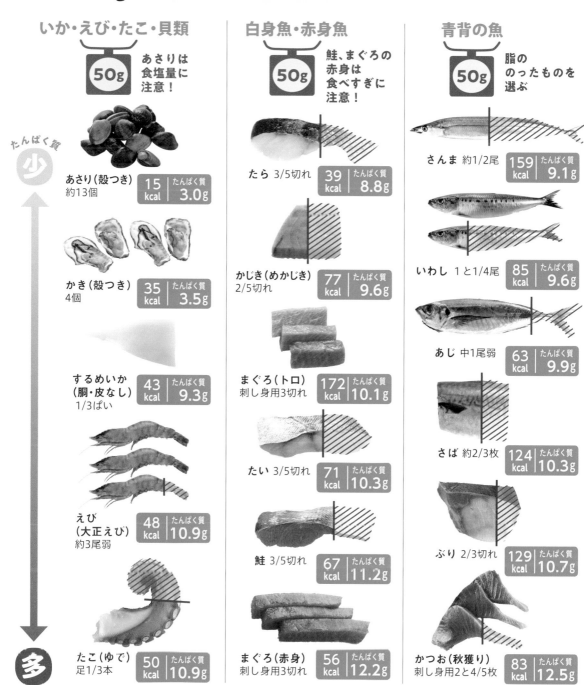

たんぱく質　少 → 多

いか・えび・たこ・貝類

50g　あさりは食塩量に注意！

あさり（殻つき）約13個　15 kcal　たんぱく質 3.0g

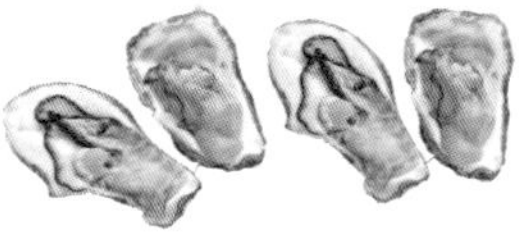

かき（殻つき）4個　35 kcal　たんぱく質 3.5g

するめいか（胴・皮なし）1/3ぱい　43 kcal　たんぱく質 9.3g

えび（大正えび）約3尾弱　48 kcal　たんぱく質 10.9g

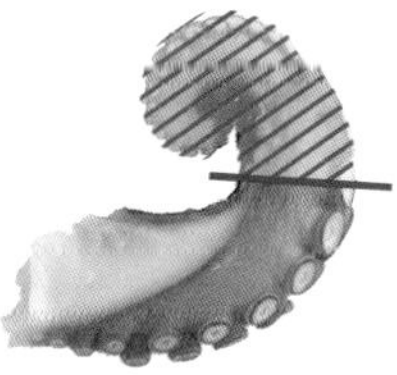

たこ（ゆで）足1/3本　50 kcal　たんぱく質 10.9g

白身魚・赤身魚

50g　鮭、まぐろの赤身は食べすぎに注意！

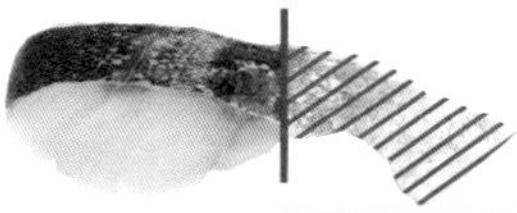

たら 3/5切れ　39 kcal　たんぱく質 8.8g

かじき（めかじき）2/5切れ　77 kcal　たんぱく質 9.6g

まぐろ（トロ）刺し身用3切れ　172 kcal　たんぱく質 10.1g

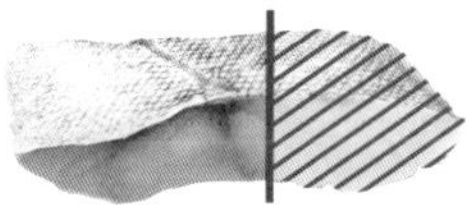

たい 3/5切れ　71 kcal　たんぱく質 10.3g

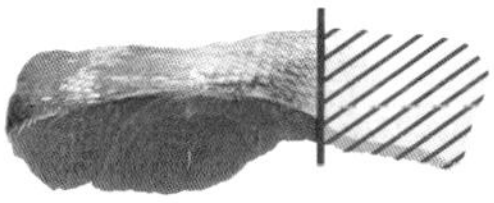

鮭 3/5切れ　67 kcal　たんぱく質 11.2g

まぐろ（赤身）刺し身用3切れ　56 kcal　たんぱく質 12.2g

青背の魚

50g　脂ののったものを選ぶ

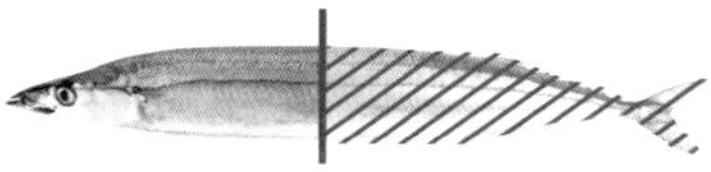

さんま 約1/2尾　159 kcal　たんぱく質 9.1g

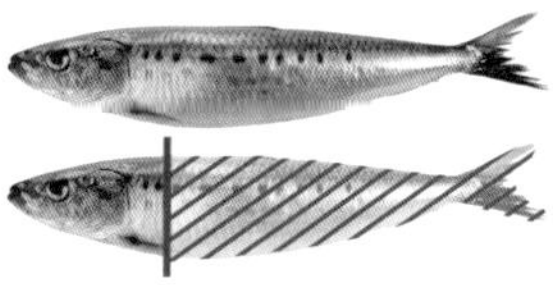

いわし 1と1/4尾　85 kcal　たんぱく質 9.6g

あじ 中1尾弱　63 kcal　たんぱく質 9.9g

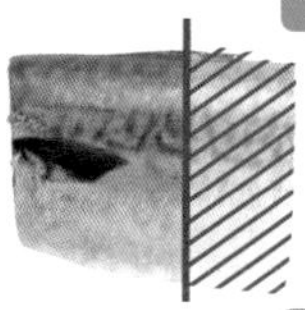

さば 約2/3枚　124 kcal　たんぱく質 10.3g

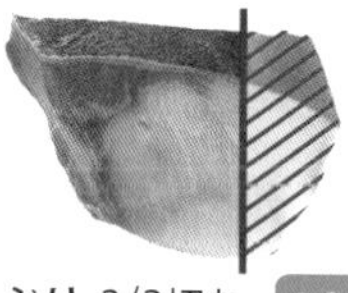

ぶり 2/3切れ　129 kcal　たんぱく質 10.7g

かつお（秋獲り）刺し身用2と4/5枚　83 kcal　たんぱく質 12.5g

エネルギーを確保しながら たんぱく質を適切に摂取するポイント

基本③

主食ポイント1 主食はたんぱく質量とエネルギー量を同時に把握

ご飯やパン、めんといった主食になる穀物は、エネルギー源として大きな役割を果たしますが、たんぱく質も主菜に次いで多く含まれます。献立を考えるときは主菜だけでなく、主食に含まれるたんぱく質量も考慮することが大切。たんぱく質の制限量を超えてしまわないためにも、主食はエネルギー量とたんぱく質量を合わせて把握しておきましょう。

主食ポイント2 たんぱく質が少ないご飯がベスト

同じ主食でも、ご飯、パン、めん類ではたんぱく質量が異なります。それぞれ１食分でくらべてみると、たんぱく質が少なく、エネルギー量が確保できるのは、ご飯です。表に示したように、組み合わせる種類によってたんぱく質の合計量は違ってきます。肉や魚をしっかりとりたいときはご飯中心、めん類を食べたいときは主菜を控えめにするなど、日によって変化をつけるとよいでしょう。

●主食の種類と量別、たんぱく質指示量例

	A	B	C
朝食	ご飯（精白米） 180g 4.5g	食パン90g 8.1g	食パン90g 8.1g
昼食	ご飯（精白米） 180g 4.5g	うどん（乾燥） 100g 8.5g	パスタ（ゆで） 176g 10.2g
夕食	ご飯（精白米） 180g 4.5g	ご飯（精白米） 180g 4.5g	ご飯（精白米） 180g 4.5g
たんぱく質量 1日の合計	13.5g	21.1g	22.8g

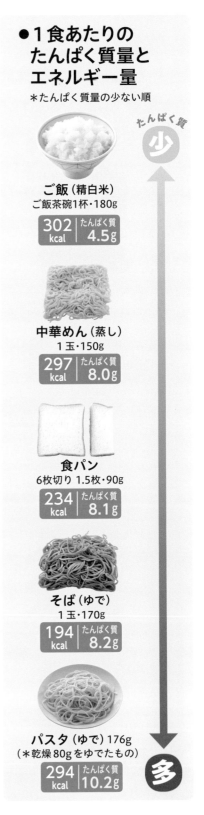

●1食あたりのたんぱく質量とエネルギー量

＊たんぱく質量の少ない順

たんぱく質 少

ご飯（精白米）
ご飯茶碗1杯・180g
302 kcal　たんぱく質 4.5g

中華めん（蒸し）
１玉・150g
297 kcal　たんぱく質 8.0g

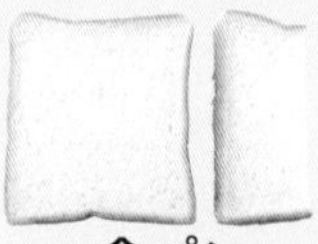

食パン
6枚切り 1.5枚・90g
234 kcal　たんぱく質 8.1g

そば（ゆで）
１玉・170g
194 kcal　たんぱく質 8.2g

パスタ（ゆで）176g
（＊乾燥80gをゆでたもの）
294 kcal　たんぱく質 10.2g

多

主食ポイント3　低たんぱく質食品に置き換える

たんぱく質制限が厳しくなったら、主食に低たんぱく質食品を使うのもおすすめ。たんぱく質の指示量1日50ｇの場合は1日1食を、40ｇの場合は1日2食または3食を置き換えると主食からとるたんぱく質量を調整することができます。主食のたんぱく質が減った分だけ、主菜でとるたんぱく質を増やすことができます。

●主食を3食とも低たんぱく質食品に置き換えた場合

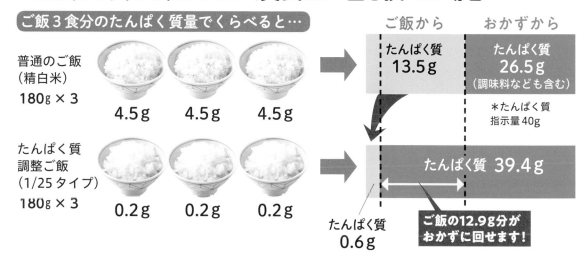

ご飯3食分のたんぱく質量でくらべると…

普通のご飯（精白米）
180g × 3

4.5g　4.5g　4.5g

→ ご飯から：たんぱく質 13.5g ／ おかずから：たんぱく質 26.5g（調味料なども含む）

＊たんぱく質指示量40g

たんぱく質調整ご飯（1/25タイプ）
180g × 3

0.2g　0.2g　0.2g

→ たんぱく質 39.4g

たんぱく質 0.6g

ご飯の12.9g分がおかずに回せます！

野菜ポイント　淡色野菜を中心に、野菜300gをとる。青菜はたんぱく質が多いので要注意！

腎臓病の食事の場合、野菜からとるたんぱく質のめやすは2.5〜3g。青菜類やブロッコリーなど、たんぱく質が多い緑黄色野菜は控えめにし、たんぱく質が少なめの淡色野菜を中心に組み合わせましょう。そうすると、1日にとりたい300gの野菜量がとれます。

ただし、淡色野菜でもたけのこやれんこんなどは多めです。枝豆やそら豆もたんぱく質が多いので、とりすぎに注意が必要です。

野菜量300g

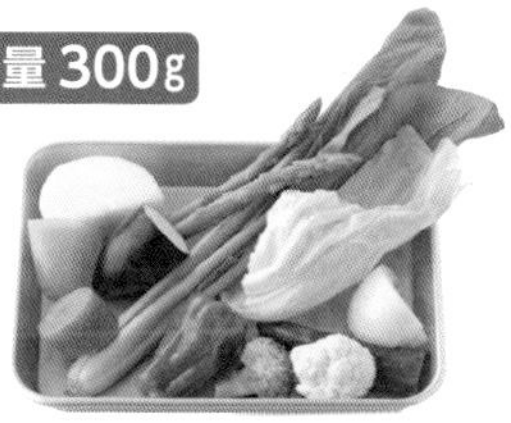

たんぱく質が少なめの野菜の組み合わせ

たんぱく質 2.5〜3g

野菜量200g

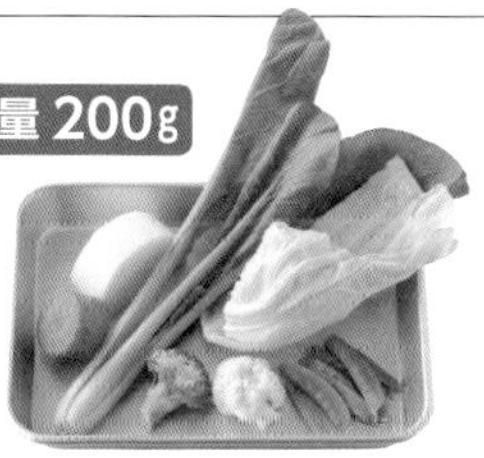

たんぱく質が少なめの野菜とたんぱく質が多めの野菜の組み合わせ

たんぱく質 2.5〜3g

野菜量100g

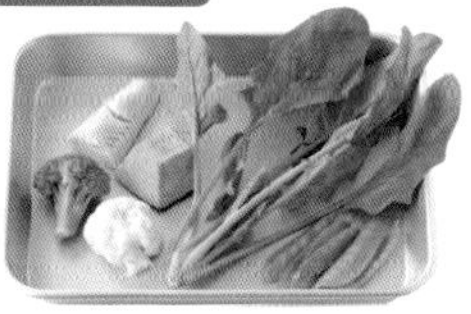

たんぱく質が多めの野菜の組み合わせ

たんぱく質 2.5〜3g

基本④

食塩は1日6g未満に抑える

1日の食塩摂取量目標は？

●1日あたりの食塩摂取量（成人）

性別	生活習慣病予防のための目標値（＊1）	高血圧の場合に推奨される量（＊2）	現状の平均量（＊3）
男性	7.5g 未満	6g 未満	11.0g
女性	6.5g 未満	6g 未満	9.3g

＊1）日本人の食事摂取基準（2020年版）
＊2）高血圧治療ガイドライン（2019年版・日本高血圧学会）
＊3）平成30年国民健康・栄養調査

1日3g以上6g未満に！

1日の食塩量とは？

食塩は料理に使う調味料はもちろん、パンやめん類、肉や魚、野菜など食品自体にも含まれています。私たちは通常、食品から3g相当の食塩をとっているといわれていますので、調味料類からとる食塩は3g程度になります。

1日の食塩量 ＝ **食品**（自然の食品＋加工品）**に含まれる食塩量** ＋ **調味料に含まれる食塩量**

食塩の制限は腎臓を守る要

腎臓病の食事療法で、最初に行うのが減塩です。腎臓は血圧調整にかかわる臓器です。腎機能が低下すると、余分なナトリウムを尿として排泄する働きが衰えてナトリウムと水分の調整がうまくいかなくなるため、高血圧やむくみが生じます。高血圧が続くと腎臓の働きはさらに低下します。そのため、食塩をとりすぎないことはいうまでもなく、病気の状態に合わせて食塩の摂取量を減らす必要があるのです。

食塩の摂取量は「1日6g未満」に抑えることで、腎臓の負担を軽くすることができます。「1日6g未満」とは、日本高血圧学会が推奨する食塩摂取目標値であり、CKDをベースにした食事基準でも、各病期の上限値として設定されることが多い値

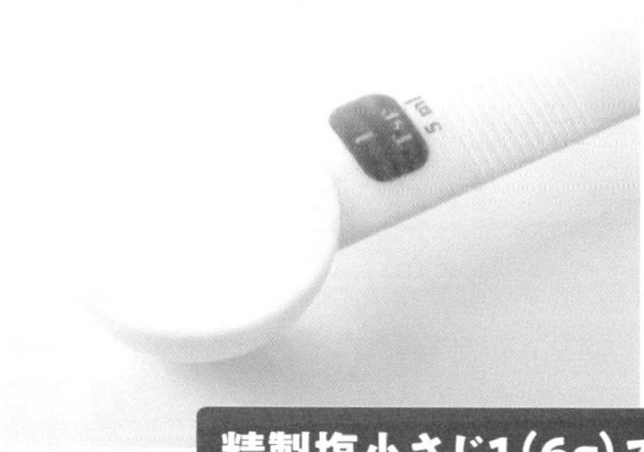

**精製塩小さじ1(6g)で
ナトリウム量は2340mg。
食塩相当量は6.0g!**

食塩相当量とは？

食塩は化学的には塩化ナトリウムといい、ナトリウムと塩素の化合物です。一方、塩分は塩の主成分であるナトリウムを指します。腎臓病や高血圧で問題になるのは、ナトリウム。ナトリウムは塩素との結びつきが強く、多くが食塩の形でとり込まれます。そのため、1日の摂取基準も食塩で目標値が定められています。

ナトリウム量から食塩相当量を算出するには？

食品の栄養成分表示のラベルを見ると、「食塩相当量」またはナトリウムで表示されています。一般にいう塩分は「食塩相当量」にあたります。ナトリウムで表示されている場合は、次の計算式で算出できます（食品の栄養成分表示は158ページ参照）。

●ナトリウムを塩分量に置き換える計算式

食塩相当量(g) ＝ ナトリウム値(mg) × 2.54(＊) ÷ 1000

＊は塩分換算係数

です。日本人の食塩摂取量は1日平均11・0gですから、6割ぐらいに抑えることになります。これはかなり厳しい制限ですが、食材や調味料の選び方、調理に工夫を加えるなどして、おいしく減塩するコツをマスターしましょう。

減らしすぎは禁物 1日3g以上はとる

「1日6g未満」の食生活を続けるときに気をつけてほしいのが、食塩をむやみに減らしすぎないこと。6g未満を厳守するあまり、食塩をまったくとらないという、極端なケースもありますが、低カリウム血症を引き起こす要因にもなります。

とくに高齢の方は注意が必要です。高齢になると、ナトリウムの保持能力が低下するため、低カリウム血症を引き起こす確率も高くなるのです。

必ず、1日3g以上は摂取することが肝心です。

減塩を実現するポイント

基本④

減塩 ポイント2

調味料の食塩量を知っておく

食塩の摂取量を減らす第１歩は、①調味料に含まれる食塩量を把握し、②調味料の使用量を確認し、③実際に使う調味料の量を正確に計量することです。調味料の食塩量は４章の栄養データ編にも記載していますが、ふだんからよく使う調味料の食塩量をチェックしておきましょう。

●小さじ１（5㎖）に含まれる調味料の食塩量

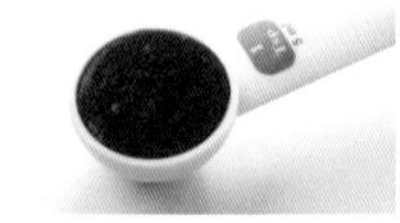

トマトケチャップ
5g
食塩相当量 0.2g

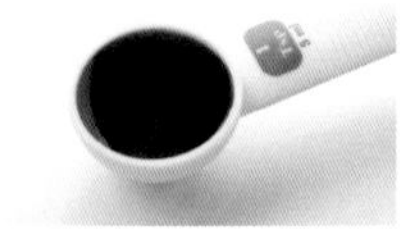

ウスターソース
6g
食塩相当量 0.5g

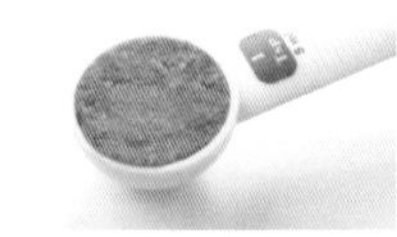

みそ（辛みそ・淡色）
6g
食塩相当量 0.7g

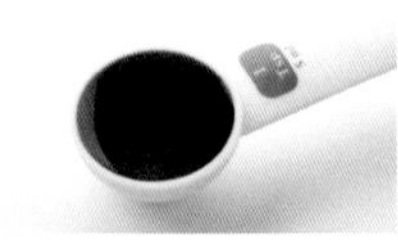

しょうゆ（こいくち）
6g
食塩相当量 0.9g

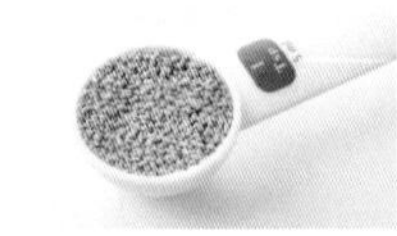

顆粒和風だし
3g
食塩相当量 1.2g

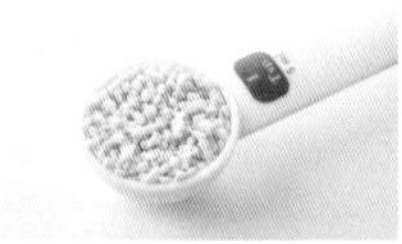

顆粒中華だし
3g
食塩相当量 1.4g

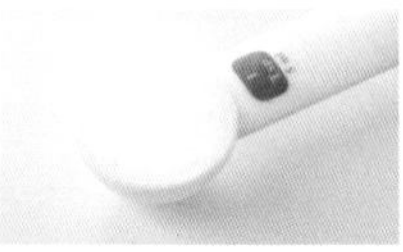

塩（精製塩）
6g
食塩相当量 6.0g

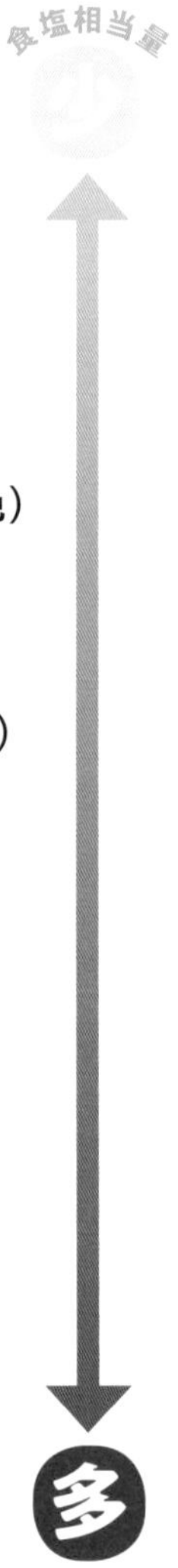

減塩 ポイント1

調味料は正確に計量する

料理を作る際に"目分量"では、調味料の使いすぎにつながります。毎日使う調味料はきちんとはかることを習慣づけて、食塩量を把握しておくことが肝心です。

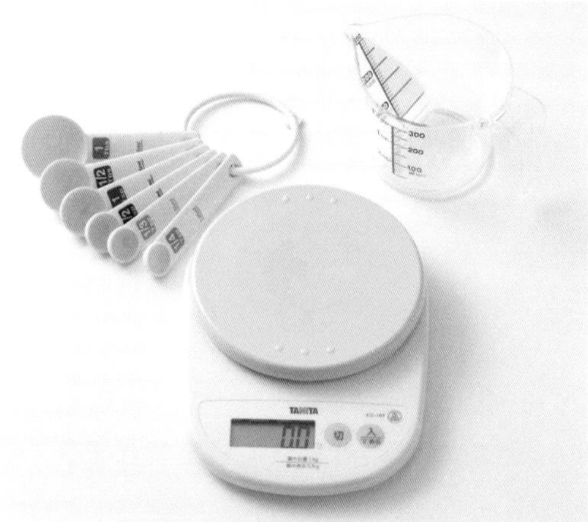

調味料は1g以下で使用することもあるので、計量スプーンは少量がはかれる製品も用意したい。1g単位ではかれるデジタルばかりも便利。

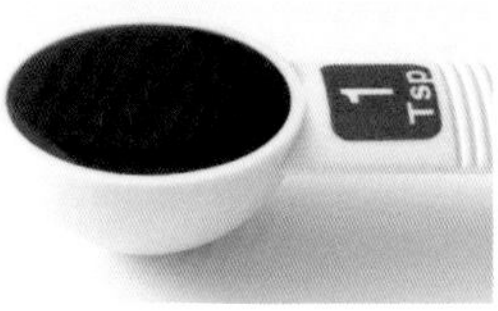

コツ１ 液体は表面張力込み

液体は表面張力でスプーンの縁から盛り上がるまで満たしましょう。この状態が「大さじ１杯」あるいは「小さじ１杯」です。

コツ２ 粉類はすりきりで

まず、多めにすくいます。次に別のスプーンの柄などで、柄のつけ根からスプーンの先に向かって平らにすりきります。

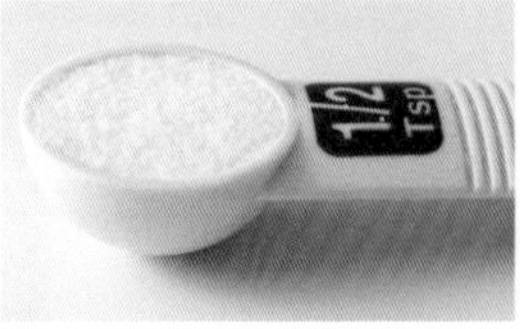

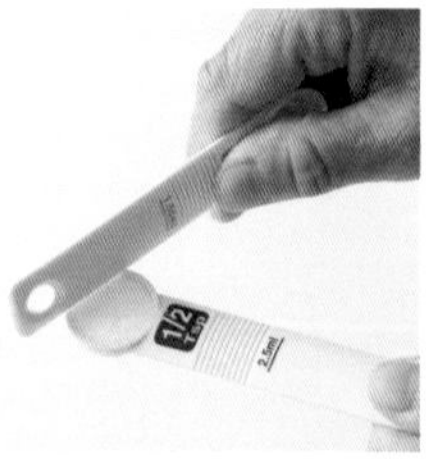

減塩 ポイント 3

加工品は食べる量や回数を減らす

魚の干物、ハム・ソーセージ、かまぼこなどの練り製品、缶詰め、漬け物といった加工品には、食塩が多く含まれています。食べる量を減らすとともに、食べる回数も減らしましょう。また、パンやめん類にも食塩が含まれているので、注意が必要です。なお、加工食品を利用せざるをえないときは、パッケージに記載されている栄養成分表示で、食塩含有量やナトリウム量を必ず確認しましょう。

肉加工品や練り物は要注意!

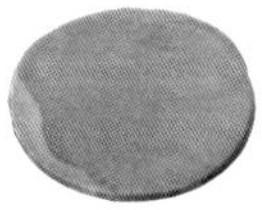

ロースハム 1枚20g

食塩相当量 0.5g

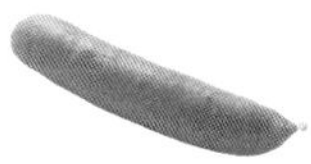

ウインナソーセージ 1本20g

食塩相当量 0.4g

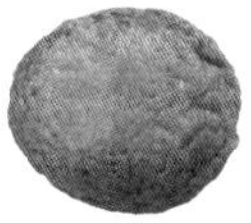

さつま揚げ 1枚65g

食塩相当量 1.2g

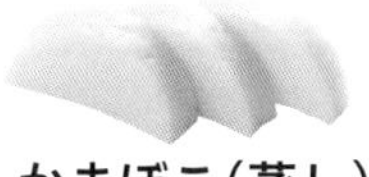

かまぼこ（蒸し） 3切れ50g

食塩相当量 1.3g

減塩 ポイント 4

汁物は汁の量を減らして1日1回に

みそ汁やスープなどは、1日1回にとどめます。さらに、いつもの味つけで汁の量を減らせば、おいしさはそのまま、口に入る食塩量は減らすことができます。

器を小さくして汁の量を減らす!

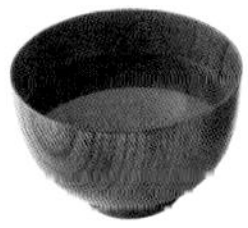

器の容量 200㎖
汁の容量 150㎖

食塩相当量 1.1〜1.5g

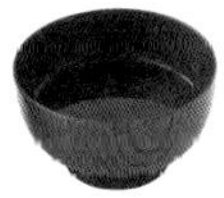

器の容量 120㎖
汁の容量 60㎖

食塩相当量 0.4〜0.6g

写真右の器は左の器の約1/2量だが、具だくさんにすれば汁の量が減ってもかさは維持でき、満足感が得られる。

減塩 ポイント 5

だしをきかせ、素材のうまみを引き出す

汁物や煮物のベースとなるだしは、かつお節やこんぶなど天然素材からとりましょう。料理にだしをきかせると、食塩少なめでもおいしくなります。インスタントの顆粒調味料は、含まれている食塩量に注意して使います（＊だしのとり方は101ページ参照）。

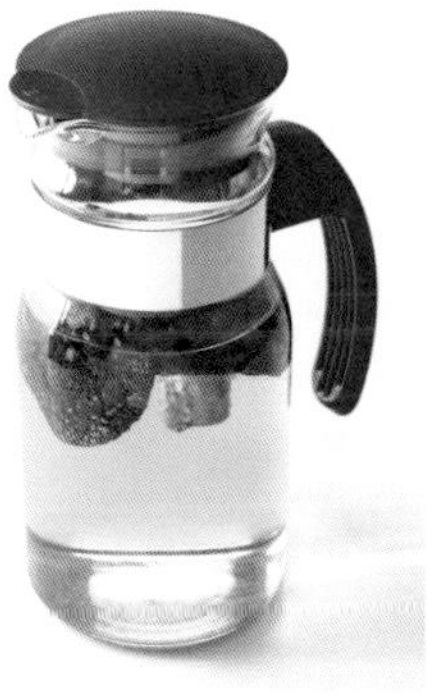

しいたけだしもおすすめ!

かつおやこんぶでとっただしは、使用量が多いとたんぱく質量の制限に影響が出ることもあります。よりたんぱく質制限が厳しいときは、しいたけのもどし汁（しいたけだし）を活用しましょう。

●材料（作りやすい分量）と作り方

干ししいたけ2個と水200 〜 300㎖をボトル（麦茶用など）に入れ、ふたをして冷蔵庫に一晩（10時間ほど）おく。

減塩 ポイント 6

塩味を引き立てる食材を活用する

減塩料理をおいしく食べるには、塩味のほか、うまみ、甘み、酸味、辛み、香りを活用しましょう。歯ごたえ、焼いた香ばしさ、油脂がもたらすコクなども、重要な引き立て役です。

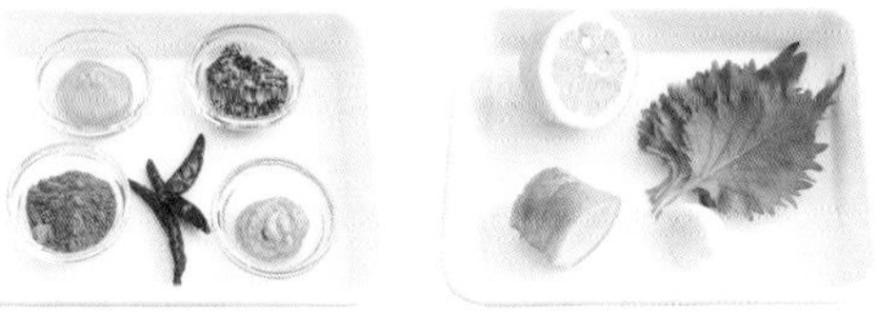

香味野菜、香辛料、かんきつ類などを活用して。ただし、ねりわさびなどの加工品は食塩量が高めなので使いすぎないこと。

基本⑤

カリウム・リン・水分を控える

カリウムのとりすぎを防ぐポイント

カリウム ポイント1 たんぱく質はむやみに減らさない

カリウムは、肉や魚、卵などのたんぱく源となる食品にも多く含まれています。これらの食品のとりすぎにも注意が必要です。とはいえ、むやみに制限する必要はありません。これらの食品は、基本的にたんぱく質とカリウムの量が正比例します。たんぱく質の摂取が適正であれば、同時にカリウム制限にもつながります。

カリウム ポイント2 カリウムを多く含む食品を控える

カリウムを多く含む食品は、果物やいも類、青菜など緑黄色野菜、豆類、海藻、きのこなどです。たんぱく質制限をすればカリウムの摂取量も抑えられますが、食べすぎは禁物。カリウムが多い食品は食べる回数や量を控えるのが賢明です。

カリウム制限のために要注意！
カリウムが多い果物3

カリウムが多い果物のなかでも、とくに注意が必要なのが、アボカド、バナナ、メロン。正味100g中、カリウムを300mg以上も含みます。＊果物は正味100gです。

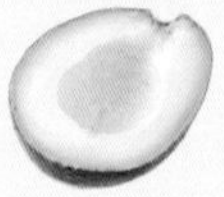

アボカド
大1/2個
カリウム 720mg

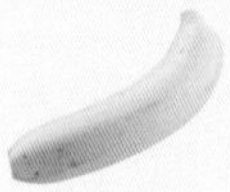

バナナ
大1本
カリウム 360mg

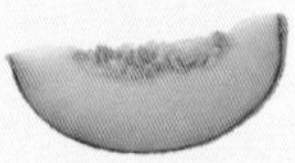

メロン
小1/6個弱
カリウム 340mg

果汁や牛乳など
飲料も要注意！

果汁や野菜ジュース類、牛乳や豆乳、玉露や抹茶などもカリウムが多い食品。市販品は栄養成分表示をチェックしましょう。

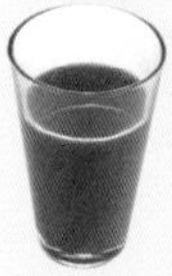

野菜ジュース 200mℓ
カリウム 420mg

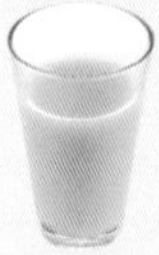

オレンジジュース 200mℓ
カリウム 378mg

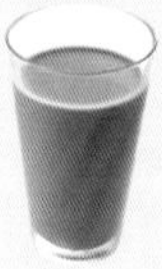

コーヒー牛乳 200mℓ
カリウム 179mg

なぜ、カリウム制限が必要なのか？

カリウムは、私たちの筋肉や神経にとって重要な働きをする栄養素（ミネラル）です。このカリウムについても、腎臓は排泄量を調節して血液中の濃度を一定に保っています。腎機能が良好な状態では、カリウムの摂取は血圧を下げることにつながります。

しかし、腎機能が低下してくると、カリウムを排泄する力が弱くなって、血液中にカリウムが蓄積します。血液中のカリウム濃度が高くなると、筋肉の収縮がうまくいかなくなって手足が麻痺したり、心臓に重度の不整脈を起こし、命にかかわることもあります。

そこで、血中カリウム濃度が一定の数値以上になったら、食事からとるカリウムを制限します。まれでは

リンのとりすぎを防ぐポイント

リン ポイント1 たんぱく質を制限しすぎない

リンには有機リンと無機リンがあり、有機リンは主に、肉や魚、卵、乳製品、大豆製品など、たんぱく質の多い食品に含まれています。リンを制限されると肉や魚の摂取を減らす人がいますが、たんぱく質を控えすぎると筋肉量が減って、フレイル（虚弱）を招きます。必要以上にたんぱく質を制限しないことが大切です。

リン ポイント2 注意すべきは無機リンを含む加工品

無機リンは、加工品に多く含まれているため、注意が必要です。無機リンは吸収率が高く、ソーセージなどの結着剤やチーズの乳化剤、炭酸飲料の酸味料など、食品添加物に多く含まれています。リンを減らすには、清涼飲料水、ハムやソーセージ、プロセスチーズといった加工食品、スナック菓子、インスタントラーメンを控えます。また、リン吸着薬を服用する方法もあります。

無機リンを含む加工品は食べる量や頻度を減らす！

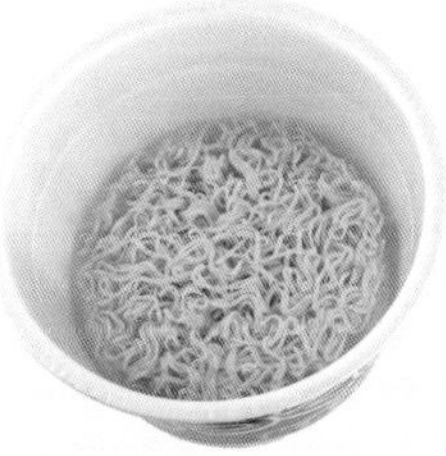

中華スタイル即席カップめん 1食分97g
リン 107mg

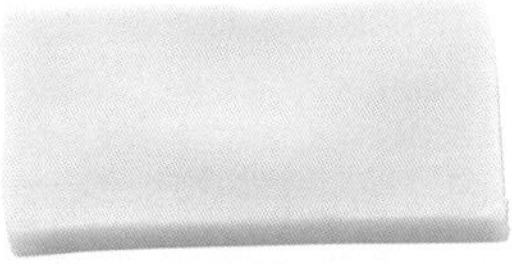

プロセスチーズ ブロックタイプ 1個20g
リン 146mg

ボンレスハム 1枚20g
リン 68mg

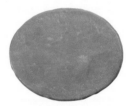

ありますが、ＣＫＤの重症度が低くてもカリウムの制限が必要になることもあります。

食品からのカリウムの1日の適正摂取量は、病気の状態によって異なりますので、医師の指示に従いましょう。

進行するとリンや水分の摂取を制限されることも

病気の状態によって、リンの摂取量に制限が必要な場合があります。血中のカルシウム・リンの値が高くなると、血管の石灰化につながり、動脈硬化の原因になります。そのため腎不全の状態にある人は、リンのコントロールがとりわけ大切です。

また、水分量を制限しなければならない場合もあります。これは乏尿や無尿のときで、主に透析療法を受けている場合です。透析をしている人では、水分量の調整がとても重要です。

食品からカリウムを減らすポイント

基本⑤

カリウム ポイント1

果物はフレッシュから缶詰めにかえる

果物は缶詰めがおすすめ。カリウムは水溶性の成分なので、シロップに溶け出します。その分、果肉のカリウム量は少なくなります。また、缶詰めの場合、ビタミンCは期待できませんが、エネルギー補給に重宝します。ただし、糖尿病の人は糖質のとりすぎになりますので、避けてください。

＊数値は正味での対比です。

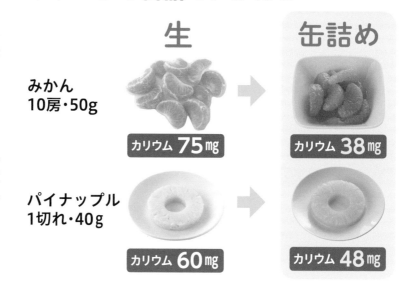

	生	缶詰め
みかん 10房・50g	 カリウム 75mg	 カリウム 38mg
パイナップル 1切れ・40g	 カリウム 60mg	 カリウム 48mg

カリウム ポイント2

野菜は調理の工夫でカリウム量を減らす

カリウムは水に溶ける性質を持っています。野菜は調理の際に水にさらしたり、ゆでこぼしたりすることで、3～4割減らすことができます。また、カリウムは食品を形作っている細胞のなかに多く含まれています。野菜を「切る」と、細胞がこわれてカリウムが出やすくなります。野菜は小さく切ってからゆでると、カリウムをより効果的に減らすことができます。生で食べる野菜は水にさらし、ちぎったり、薄く切るなど表面積をできるだけ広くしてカリウムを減らしましょう。

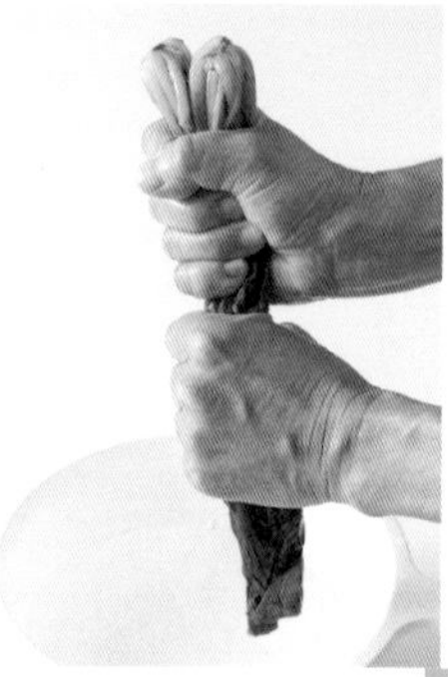

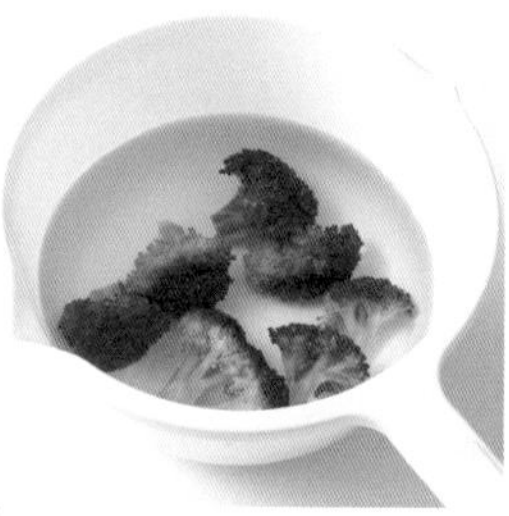

青菜はゆでてギュッとしぼる！

カリウムが多い青菜。ゆでてから水けをギュッとしぼると、カリウムの摂取量を減らすことができます。青菜以外の野菜もゆでて水にさらし、ざるに上げて、水けをきります。

●ほうれんそう「生100g」と「ゆで70g」の栄養価の変化

	エネルギー (kcal)	たんぱく質 (g)	食塩相当量 (g)	カリウム (mg)	リン (mg)
生	20	2.2	0	690	47
ゆで	18	1.8	0	343	30

食品は加熱すると、食品の量（かさ）も変わります。ほうれんそうの場合、ゆでてから水けをしぼるため、30%ほど重量が減ります。

カリウムはゆでると半減！

カリウム
ポイント3

野菜50gをゆでるとカリウム量は？

食品成分表の食品名には「生」や「ゆで」などの項目がありますが、料理の栄養計算は、食材の「生」の成分値を用いるのが基本です。では、野菜はゆでたらどのぐらいカリウムが減るのでしょうか？
ここでは、よく使う野菜を「生」と「ゆで」の比較で数値を掲載しています。参考にしてください。

＊生の野菜50gは正味です。ゆでると重量が変化します。たとえばキャベツ50gはゆでると45gになります。変化を考慮して対比しています。

きのこも下ゆでしてカリウムを減らす！

きのこ類もゆでるとカリウム量が減少します。きのこ類の中でも減少率が高いのが、エリンギ。ほぼ半減します。きのこ類は1日30gをめやすににし、下ゆでしてカリウム量を減らしましょう。

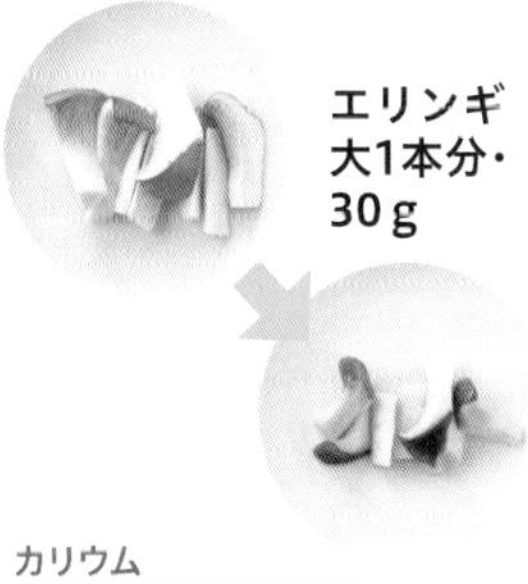

エリンギ
大1本分・
30g

カリウム
生　102mg
ゆでると　59mg

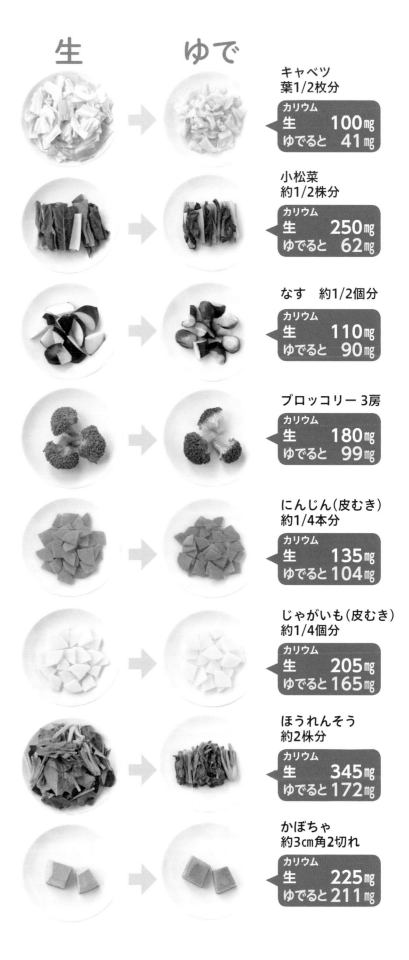

生　ゆで

キャベツ
葉1/2枚分

カリウム
生　100mg
ゆでると　41mg

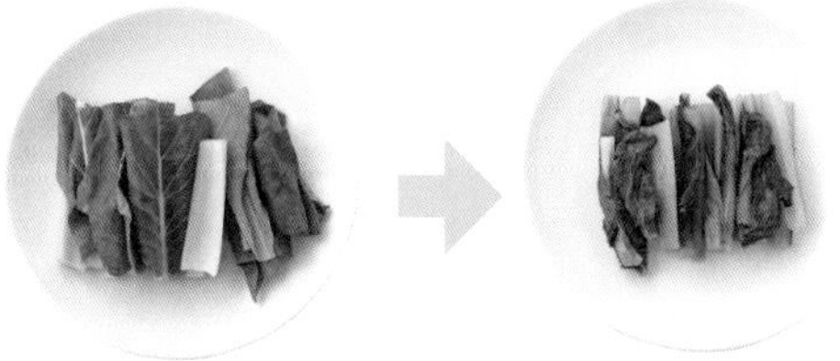

小松菜
約1/2株分

カリウム
生　250mg
ゆでると　62mg

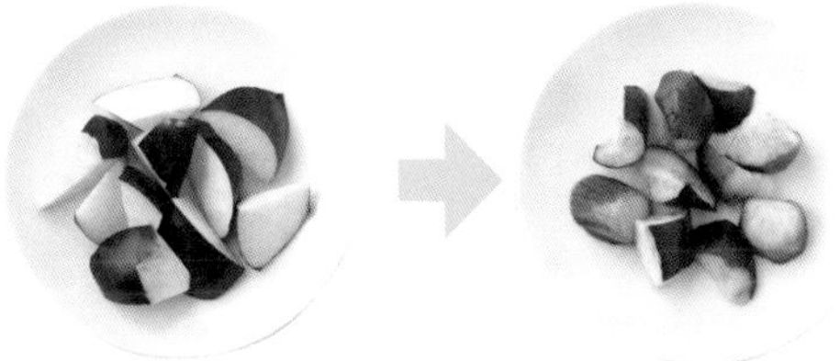

なす　約1/2個分

カリウム
生　110mg
ゆでると　90mg

ブロッコリー 3房

カリウム
生　180mg
ゆでると　99mg

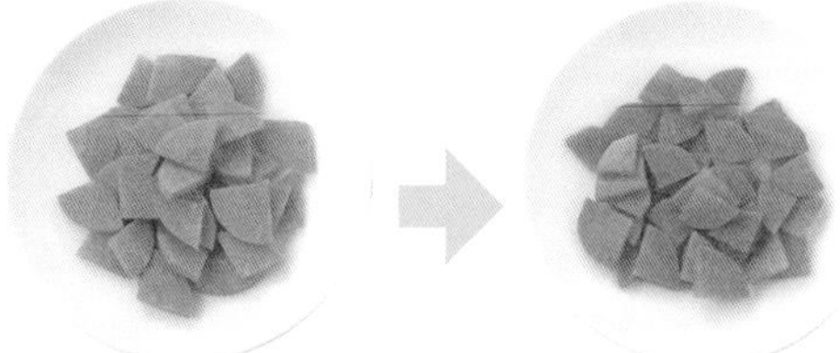

にんじん（皮むき）
約1/4本分

カリウム
生　135mg
ゆでると　104mg

じゃがいも（皮むき）
約1/4個分

カリウム
生　205mg
ゆでると　165mg

ほうれんそう
約2株分

カリウム
生　345mg
ゆでると　172mg

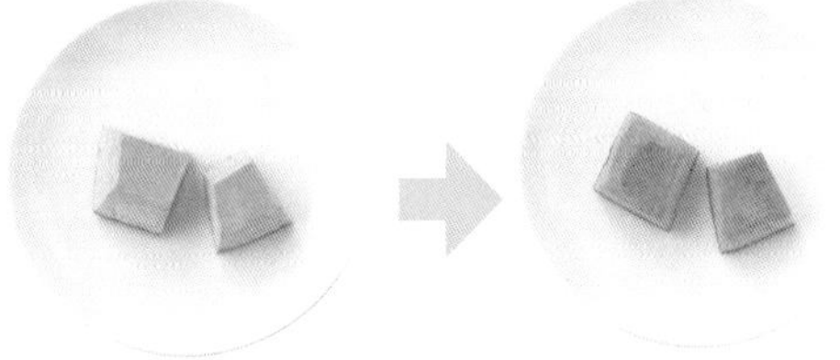

かぼちゃ
約3cm角2切れ

カリウム
生　225mg
ゆでると　211mg

基本⑥

腎臓にやさしい献立の立て方

献立の基本は「主食＋主菜＋副菜」

主食 ＋ **主菜** ＋ **副菜**

主食	主菜	副菜
ご飯、パン、めんなど。	肉や魚介、卵、大豆製品など。	野菜やきのこ、海藻など。
おもに**エネルギー源**となる	おもに**たんぱく源**となる	おもに**ビタミン、ミネラル、食物繊維源**となる
主食にはたんぱく質も含まれているので、とりすぎないこと。	肉に偏らないように、魚介、大豆製品からも選び、バランスよくとる。	主食、主菜に不足している栄養素を補うため、野菜はたっぷりととる。

もう1品 ＋

エネルギー量、たんぱく質量、食塩量が、1日の摂取量をオーバーしなければ、汁物や副菜をもう一品プラスする。

汁物

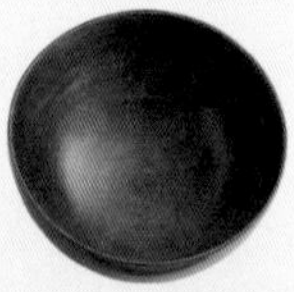

OR

副菜

OR

間食・デザート

汁物	副菜	間食・デザート
食塩量が多いので、1日1回にして、摂取量を超えないように注意を。	低たんぱく、低塩が基本。必要に応じてエネルギーが高いものを選ぶ。	エネルギー不足のとき、デザートや甘い飲み物で補う。

主食を中心に、1日の献立を組み立てる

献立は1食の食事に、①主食、②主菜1品、③副菜1～2品を組み合わせた「二菜」か「三菜」、汁物をプラスして「一汁二菜」が基本です。

主食とはご飯、パンなどの炭水化物（糖質）を主成分とした食品です。腎臓を守るために必要なエネルギーを確保する主食ですが、米をはじめ、パンやめんにもたんぱく質が含まれています。主食だけでたんぱく質量がオーバーしないように、毎食必ず一定量とるようにします。

1日の献立を考えるとき、まず先に主食3食分のエネルギー量やたんぱく質量、食塩やカリウム量の栄養価を計算しましょう。そのうえで、残った分を主菜と副菜に順に割り当てると組み立てやすくなります。

食事は1日に3食バランスよく

食事内容を記録するときのポイント

食事内容		エネルギー（kcal）	たんぱく質（g）	食塩相当量（g）
朝食 7時30分	トースト（6枚切り） 1枚 バター、いちごジャム			
	目玉焼き　卵1個 ミニトマト3個、サニーレタス2枚 フレンチドレッシング			
	コーヒー（砂糖、ミルク）			
	合計			
昼食 12時30分	豚汁うどん			
	みかん缶詰め　30g			
	合計			
夕食 19時	ご飯　180g	302	4.5	0
	鶏の照り焼き	258	14.4	1.1
	チンゲンサイのしょうがじょうゆあえ	11	0.8	0.5
	ポテトサラダ	133	1.6	0.5
	合計	704	21.3	2.1
間食 15時	紅茶（レモン、砂糖）			
1日の合計				

ステップ❶
最初は、とにかく食事内容を書きとめる習慣をつけることが大切。食べたもの、飲んだもの、料理に使った調味料なども忘れずに書き込みます。

ステップ❷
次にたんぱく質や食塩量が多い食品をチェックして、献立作りの手がかりにします。

ステップ❸
慣れてきたら、日本食品標準成分表や商品の栄養表示ラベルを参考にして、わかる範囲でエネルギーやたんぱく質量などを計算します。

ステップ❹
よく使う調味料や食品、料理のレシピの栄養価はメモしておくと、以降の手がかりになります。本書では日常よく使う食品の栄養価を収載していますので、参考にしてください。

とるのが理想ですが、毎日、毎食のこと。朝食でたんぱく質が不足したら、昼と夜に補う、逆に昼食は外食で肉を食べすぎたら、夕食は主菜の肉や魚介は減らす……といったぐあいに、前後の食事で調節するようにします。1日分で考えると献立に変化がつきやすくなります。たまには外食をするのもよいでしょう。上手にリフレッシュするのも、無理なく、長く続けるコツです。

適切な食事ができているか食事内容を記録する

同じような内容の食事をしていても、それを体にとり入れ、代謝する過程には個人差があります。適切な食事ができているのかを把握するためには、まず、食事内容を記録することからはじめましょう。

毎日のエネルギーやたんぱく質、食塩量が把握できますし、何をどう食べたかだけでなく、食事療法が適切かどうかの判断材料になります。

たんぱく質の指示量別 献立の立て方

エネルギーを確保しながらたんぱく質を減らすポイントとして、主食のとり方に鍵があります。20ページでも主食のとり方を説明しましたが、ここではたんぱく質の指示量別に、献立例を考えてみました。参考にしてください。

1食分の主食の適量

ご飯 180g

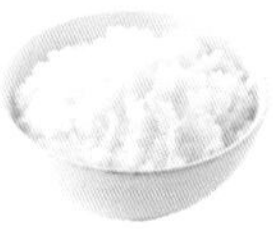

たんぱく質	4.5g
エネルギー量	302kcal
食塩相当量	0g

食パン 60g

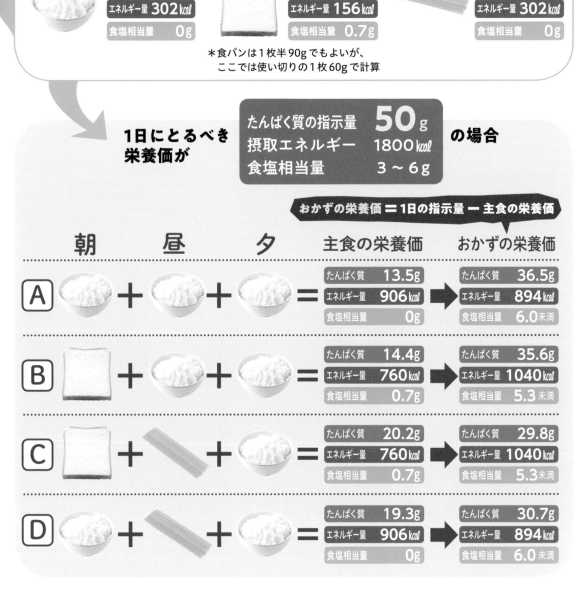

たんぱく質	5.4g
エネルギー量	156kcal
食塩相当量	0.7g

＊食パンは1枚半90gでもよいが、ここでは使い切りの1枚60gで計算

スパゲッティ（乾燥）80g

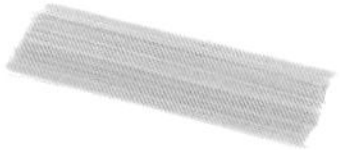

たんぱく質	10.3g
エネルギー量	302kcal
食塩相当量	0g

1日にとるべき栄養価が

たんぱく質の指示量	50g
摂取エネルギー	1800kcal
食塩相当量	3～6g

の場合

おかずの栄養価 ＝ 1日の指示量 ー 主食の栄養価

朝　昼　夕　主食の栄養価　おかずの栄養価

A

	主食の栄養価	おかずの栄養価
たんぱく質	13.5g	36.5g
エネルギー量	906kcal	894kcal
食塩相当量	0g	6.0未満

B

	主食の栄養価	おかずの栄養価
たんぱく質	14.4g	35.6g
エネルギー量	760kcal	1040kcal
食塩相当量	0.7g	5.3未満

C

	主食の栄養価	おかずの栄養価
たんぱく質	20.2g	29.8g
エネルギー量	760kcal	1040kcal
食塩相当量	0.7g	5.3未満

D

	主食の栄養価	おかずの栄養価
たんぱく質	19.3g	30.7g
エネルギー量	906kcal	894kcal
食塩相当量	0g	6.0未満

✔ **食パンにバターやジャムを添える場合は、その分の栄養価も忘れずに加算すること。**

1日にとるべき栄養価が

たんぱく質の指示量	40g
摂取エネルギー	1800kcal
食塩相当量	3～6g

の場合

主食を低たんぱく質食品にかえて

たんぱく質の指示量が1日40gの人は、1日2食を低たんぱく質食品にします。主食のたんぱく質量が減った分だけ、おかずでとるたんぱく質量が増やせます。2食分の主食を低たんぱく食品にかえれば、たんぱく質が10g以上減るので、基本的にたんぱく質1日50gの場合と同じおかずが選べます。なお、パンにも低たんぱく質食品がありますが、ここではパンはふつうのものを使っています。

＊栄養価はメーカーから提供された数値を採用しているため、小数点第2位まで表示しています。

●低たんぱく質食品の例

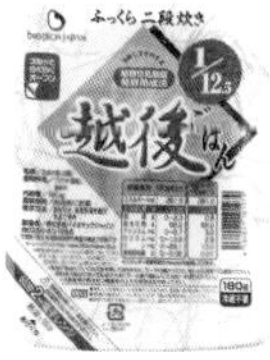

越後ごはん1/12.5 180g

たんぱく質	0.36g
エネルギー量	281.8kcal
食塩相当量	0～0.02g

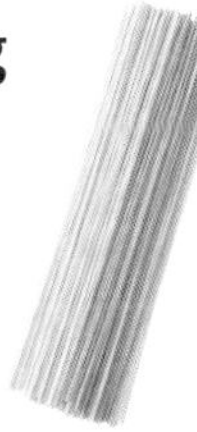

アプロテン たんぱく調整 スパゲティ タイプ 100g

たんぱく質	0.4g
エネルギー量	357kcal
食塩相当量	0.05g

	朝		昼		夕		主食の栄養価		おかずの栄養価
E	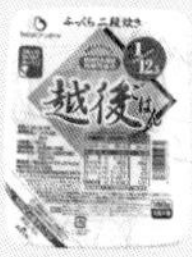	＋	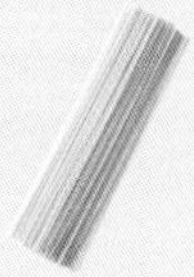	＋		＝	たんぱく質 6.16g エネルギー量 794.8kcal 食塩相当量 0.77g	→	たんぱく質 33.84g エネルギー量 1005.2kcal 食塩相当量 5.23未満
F	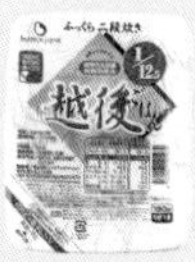	＋	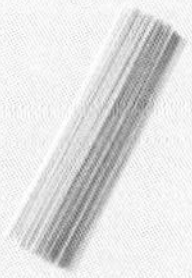	＋	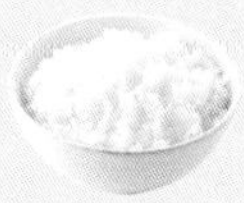	＝	たんぱく質 5.26g エネルギー量 940.8kcal 食塩相当量 0.07g	→	たんぱく質 34.74g エネルギー量 859.2kcal 食塩相当量 5.93未満
G	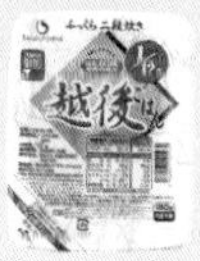	＋	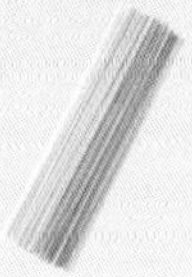	＋	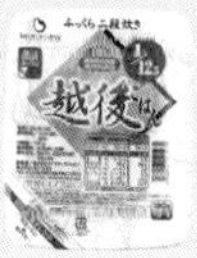	＝	たんぱく質 1.12g エネルギー量 920.6kcal 食塩相当量 0.09g	→	たんぱく質 38.88g エネルギー量 879.4kcal 食塩相当量 5.91未満

たんぱく質摂取指示量が60gの人は、主菜をひとつ増やすなどして調整しましょう。

アルコールのとり方

過度の飲酒は、慢性腎臓病の危険因子になりますので、
飲酒習慣がある人は見直しが必要です。

節度ある飲酒なら可能。適量を守れない場合は断酒を

腎臓の症状が安定している場合、節度ある飲酒は、慢性腎臓病の危険因子にはならないとされています。適量を守り、つまみのエネルギーやたんぱく質量、食塩量などに注意すれば、飲酒は可能です。ただし、肝臓や膵臓の病気がある人、糖尿病などの生活習慣病を持っている人は除きます。

では、アルコールの適量とはどのぐらいでしょうか？　大量の飲酒は末期腎不全や心血管病のリスクを高めます。個人差もありますが、ビールなら500㎖、ワインならグラス２杯、日本酒なら１合程度がめやすです。いずれにしても、医師の指導に従って適量を守りましょう。適量を守れない場合は、お酒を断つことも必要です。

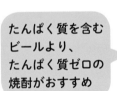

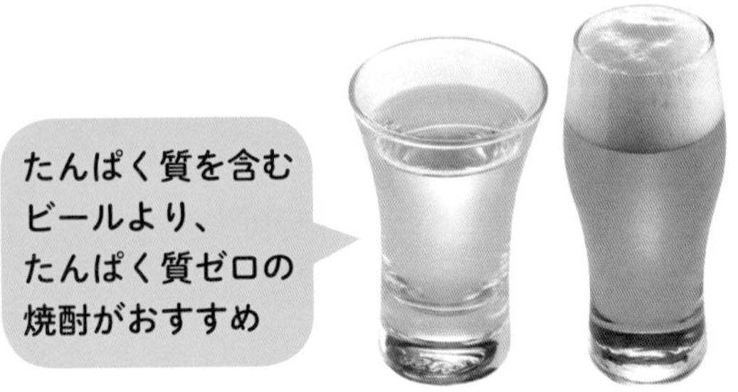

たんぱく質を含むお酒より含まないものを選ぶ

お酒のなかにもたんぱく質が含まれているものがあります。お酒を飲む機会が多い人は、たんぱく質を含むビールや日本酒よりも、たんぱく質を含まないウイスキーや焼酎などを選ぶのが賢明です。ただし、アルコール度が高いお酒は、水分制限がなければ必ず水で割って飲むようにしましょう。

アルコールの適量（めやす）と含まれるたんぱく質量

種類	容量（㎖）	エネルギー量（kcal）	たんぱく質（g）
ビール	350㎖缶１本	141	1.1
日本酒	1合（180㎖）	196	0.7
ワイン（赤）	グラス１杯（100㎖）	73	0.2
焼酎（乙類）	半合（90㎖）	127	0
ウイスキー	シングル・30㎖	69	0

食塩を多く含んだ、高たんぱく質のおつまみに要注意！

アルコールの量と質に気を配ると同時に気をつけたいのが、おつまみです。珍味のような乾き物やナッツ、チーズなどは、高たんぱくで食塩量も多いので、量は控えることが肝心です。

おつまみは食事の一部と考え、食事全体のたんぱく質が増えないように調整しましょう。

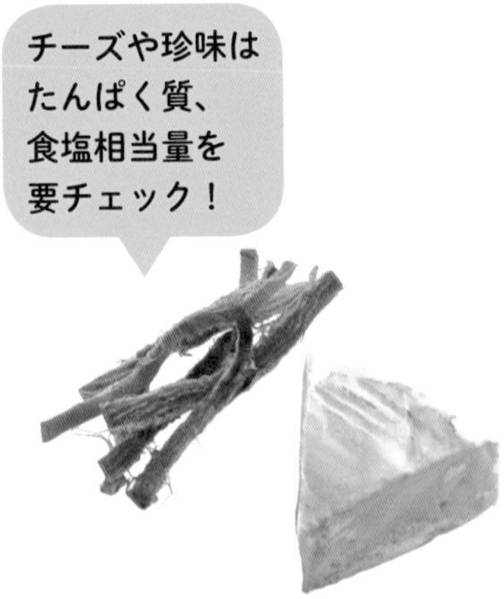

第2章 たんぱく質オフ主菜

肉、魚介、
大豆製品、卵まで
バラエティに富んだ
61品！

主菜の材料となる肉や魚介、大豆製品、卵。それぞれ1食でとるたんぱく質量のめやすが異なり、食べられる量にも適切な量があります。ボリュームやエネルギー不足を補うには、調理法や野菜の組み合わせ方などに工夫が必要です。

この章では、定番人気の料理をいつもよりたんぱく質量を抑える工夫で、おいしく食べられるレシピを紹介しています。家族といっしょの食事作りにも役立ちますので、上手に活用してください。

●栄養データ
エネルギー、たんぱく質、食塩相当量、カリウムを表示。いずれも断りがない場合は、１人分（１食分）のめやすです。

●材料の分量
１人分が基本ですが、一部は作りやすい分量となっています。２人分作る場合は倍をめやすに増やしますが、腎臓病の人はとり分ける量を守りましょう。

●たんぱく質オフのコツ・減塩のコツ
たんぱく質と食塩量を減らすポイントを紹介。必要に応じてカリウムを減らしたい場合のコツもメモで紹介していますので、調理の際の参考にしてください。

皮なしより皮つき！「胸肉」より「もも肉」がベスト

鶏肉は肉類のなかでも脂肪が少なく、高たんぱくです。もも肉、胸肉ともに皮つきを選ぶと、たんぱく質量が抑えられ、比較的多く食べることができます。

活用POINT たんぱく質量を抑えるなら、胸肉よりもも肉を選ぶのがおすすめ

もも肉と胸肉100ｇ分のたんぱく質量でくらべるともも肉のほうが「4.7g」も少なくなります。

鶏胸肉（皮つき）

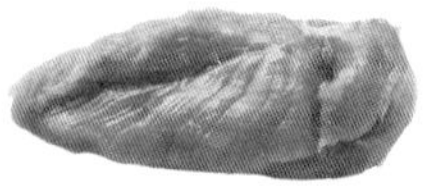

100g分のたんぱく質量 **21.3g**

鶏もも肉（皮つき）

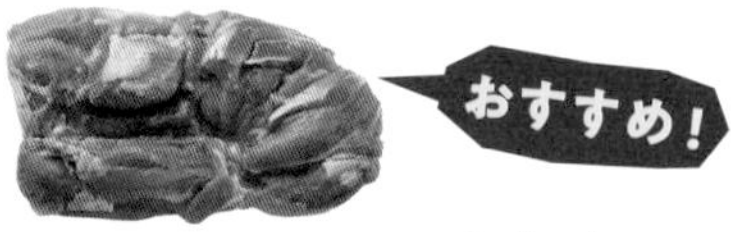

100g分のたんぱく質量 **16.6g**

活用POINT １食分のめやす量を把握し、切り分けておく

鶏もも肉（皮つき）は、1枚で250〜300g。
1枚でもグラム数に差があります。

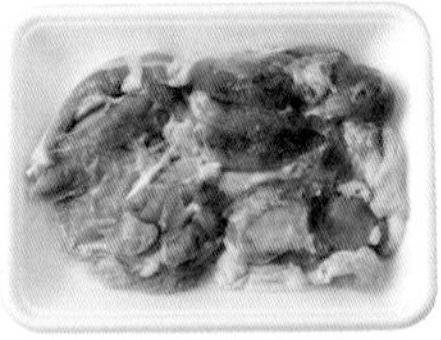

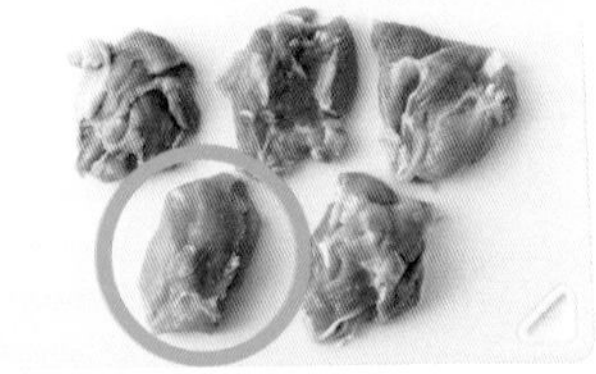

1食分は50〜60g。
1枚購入したら、1食分を
めやすに切り分けましょう。

たんぱく質量は、
50gで 8.3g
60gなら 9.7g

活用POINT いたみやすいので、早めに食べ切るのがベスト

ラップに包んで冷凍	切り分けてすぐに使わない分は、冷凍保存がおすすめ。ラップで包んで冷凍保存袋に入れ、冷凍室に。
料理によっては２食分作る	から揚げや照り焼きなど、料理によっては日持ちするものも。２食分作って翌日の弁当などに活用しましょう。
２枚購入したらゆで鶏に	まとめてゆで鶏や蒸し鶏にしてストックしておけば、時間のないときに重宝します。

ゆで鶏の作り方

1 なべに鶏もも肉１枚としょうがの薄切り２〜３枚、長ねぎの青い部分を入れ、たっぷりの水を加えて火にかける。

2 煮立ったらアクをとり除き、弱めの中火で６分ほどゆでる。火を止め、そのままあら熱がとれるまでおく。

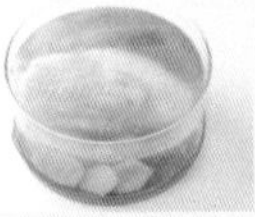

ゆで汁ごと容器に入れ、冷蔵で２〜３日。

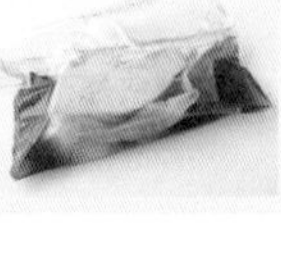

下味をつけて冷凍すれば２週間ほど保存可能。

肉の量を減らした分、
なすもいっしょに揚げて
ボリュームアップ

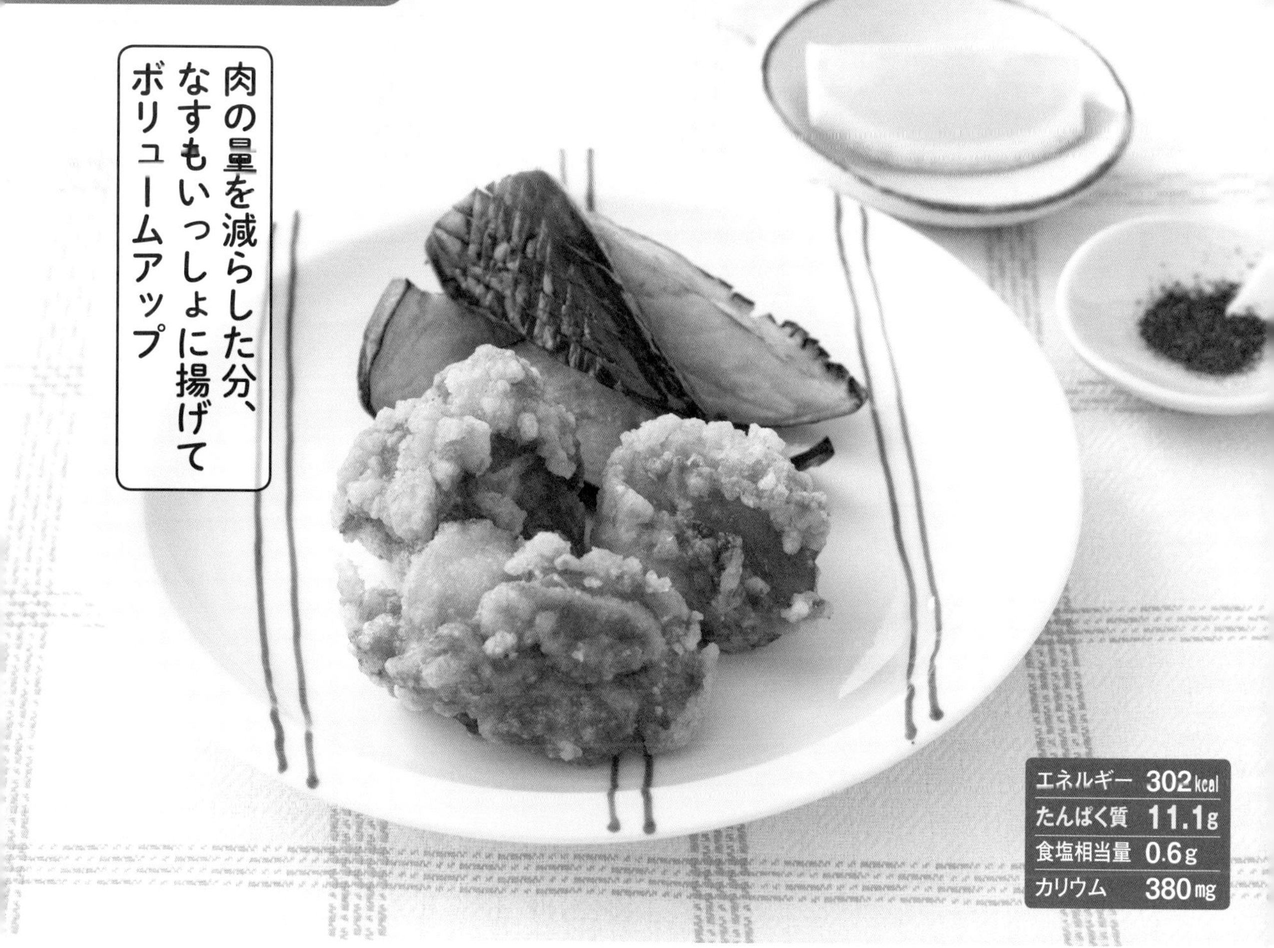

エネルギー	302kcal
たんぱく質	11.1g
食塩相当量	0.6g
カリウム	380mg

鶏のから揚げ

材料（1人分）

鶏もも肉（皮つき）	60g
A 酒	小さじ1
A おろししょうが	小さじ2/3
A おろしにんにく	小さじ1/2
かたくり粉	小さじ2
なす	1個
揚げ油	適量
レモン（くし形切り）	1切れ
一味とうがらし	少々

作り方

❶ 鶏肉は3つに切る。ボウルかポリ袋にAをまぜ合わせ、鶏肉を入れてからめ、ときどきまぜながら1時間以上、できれば一晩漬ける。

❷ なすは皮に格子状の切り目を入れて一口大に切る。

❸ 揚げ油を170度に熱し、なすを色よく揚げる。続いて鶏肉にかたくり粉をまぶして、きつね色に揚げ、なすとともに器に盛る。食卓でレモン汁や一味とうがらしを振る。（岩﨑）

たんぱく質オフのコツ
肉の量が少ない分、揚げなすをつけ合わせてボリュームを出します。なすも肉といっしょに揚げれば手間もかかりません。

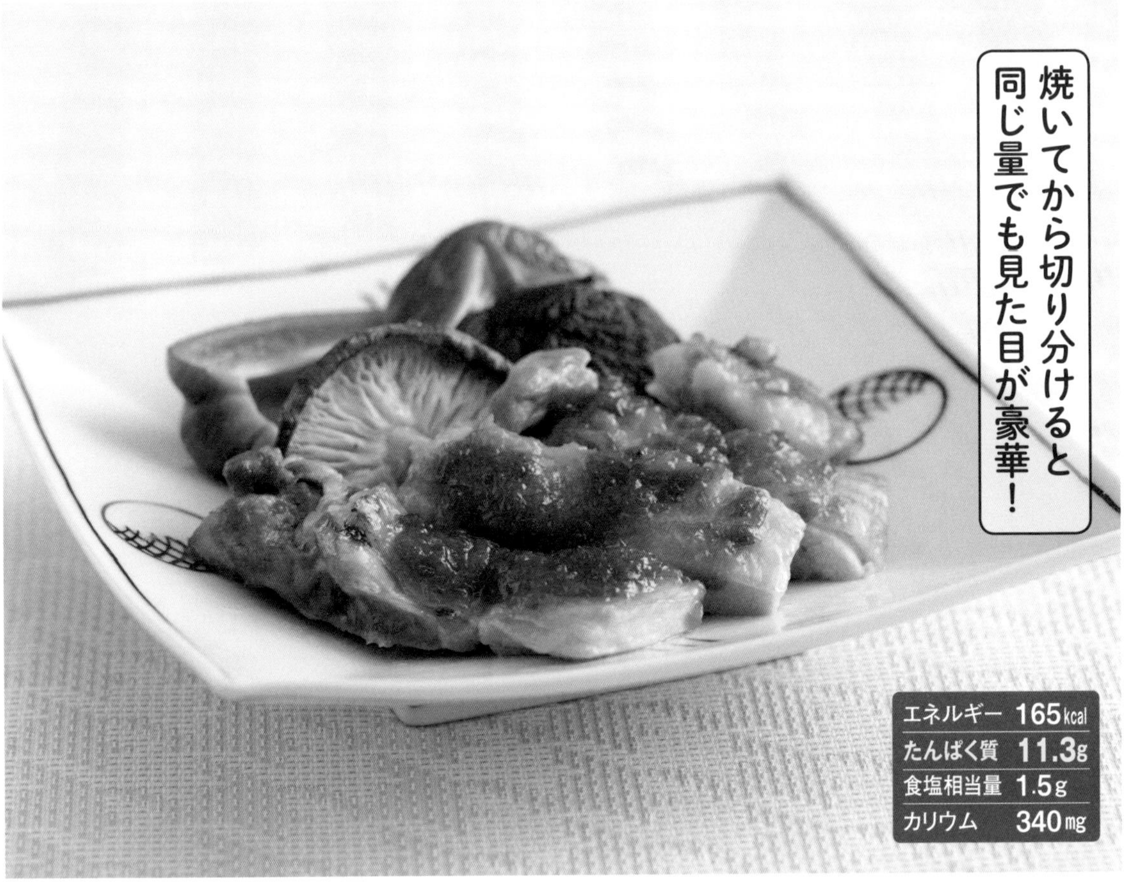
焼いてから切り分けると
同じ量でも見た目が豪華！
エネルギー 165kcal
たんぱく質 11.3g
食塩相当量 1.5g
カリウム 340mg

鶏の照り焼き梅風味

材料（1人分）

鶏もも肉（皮つき）……60g
ピーマン……1個
生しいたけ……2個
梅干し……1/3個（6g）
A ┌酒……小さじ1/2
　│しょうゆ……小さじ1/3
　└みりん……小さじ1/3
植物油……少々

作り方

❶ 鶏肉は余分な脂肪をとり除き、厚みのあるところは切り込み入れて薄く開く。ピーマンは縦半分に切り、しいたけは石づきをとり除く。

❷ 梅干しは種をとって果肉をこまかくたたき、Aを加えてよくまぜる。

❸ オーブントースターのトレーにアルミホイルを敷き、油を薄く塗り、❶を並べる。鶏肉には❷を塗り、それぞれ香ばしく焼く。鶏肉は食べやすく切り分け、ピーマン、しいたけととに器に盛り合わせる。 （貴堂）

たんぱく質オフのコツ
鶏肉は厚みを半分に開いてから焼き、切るときにはそぎ切りに。同じ量でも見た目にボリューム感が出ます。

減塩のコツ
梅干しの酸味を生かし、塩分控えめでもコクのある味に仕上げます。

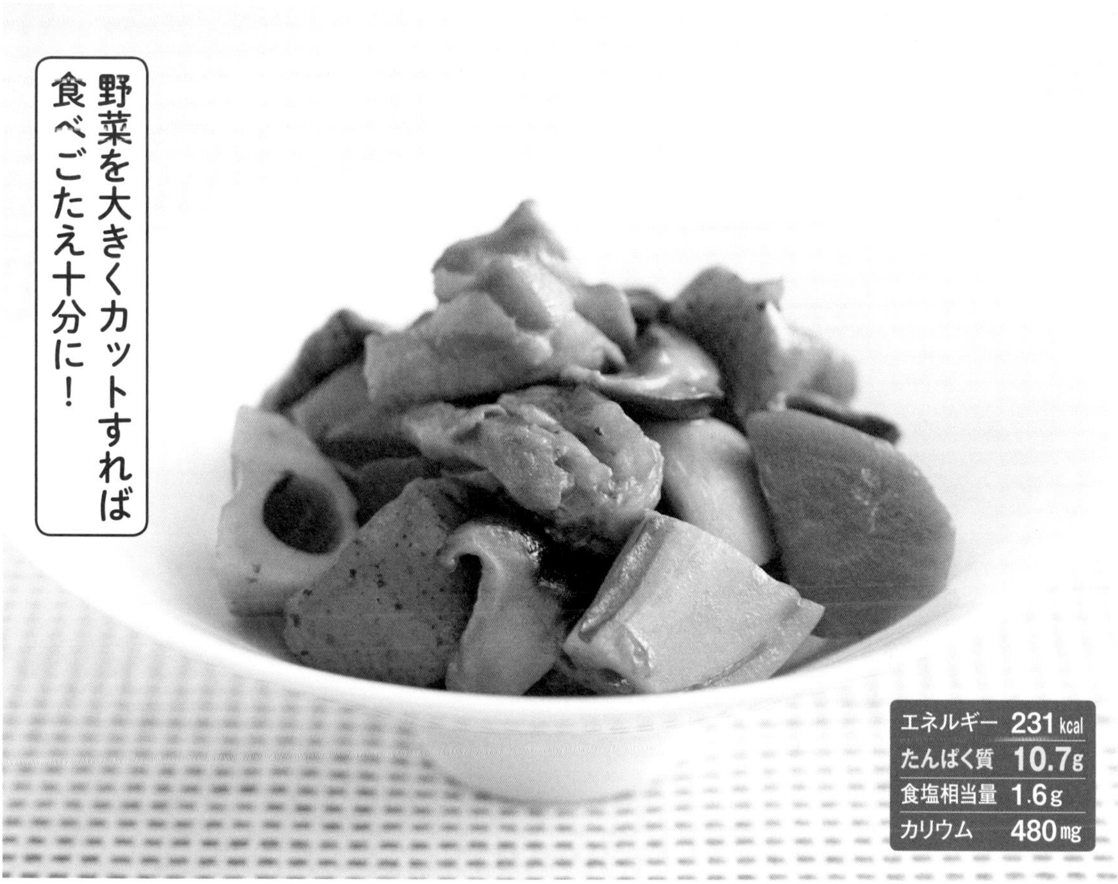

野菜を大きくカットすれば食べごたえ十分に！

エネルギー	231kcal
たんぱく質	10.7g
食塩相当量	1.6g
カリウム	480mg

いり鶏

材料（1人分）

- 鶏もも肉（皮つき）……50g
- 干ししいたけ……2個
- にんじん……50g
- れんこん……40g
- こんにゃく……30g
- 植物油……小さじ1
- 砂糖……小さじ1/2
- しょうゆ、みりん……各小さじ2

作り方

❶ 鶏肉は余分な脂肪をとり除き、一口大に切る。しいたけは水1/2カップでもどしてそぎ切りに、にんじん、れんこんは一口大の乱切りにし、れんこんは水にさらす。こんにゃくは熱湯でさっと下ゆでし、一口大にちぎる。

❷ なべに油を熱し、❶の鶏肉の皮目を下にして入れ、中火で焼きつける。

❸ ❶の残りの材料を加えていため、しいたけのもどし汁を加えて3～4分煮る。砂糖を加えて2～3分、さらにしょうゆとみりんを加え、汁けがなくなるまでいり煮する。（貴堂）

たんぱく質オフのコツ　鶏肉はいためてコクを出し、野菜は大きく切って歯ごたえよく仕上げます。量が少ない肉でも満足感が得られます。

人気の定番料理18

牛・豚薄切り肉

使いやすさはNo.1の薄切り肉！豚肉、牛肉ともに脂肪を含む部位が必須！

肉は脂肪の少ない赤身ほどたんぱく質量、カリウム量も多く、食べられる量が限られます。適度に脂肪を含む部位を選ぶのがポイントです。

活用POINT 赤身より、脂身のあるロースやバラ肉を選ぶ

豚肉、牛肉ともに1食分のめやす量は50 ～ 60g。薄切り肉にすると、約3枚程度です。使う量が少ない分、もも肉などの赤身より、ほどよく脂肪を含む肩ロースやロースなどを選ぶと、たんぱく質オフにつながります。

もも肉より、肩ロースやバラ肉！

豚もも薄切り肉（脂身つき）

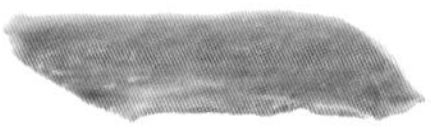

1枚20g分のたんぱく質量 **4.1g**

豚肩ロース薄切り肉（脂身つき）

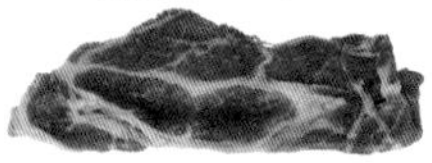

1枚20g分のたんぱく質量 **3.4g**

豚バラ薄切り肉

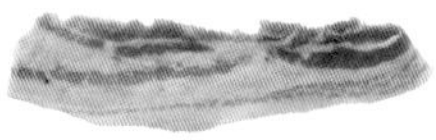

1枚20g分のたんぱく質量 **2.9g**

活用POINT 食品表示で「部位」をチェックしたうえで1食分に分ける

牛、豚肉ともに切り落としやこま切れ肉は、赤身と脂肪の割合もマチマチ。「肩ロース」や「もも（脂身つき）」など、食品表示されているものを購入すること。そのうえで、パックで購入したら1食分に分けるようにします。

牛肩ロース薄切り肉（脂身つき）、
1パックで180gのものを買い求めたら…

60gでたんぱく質量は9.7g。
まず、3等分にしましょう。

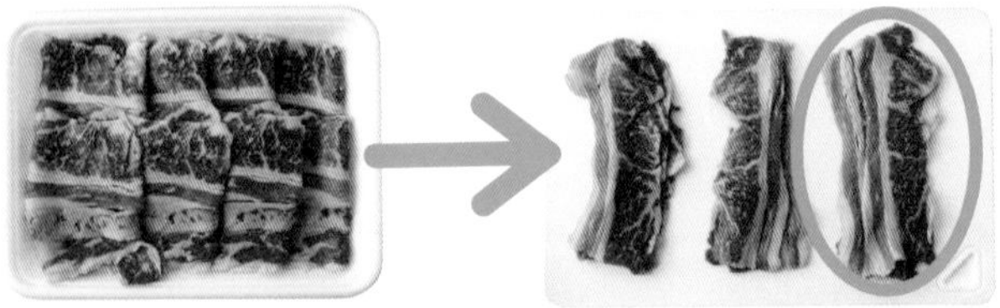

1食分のめやす量は
2～3枚で
50～60g！

活用POINT 脂のうまみを生かした調理法で上手に使い分ける

肩ロースやバラ肉は？	肩ロースやロース肉はいため物や焼き物など全般に、バラ肉は油なしでいためるか、煮物や蒸し物に。脂のうまみを生かして、上手に使い分けましょう。
もも肉を使う場合は？	もも肉の脂身つきを選び、とんカツやソテーなどに。いずれも使う量が少ない分、野菜をとり合わせるのが必須。

その日に使わない場合は？

1食分ずつラップに包んで冷凍を。また、下味をつけてから冷凍すると保存がききます。

しょうが焼き用におろししょうが、酒、みりん、しょうゆなどで下味をつけておくと重宝。冷凍で3週間保存可能。

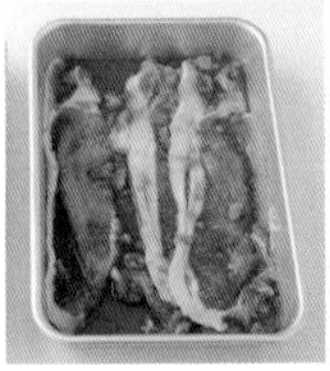

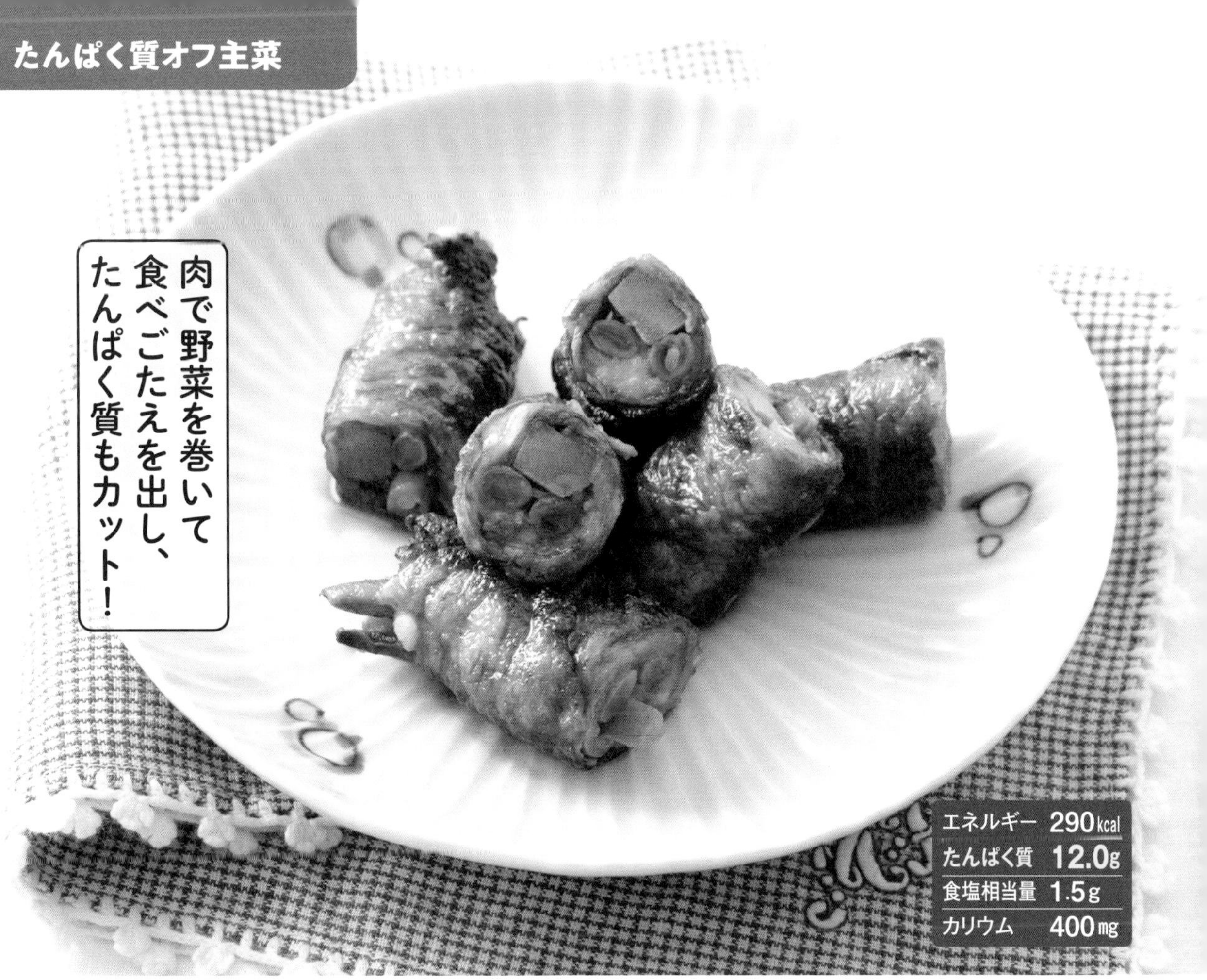

肉で野菜を巻いて
食べごたえを出し、
たんぱく質もカット!

エネルギー	290kcal
たんぱく質	12.0g
食塩相当量	1.5g
カリウム	400mg

牛肉の野菜巻き焼き

材料（1人分）

牛ロース薄切り肉	3枚（60g）
にんじん	20g
さやいんげん	30g
えのきだけ	20g
小麦粉	3 g
しょうゆ	小さじ2
みりん	大さじ1
植物油	少々

作り方

❶ にんじんはさやいんげんと同じ長さの棒状に切り、さやいんげんとともにさっとゆでる。えのきは根元を落とし、長さを半分に切る。

❷ 牛肉を広げ、❶をのせて巻き、小麦粉をまぶす。

❸ フライパンに油を熱し、❷を並べて転がしながら焼く。

❹ しょうゆとみりんを回し入れ、手早くからめ、照りよく仕上げる。食べやすく切って器に盛る。

たんぱく質オフのコツ 焼き肉メニューの場合、食べられる量は牛ロース薄切り肉で3枚程度。野菜を芯にして牛肉を巻けば、少量でも満足感が得られます。もも薄切り肉で作ってもOK。

ミルフィーユカツ

材料（1人分）

豚肩ロース肉（しゃぶしゃぶ用）……4枚（60g）
塩、こしょう……各少々
粒マスタード……小さじ1/2
キャベツ（せん切り）……40g
小麦粉……小さじ2/3
とき卵……小さじ1
パン粉……大さじ3
サラダミックス（市販）……10g
ミニトマト（薄切り）……2個分
揚げ油……適量

作り方

❶ 豚肉は塩、こしょうを振り、粒マスタードを薄く塗る。豚肉1枚をラップの上に広げ、半量のキャベツ、豚肉1枚の順に重ねてラップに包んで形をととのえる。同じものを2組作る。

❷ ❶の豚肉のラップをはがして、小麦粉、とき卵、パン粉の順に衣をつけ、170度の油（少なめの油）でカラッと揚げる。

❸ 食べやすく切り分け、サラダミックスとミニトマトを添える。（伊藤）

たんぱく質オフのコツ 肉とキャベツを重ねて衣も薄くつけるのが、コツ。薄切り肉なら火の通りも早く、あっさりとしたとんカツに仕上がります。

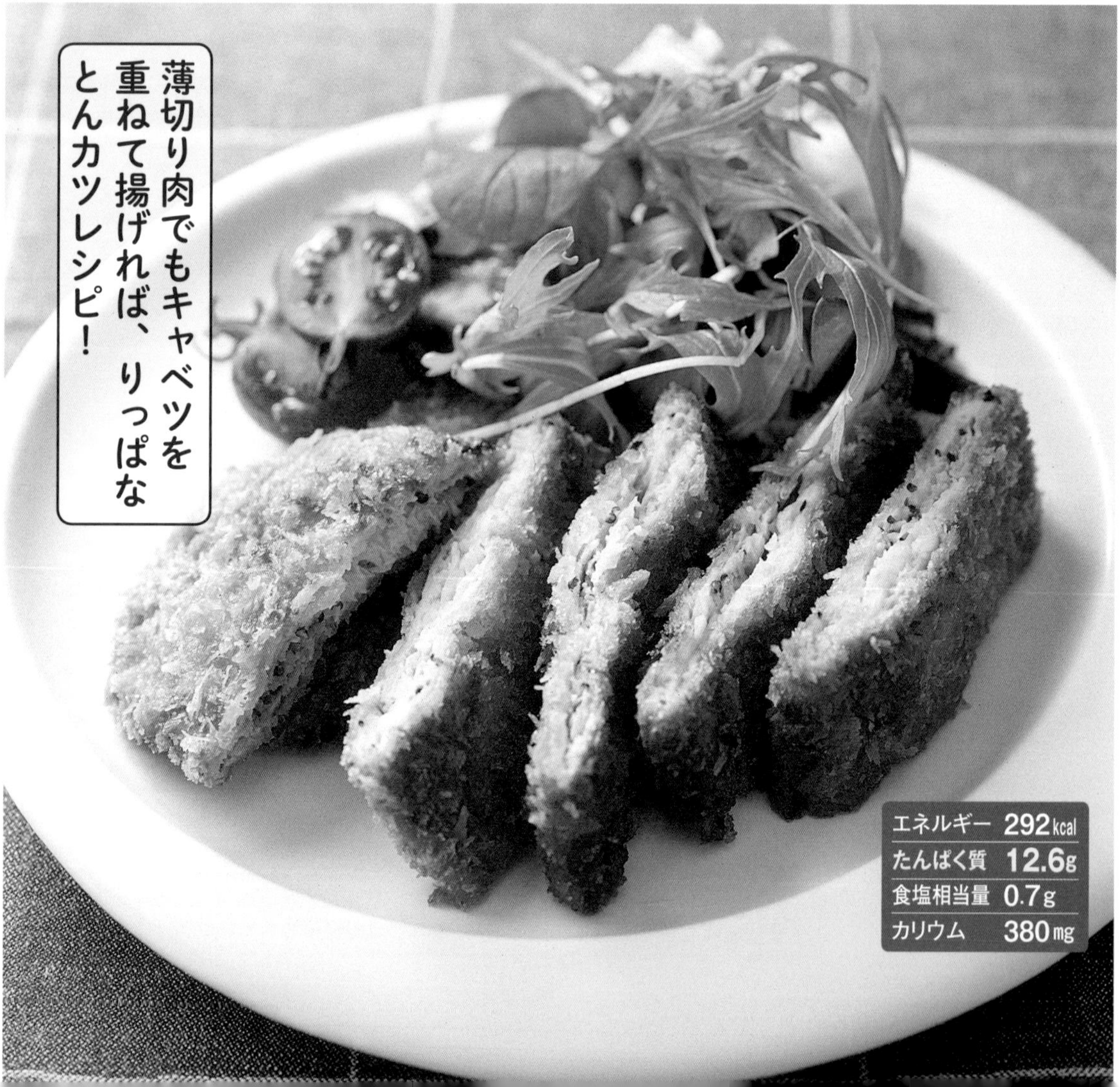
薄切り肉でもキャベツを
重ねて揚げれば、りっぱな
とんカツレシピ!
エネルギー 292kcal
たんぱく質 12.6g
食塩相当量 0.7g
カリウム 380mg

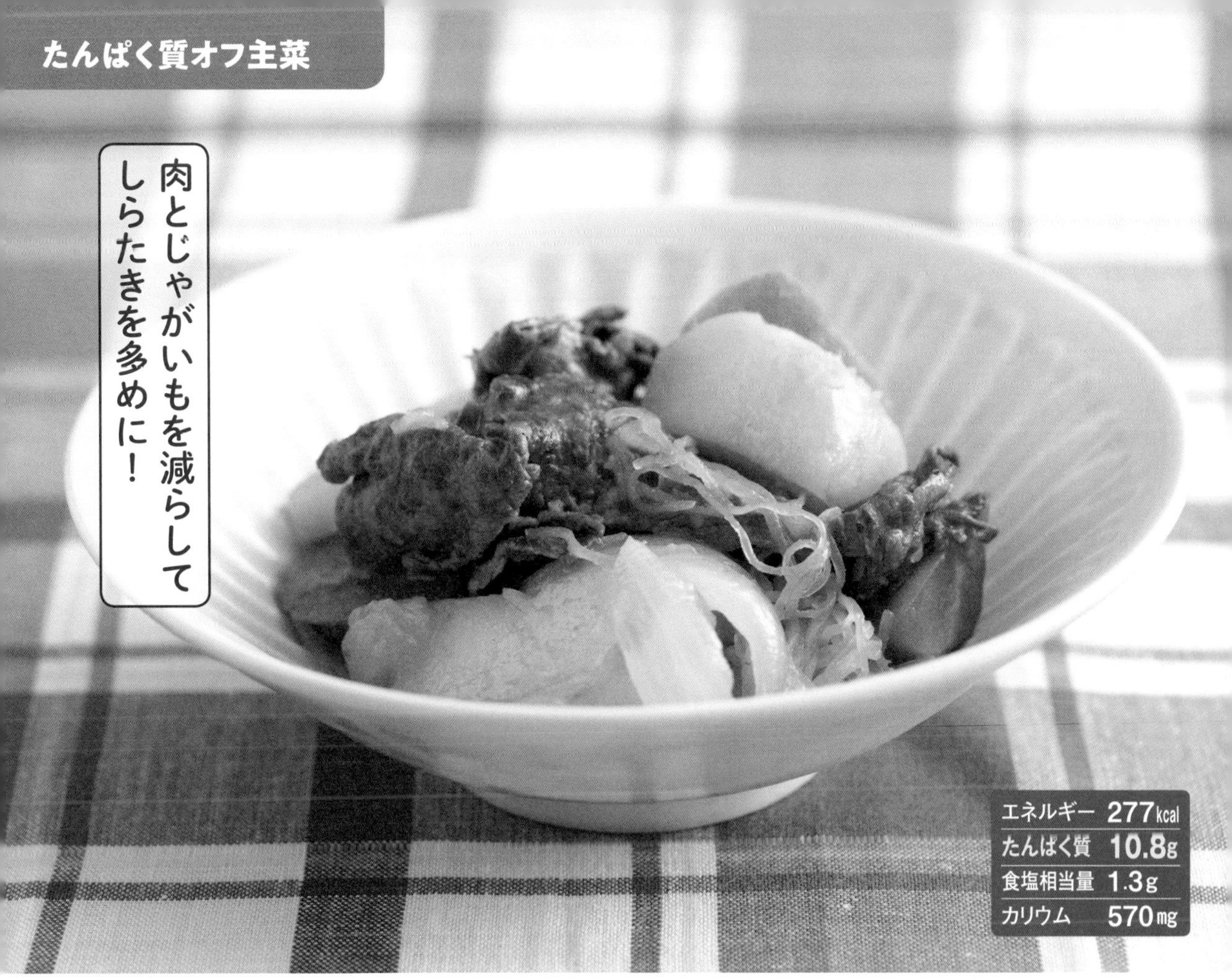

肉とじゃがいもを減らして
しらたきを多めに！

エネルギー	277kcal
たんぱく質	10.8g
食塩相当量	1.3g
カリウム	570mg

肉じゃが

材料（1人分）

牛肩ロース薄切り肉……50g
じゃがいも……60g
にんじん……30g
玉ねぎ……50g
しらたき……30g
植物油……小さじ1
だし……1/4カップ
砂糖……小さじ2/3
みりん……小さじ1/2
しょうゆ……小さじ1と1/3

作り方

❶ 牛肉は4～5㎝長さに切る。じゃがいもとにんじんは一口大の乱切りにし、玉ねぎはくし形に切る。しらたきは食べやすい長さに切り、さっと下ゆでする。

❷ なべに油を熱して牛肉をいため、肉の色が変わったら野菜としらたきを加えていため合わせる。

❸ だしを加え、煮立ったらアクをとり除き、砂糖を加えて中火で3～4分煮る。みりんとしょうゆも加え、落としぶたをして汁けがなくなるまで中火で煮る。（貴堂）

たんぱく質オフのコツ
じゃがいもはたんぱく質を含み、カリウムも多い食材。肉の量も減らすと同時に、じゃがいももいつもより少なめにして、その分しらたきを増やしてボリュームを出します。

人気の定番料理18

ひき肉

ひき肉の1食分は40～60gがめやす。野菜やきのこでかさ増しを！

薄切り肉と同じように、使える量に限りがあります。ハンバーグやギョーザなどは、野菜やきのこなどでかさ増しして、たんぱく質を抑えるのがポイント。

活用POINT　ひき肉の1食分のめやすは、40～60gです

ひき肉は赤身と脂肪分の割合がマチマチですが、一般的には合いびき肉、豚ひき肉、鶏ひき肉に含まれるたんぱく質量に差はあまりありません。

合いびき肉
（牛6：豚4の割合のもの）

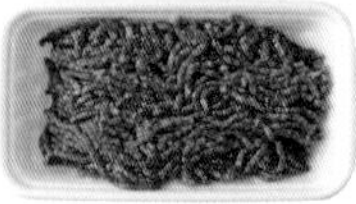

100g分のたんぱく質量 **17.4g**

豚ひき肉

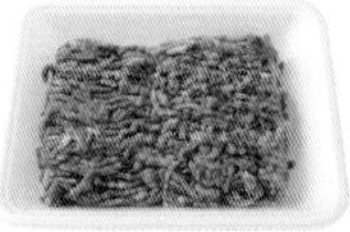

100g分のたんぱく質量 **17.7g**

鶏ひき肉

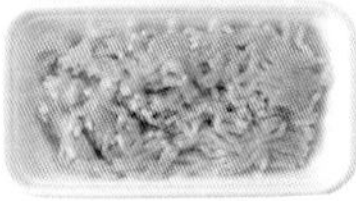

100g分のたんぱく質量 **17.5g**

1食分のめやすは、40～60g程度。

鶏ひき肉なら、
1パック180g程度。
1食60gで分けると、3食分に。

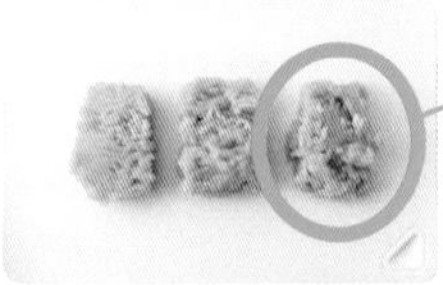

60gでたんぱく質は **10.5g**

活用POINT　いたみやすいので即冷凍か、まとめて調理を

小分けして即冷凍

ひき肉はいたみやすいので、その日のうちに使い切るのがベストです。使い切れない場合は小分けして即冷凍がおすすめ。

ハンバーグのたねをまとめて作る

ハンバーグやギョーザなどは、まとめて味をつけて肉だねを作るのもおすすめ。使い勝手もよく、日持ちもします。いずれも食べる分はとり分け、残りは小分けして冷凍し、2週間ほどをめどに使い切ります。

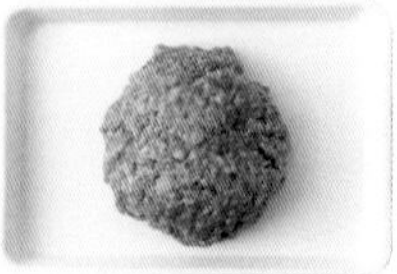

合いびきはまとめてハンバーグ用に味をつける。

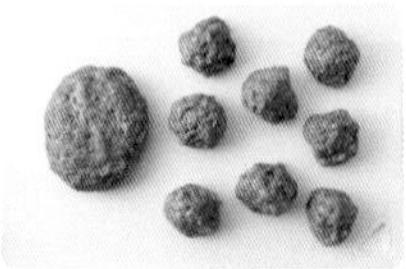

3等分にして1食分は食べ、残りは1食分ずつラップに包んで冷凍。写真のように、ハンバーグ用とボール状に丸めて冷凍してもよい。

そぼろやミートソースにしてストック

豚ひき肉や鶏ひき肉はそぼろにし、合いびきはミートソースにしてストックしておくのもおすすめ。そぼろは豆腐やゆで野菜にかけたり、ご飯にまぜてもおいしいものです。

肉そぼろの作り方

1. フライパンにごま油大さじ1をなじませ、豚ひき肉300gを入れてほぐれるまでよくいためる。
2. **1**にしょうゆ大さじ2、砂糖・みりん各大さじ1を加え、弱火で8～10分煮る。

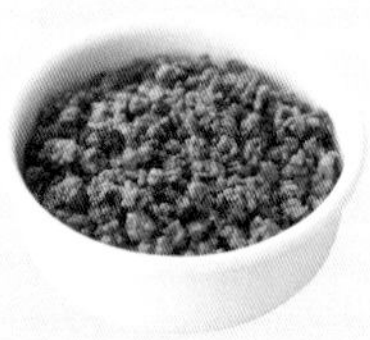

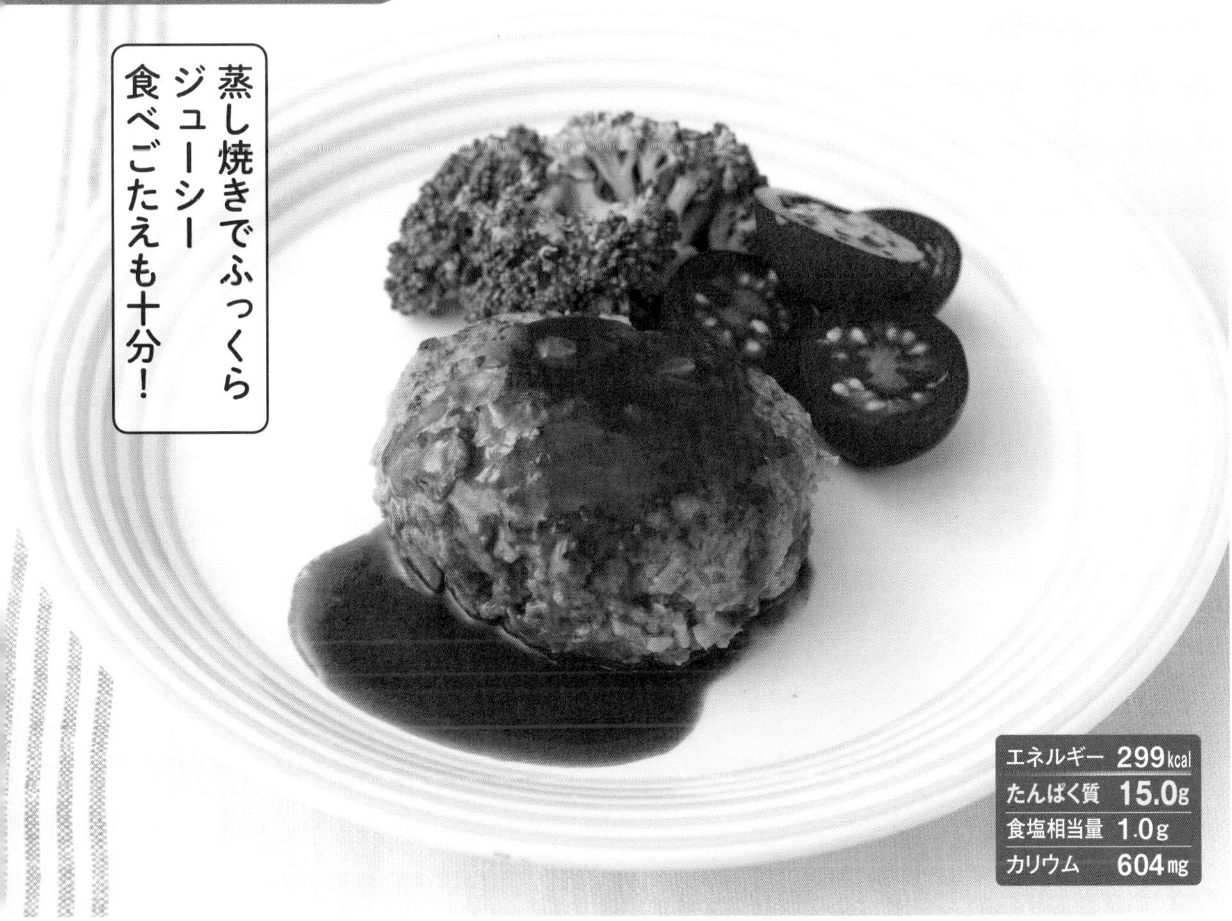

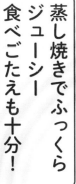

蒸し焼きでふっくら
ジューシー
食べごたえも十分！

エネルギー	299kcal
たんぱく質	15.0g
食塩相当量	1.0g
カリウム	604mg

ハンバーグ

材料（1人分・肉だねは3人分）

肉だね

A
- 合いびき肉……200g
- 玉ねぎ（みじん切り）…1/2個分
- 小麦粉……大さじ1
- 酒……大さじ2

植物油……小さじ1

B
- 赤ワイン、トマトケチャップ……各大さじ1
- 中濃ソース……小さじ1
- 黒こしょう……少々

ブロッコリー（ゆでる）……50g
ミニトマト（半分に切る）……2個

作り方

❶ Aで肉だねを作る。Aはよくまぜ、3等分にして小判形にととのえる。3等分にしたうちの1個を使う（＊）。

❷ フライパンに油を熱し、❶の肉だね1個を入れ、2分ほど焼く。返して1分ほど焼き、水80㎖を加え、蓋をして2分ほど蒸し焼きにする。とり出して器に盛る。

❸ ❷のフライパンにBを入れて火にかけ、とろみがついたら❷のハンバーグにかける。ゆでたブロッコリーとミニトマトを添える。（大越）

＊残りの肉だねは、冷凍保存（右ページ参照）。

たんぱく質オフのコツ よりたんぱく質量を減らしたい場合は、肉だねを4等分にして焼きます。

減塩のコツ 赤ワインを加えるとコクが出て、薄味でもおいしく仕上がります。

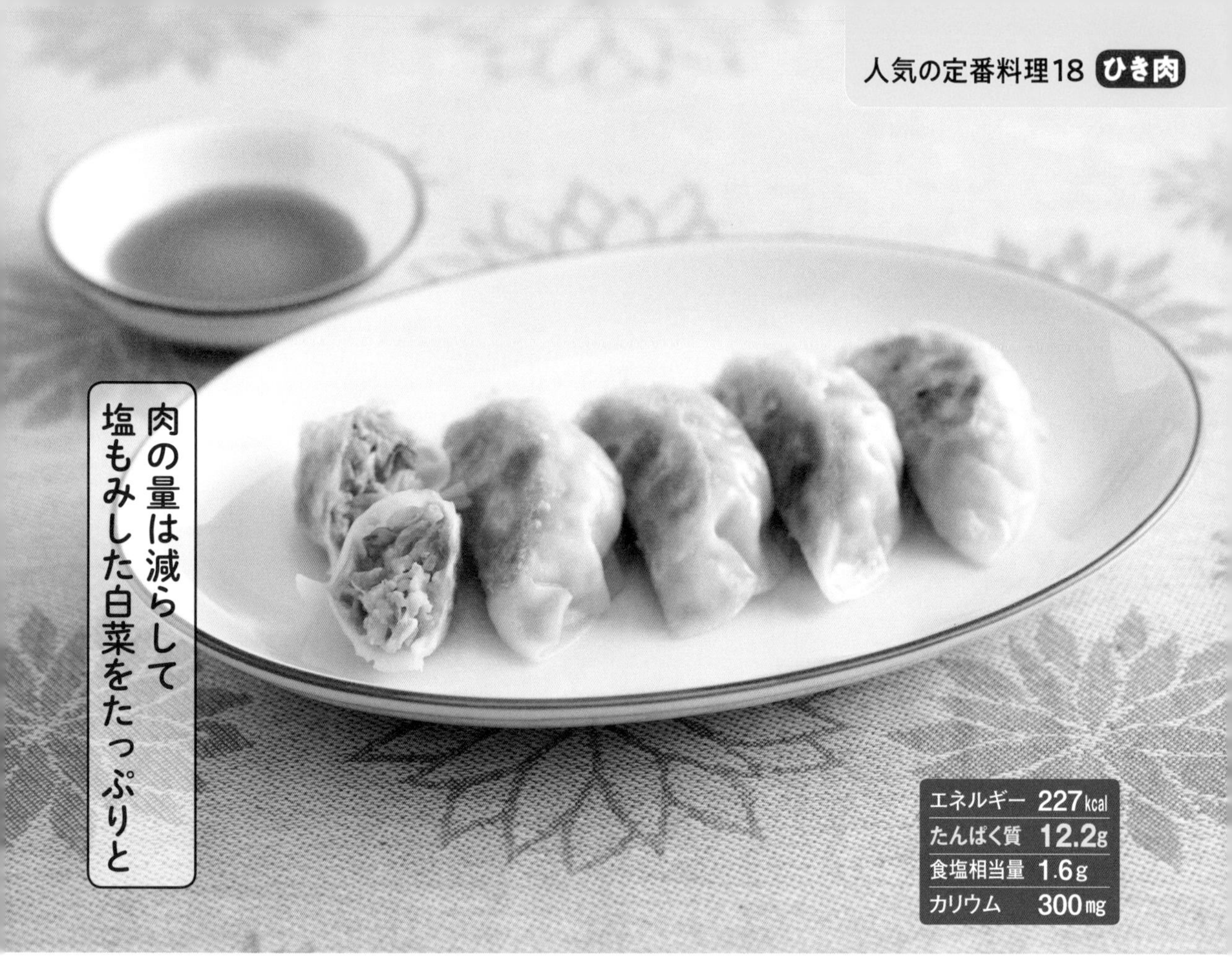
肉の量は減らして
塩もみした白菜をたっぷりと
エネルギー 227kcal
たんぱく質 12.2g
食塩相当量 1.6g
カリウム 300mg

野菜たっぷりギョーザ

材料（1人分）

豚ひき肉 …… 50g
白菜 …… 1/2枚（50g）
塩 …… 0.3g
A ┌ 鶏ガラスープのもと …… 小さじ1/4
　 └ しょうが（みじん切り） …… 1/2かけ分
ギョーザの皮 …… 5枚
植物油 …… 大さじ1/4
B ┌ しょうゆ …… 小さじ1
　 └ 酢 …… 小さじ1

作り方

❶ 白菜はあらいみじん切りにして軽く塩もみし、水けをしっかりと絞る。

❷ ボウルにひき肉、❶、Aを入れてよくねりまぜ、5等分にしてギョーザの皮で包み、縁に水を塗って口をとじる。

❸ フライパンに油を引いて❷を並べ、中火にかける。焼き色がついたら水25mℓを加え、蓋をして中火で蒸し焼きにする。最後は蓋をとって強火で焼き上げる。

❹ 器に盛り、Bをたれとして添える。　（貴堂）

たんぱく質オフのコツ　白菜は塩でもむことでかさが減り、たっぷり使えます。ギョーザの皮1枚に含まれるたんぱく量は0.5g。普通サイズで5枚、小さめで6枚がめやす。

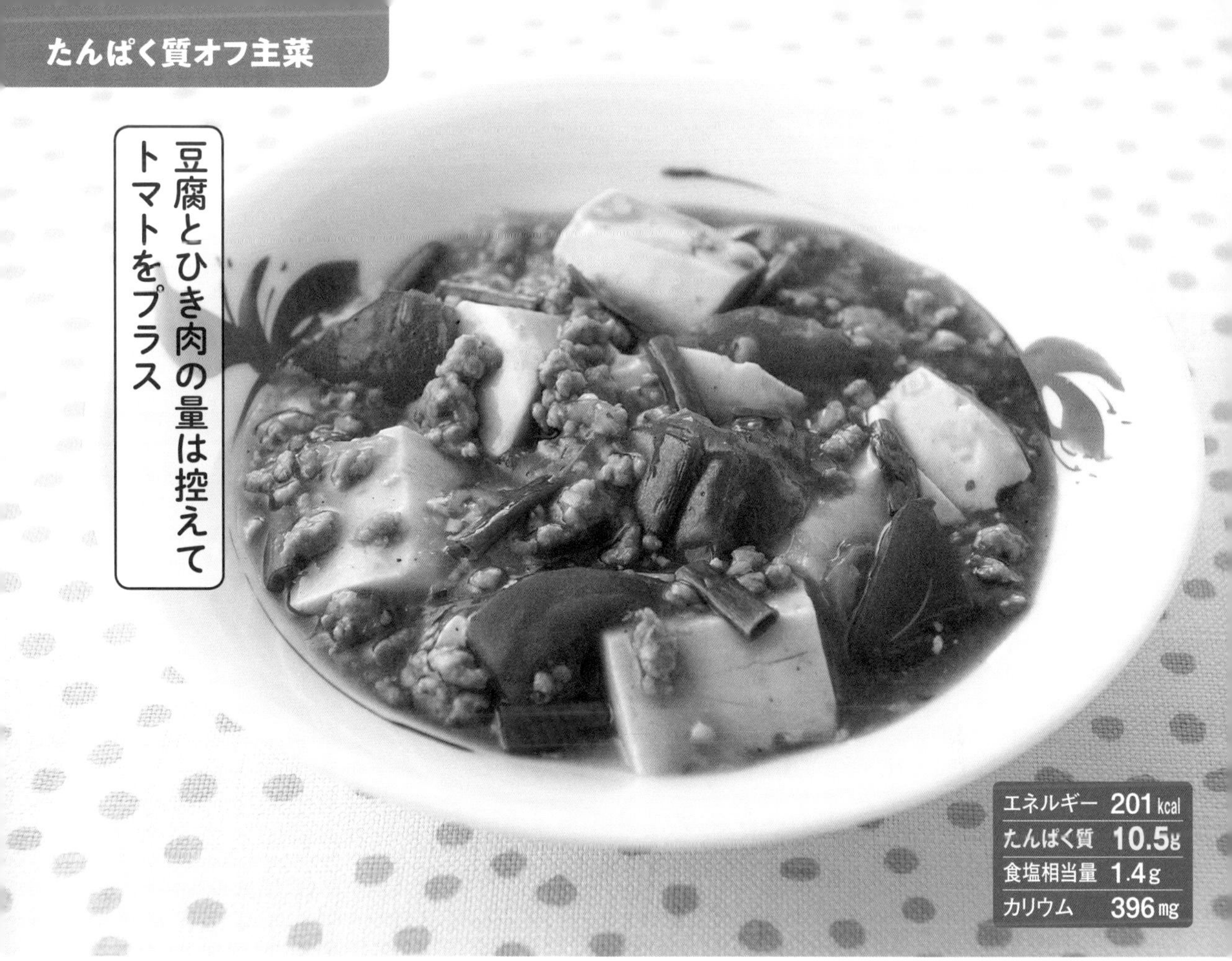

豆腐とひき肉の量は控えて
トマトをプラス

エネルギー	201 kcal
たんぱく質	10.5g
食塩相当量	1.4g
カリウム	396mg

トマト味マーボー豆腐

材料（1人分・肉だねは3人分）

豚ひき肉……30g
A
- ねぎ（みじん切り）……30g
- にんにく（みじん切り）……少々
- しょうが（みじん切り）……少々

絹ごし豆腐……80g
トマト……50g
植物油……小さじ1と1/4
豆板醤……少々
B
- 水……1/4カップ
- 鶏ガラスープのもと……小さじ3/4
- だしわりしょうゆ……小さじ1と1/3
- 酒……小さじ1強
- 砂糖……小さじ2/3

かたくり粉（倍量の水でとく）……小さじ2/3
小ねぎ（3㎝長さに切る）……3g

作り方

❶ 豆腐は水きりして1㎝厚さ3㎝角に切り、キッチンペーパーにのせてさらに水けをきる。トマトは2㎝角に切る。

❷ フライパンに油を熱してAをいため、香りが立ったら豆板醤、ひき肉の順に加えていためる。ひき肉がほぐれたらトマトを加え、いため合わせる。

❸ Bを加えて煮立て、豆腐を入れて味がなじむまで煮る。水ときかたくり粉を回し入れ、とろみがついたら小ねぎを散らし、ひとまぜする。

（岩﨑）

たんぱく質オフのコツ
ひき肉と豆腐の量も減らして、トマトを加えてボリュームを出します。トマトの酸味は味をまろやかにし、減塩にもつながります。

人気の定番料理18

一尾魚

青背の魚は高たんぱく！ 1食分のめやすは40～60gです

活用POINT 一尾魚は廃棄率を知り、食べられる量を把握する

青背の魚は40～60gが1食分のめやす。一尾魚は頭やはらわたなど捨てる部分（廃棄分）があるため、実際に食べる量を把握することが必要。さんまやいわしの塩焼きなどは、はらわたはとり除いて食べるようにしましょう。たんぱく質の量がきちんと把握できます。

あじ

廃棄率　55%

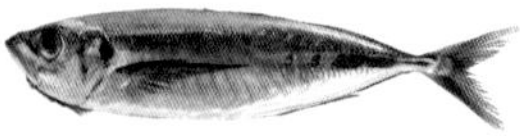

中1尾・150gなら
実際に
食べられる分は
68g

いわし

廃棄率　60%

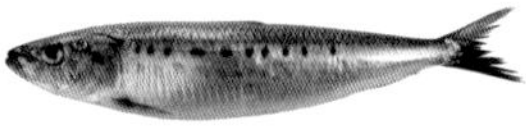

中1尾・100gなら
実際に
食べられる分は
40g

さんま

廃棄率　35%

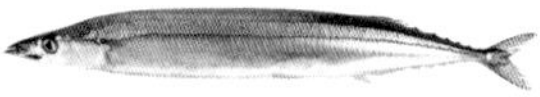

中1尾・150gなら
実際に
食べられる分は
98g

活用POINT 三枚おろしで買い求めると調理も簡単！

あじやいわしなどは、生食用を求め、三枚におろしてもらしましょう。調理も楽なうえ、たんぱく質の量も把握しやすくなります。

生食用に三枚おろしで、とお店にオーダー

あじ2尾の場合

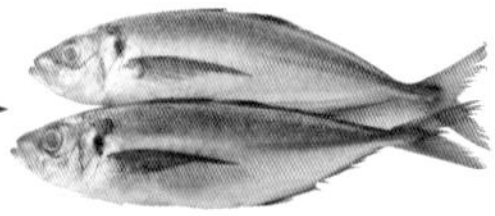

1尾分で正味68g
たんぱく質量は13.4g

1食分のめやすは

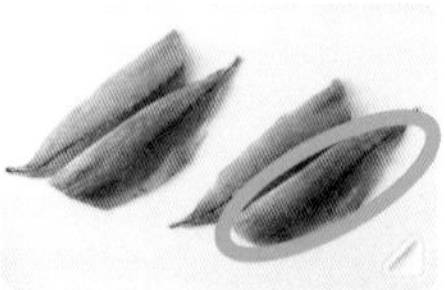

1/2尾分で正味34g
たんぱく質量は6.7g

活用POINT 新鮮なうちに生食で、食べ切れない分は冷凍を

刺し身より マリネやサラダに

食べる量が少ない分、生食で食べる場合は刺し身よりマリネやオイル漬けがおすすめ。油分でエネルギーを確保できるうえ、酸化を防ぎ、魚の栄養を逃さない効果もあります。

使い切れないものは塩を振って冷凍

まとめ買いして残ったあじは塩を振って冷凍。塩を振ることで魚のくさみが抜け、おいしく保存できます。

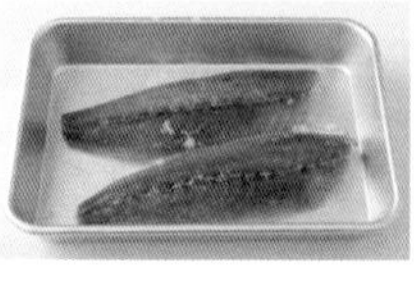

塩を振り、一尾分ずつラップに包んでから、冷凍用保存袋に入れて冷凍室へ。2週間ほど保存可能。

青背の魚に含まれる脂、EPAやDHAは、動脈硬化の予防が期待できます。ただ、いずれも高たんぱく食材ですから、食べる量に限りがあります。

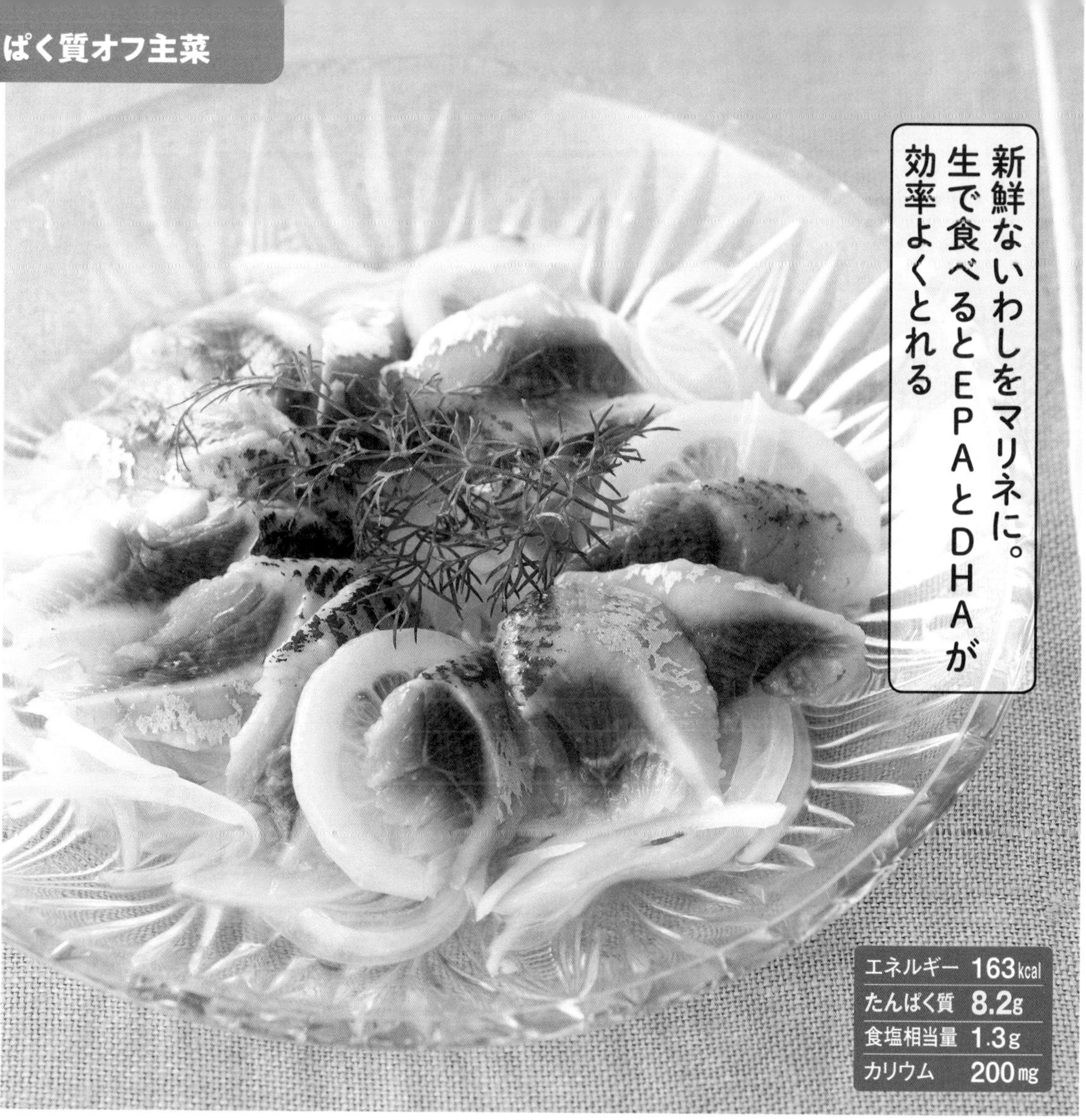

新鮮ないわしをマリネに。生で食べるとEPAとDHAが効率よくとれる

エネルギー	163kcal
たんぱく質	8.2g
食塩相当量	1.3g
カリウム	200mg

いわしのマリネ

材料（作りやすい分量・2人分）

いわし（三枚おろし）……80g
塩……小さじ1～1と1/2
酢……1/4～1/3カップ
はちみつ……小さじ1と1/2
A ┌玉ねぎ（薄切り）……60g
A │レモン（輪切り）……1/2個分
A └ディル……1～2枝
アマニ油……大さじ1

作り方

❶ いわしは塩を振って15～30分おく。

❷ ❶をさっと酢水（分量外）で洗い、水けをふいてバットに移す。ひたひたの酢とはちみつを加え、Aを散らし、冷蔵庫に入れて5～10分おく。

❸ いわしはとり出して皮をはぎ、そぎ切りにして❷の残りと器に盛り合わせ、アマニ油をかける。

たんぱく質オフのコツ　いわしが少ない分、玉ねぎはたっぷりと使います。刺し身で食べるより、満足感が得られます。

減塩のコツ　レモンなどのかんきつ類といっしょに漬けると香り高い仕上がりになり、減塩効果も大。

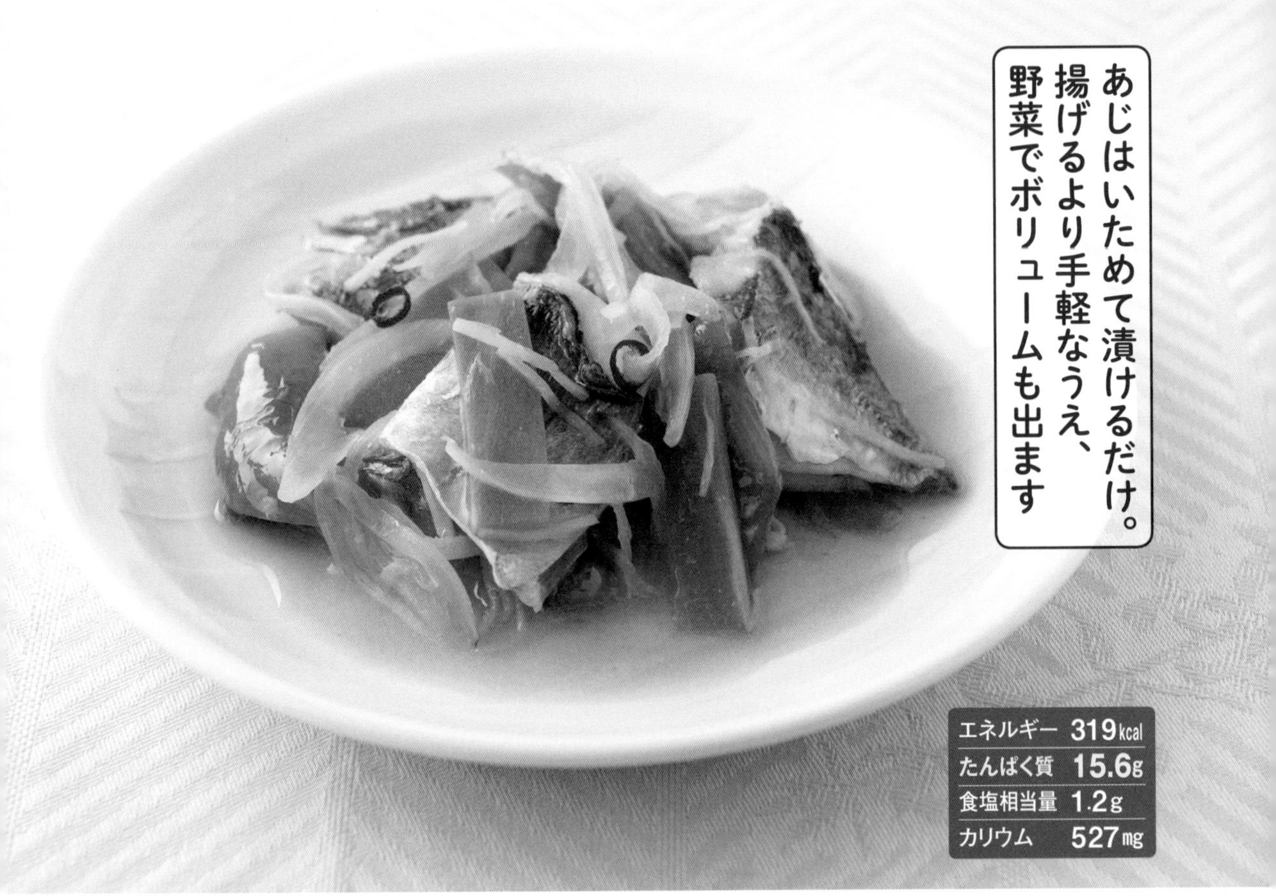

あじはいためて漬けるだけ。揚げるより手軽なうえ、野菜でボリュームも出ます

エネルギー	319kcal
たんぱく質	15.6g
食塩相当量	1.2g
カリウム	527mg

あじと野菜のいため南蛮漬け

材料（1人分）

あじ（三枚おろし）……70g
小麦粉……少々
玉ねぎ……30g
にんじん……25g
ピーマン……1個（40g）
植物油……大さじ1と1/2
A
- だし……大さじ4
- 酒、酢……各小さじ2
- しょうゆ……小さじ1
- 砂糖……小さじ2/3

しょうが（せん切り）……8g
赤とうがらし（小口切り）……1/2本分

作り方

❶ あじは一口大に切って小麦粉をまぶす。玉ねぎは薄切りにし、にんじんは薄い短冊切りにする。ピーマンは乱切りにする。

❷ フライパンに油を熱し、❶の野菜を入れていためてとり出す。あいたフライパンにあじを入れて両面を焼き、野菜を戻し入れていため合わせる。

❸ ❷にAを加えてしょうがと赤とうがらしを散らし、沸騰したら火を止め、そのままあら熱がとれるまで漬ける。（岩﨑）

たんぱく質オフのコツ
あじが少ない分をにんじんやピーマンを大きく切って合わせ、ボリュームアップ。

減塩のコツ
あじと野菜をいためて、南蛮酢でひと煮立ちさせます。野菜にも味がよくしみて薄味に感じません。さらに漬け汁を3割ほど残すと、減塩とカリウム減に。

ごぼう、梅干しと煮ることで
さんま特有のくさみも抜けて
食べやすくなります

エネルギー	183kcal
たんぱく質	9.5g
食塩相当量	1.2g
カリウム	170mg

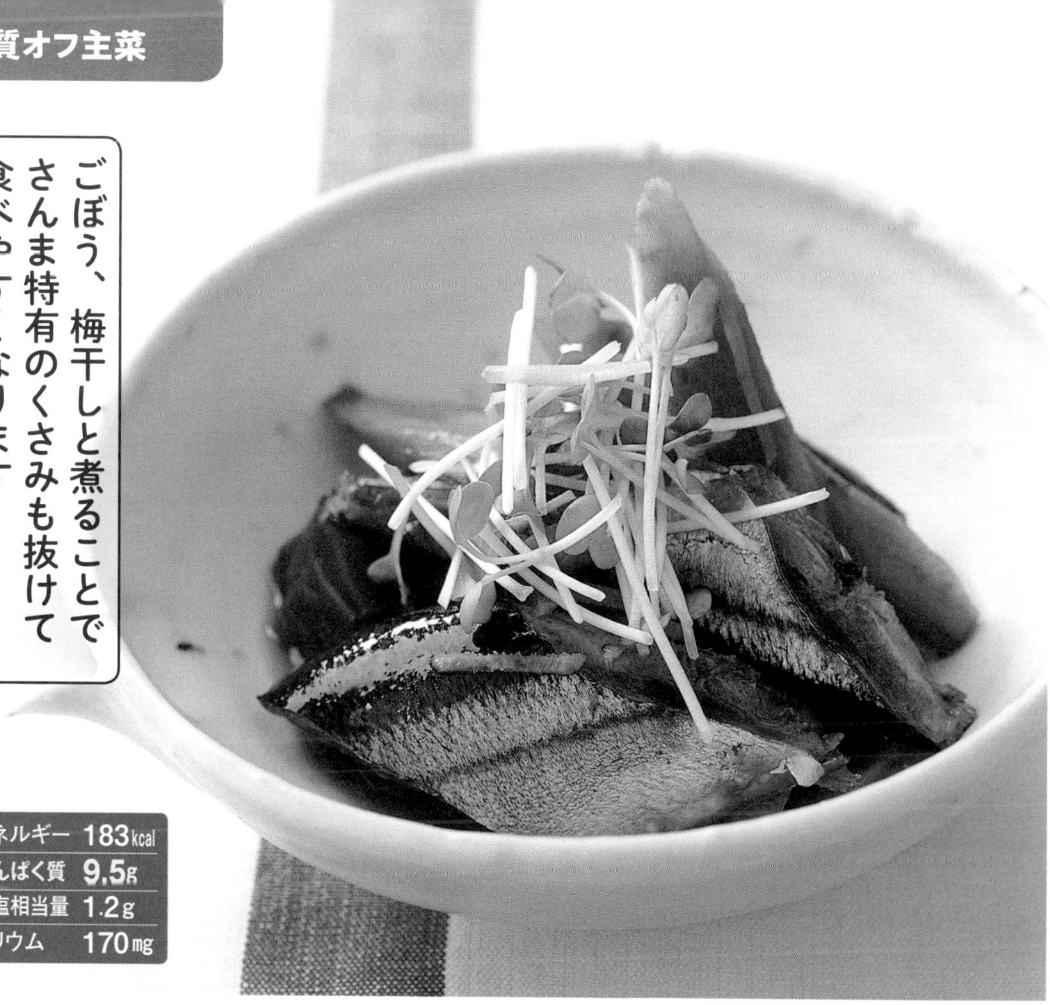

さんまのさっぱり梅煮

材料（作りやすい分量・2人分）

	さんま	1尾（150g・正味98g）
	ごぼう	30g
A	梅干し	小1個
A	しょうが（細切り）	1g
A	酒、砂糖、しょうゆ	各小さじ1
A	みりん	小さじ2/3
A	水	1カップ
	貝割れ大根	10g

作り方

❶ さんまは頭とはらわたをとり、3～4㎝幅の斜め切りにする。ごぼうは皮をこそげとり、5㎜厚さの斜め切りにする。

❷ なべにAを入れて火にかけ、煮立ったらさんまとごぼうを加え、落とし蓋をして中火で10分ほど煮る。

❸ ごぼうがやわらかくなったら器に盛り、2㎝長さに切った貝割れ大根をのせる。（伊藤）

たんぱく質オフのコツ
食べられるさんまの量は1/2尾分。その分、噛みごたえのあるごぼうを合わせます。

減塩のコツ
煮汁の調味料が控えめですが、梅干しを加えることで味が引き締まり、薄味でも満足感が得られます。

人気の定番料理18

切り身魚

ボリュームが出にくいのが難点！調理法で淡泊さをカバー

使い勝手のよい切り身魚ですが、たんぱく質を多く含み、食べる量に限りがあります。ボリュームが出にくいので、どんな調理法でも野菜をたっぷり合わせるのが必須。

活用POINT 「白身魚」は油を使った調理法でエネルギーを確保

白身魚は魚のなかでも高たんぱく・低脂肪食材。その分、青背の魚にくらべるとたんぱく質量は多くなります。フライやいため物など油を使った調理でエネルギーを確保し、みそや豆板醤など、風味のある調味料を効果的に使うことで淡白な味がカバーできます。

かじきの場合

かじき（めかじき）1切れで120g。
2切れを買い求めたら……

1食分のめやすは40～60gです。
ここでは、1食60gとして1切れを2等分に。

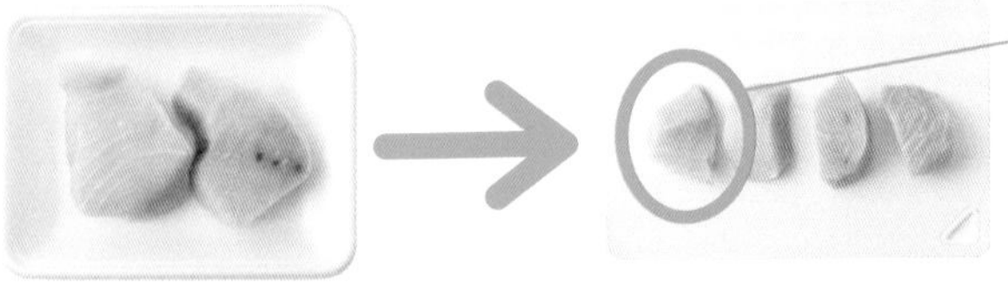

たんぱく質量は、
50gで　9.6g
60gなら11.5g

活用POINT まぐろは赤身よりトロ、鮭は生鮭を選ぶのが必須

まぐろや鮭といった赤身の魚には、機能性成分（フィトケミカル）が含まれています。栄養面でも優秀な魚ですが、高たんぱく食材。鮭は1/2切れ、まぐろは刺し身3切れが1食分のめやす。白身魚同様、少ない量を補う調理の工夫が必要です。

まぐろの赤身とトロをくらべてみると…

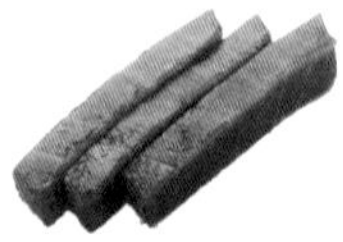

まぐろ・赤身
（きはだまぐろ）
3切れ50g
たんぱく質　12.2g

赤身のほうが2.1gも多い！

まぐろ・トロ
（くろまぐろ）
3切れ50g
たんぱく質　10.1g

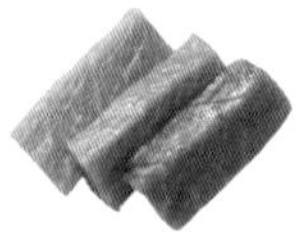

塩鮭と生鮭をくらべてみると…

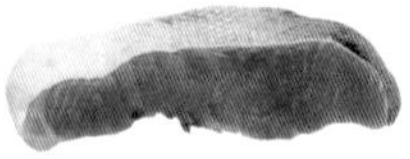

塩鮭　1切れ80g
たんぱく質 17.9g
食塩相当量 1.4g

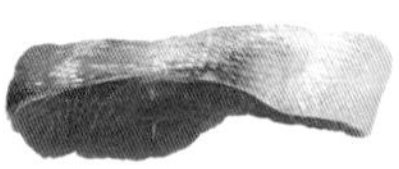

生鮭　1切れ80g
たんぱく質 17.8g
食塩相当量 0.2g

たんぱく質量は変わらないが、塩鮭は塩分が多いので、同じ量なら生鮭をチョイス！

活用POINT 焼き魚や照り焼きなどは2食分作ってお弁当などに活用

切り身の魚は日持ちしないので、1切れか2切れなど少量ずつ買い求めるのが使い切る基本です。ぶりの照り焼きや焼き鮭などは日持ちがしますので、まとめて作って翌日の朝食やお弁当に活用できます。

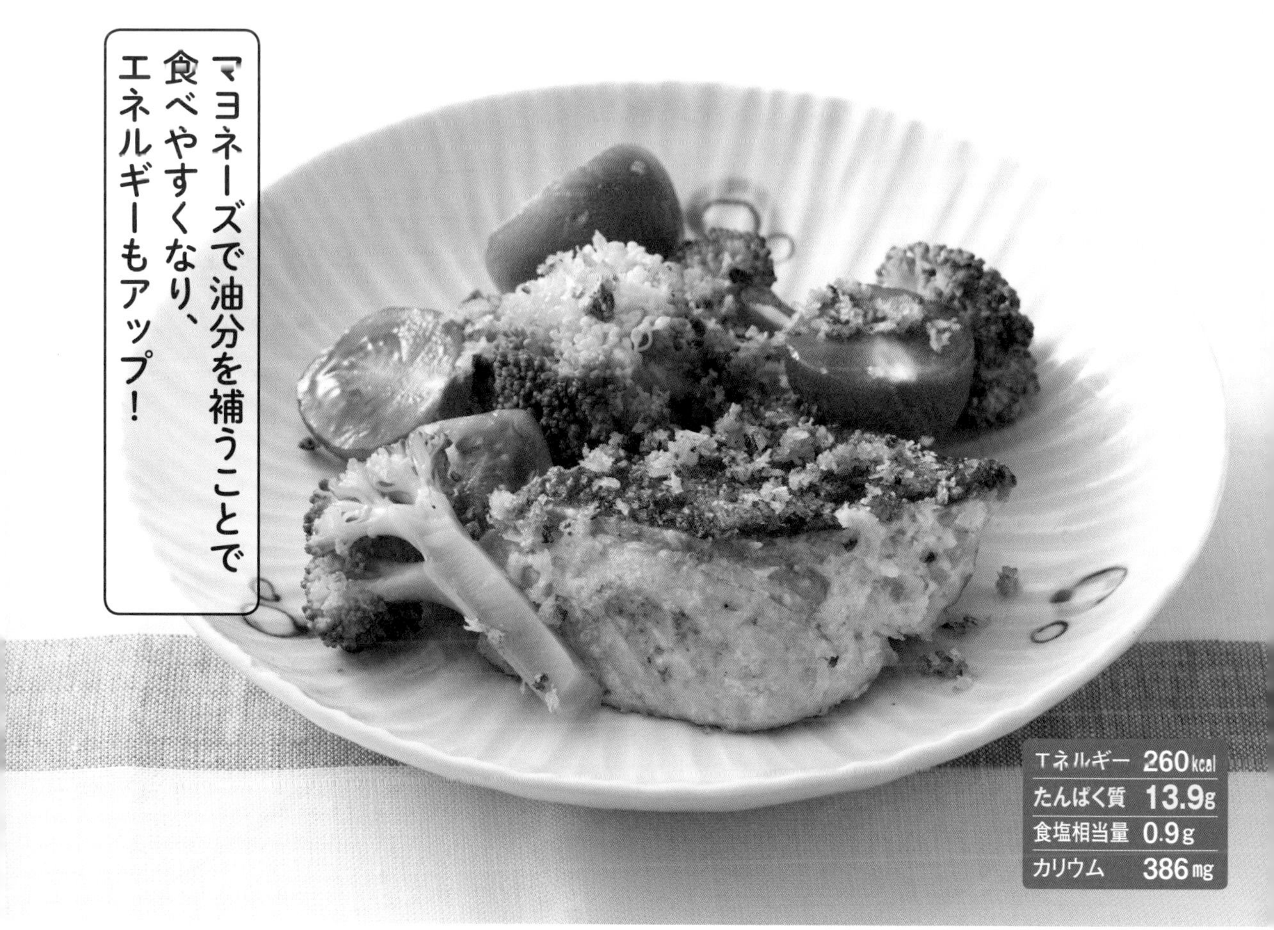

マヨネーズで油分を補うことで
食べやすくなり、
エネルギーもアップ！

エネルギー	260kcal
たんぱく質	13.9g
食塩相当量	0.9g
カリウム	386mg

生鮭のマヨパン粉焼き

材料（1人分）

生鮭	1/2切れ（50g）
塩	少々
小麦粉	小さじ1/4
A マヨネーズ	大さじ1/2
A みそ	小さじ1/4
パン粉（こまかいもの）	5g
ブロッコリー（ゆでる）	3～4房（50g）
ミニトマト（半分に切る）	2個
オリーブ油	大さじ1

作り方

❶ 鮭は塩を振って5分ほどおく。水けをふいて小麦粉を薄くまぶし、Aを表面に塗ってパン粉をまぶす。

❷ フライパンに油を熱し、鮭を入れて中火で焼く。焼き色がついたら返し、弱火で3～4分焼いて火を通す。

❸ 器に盛り、ゆでたブロッコリーとミニトマトを添える。❷のフライパンに残ったパン粉があれば、野菜に散らす。

たんぱく質オフのコツ
鮭は50gと使う量が少ないので、マヨネーズとみそでコクを出すとともにマヨネーズで油分を補ってエネルギーを確保します。

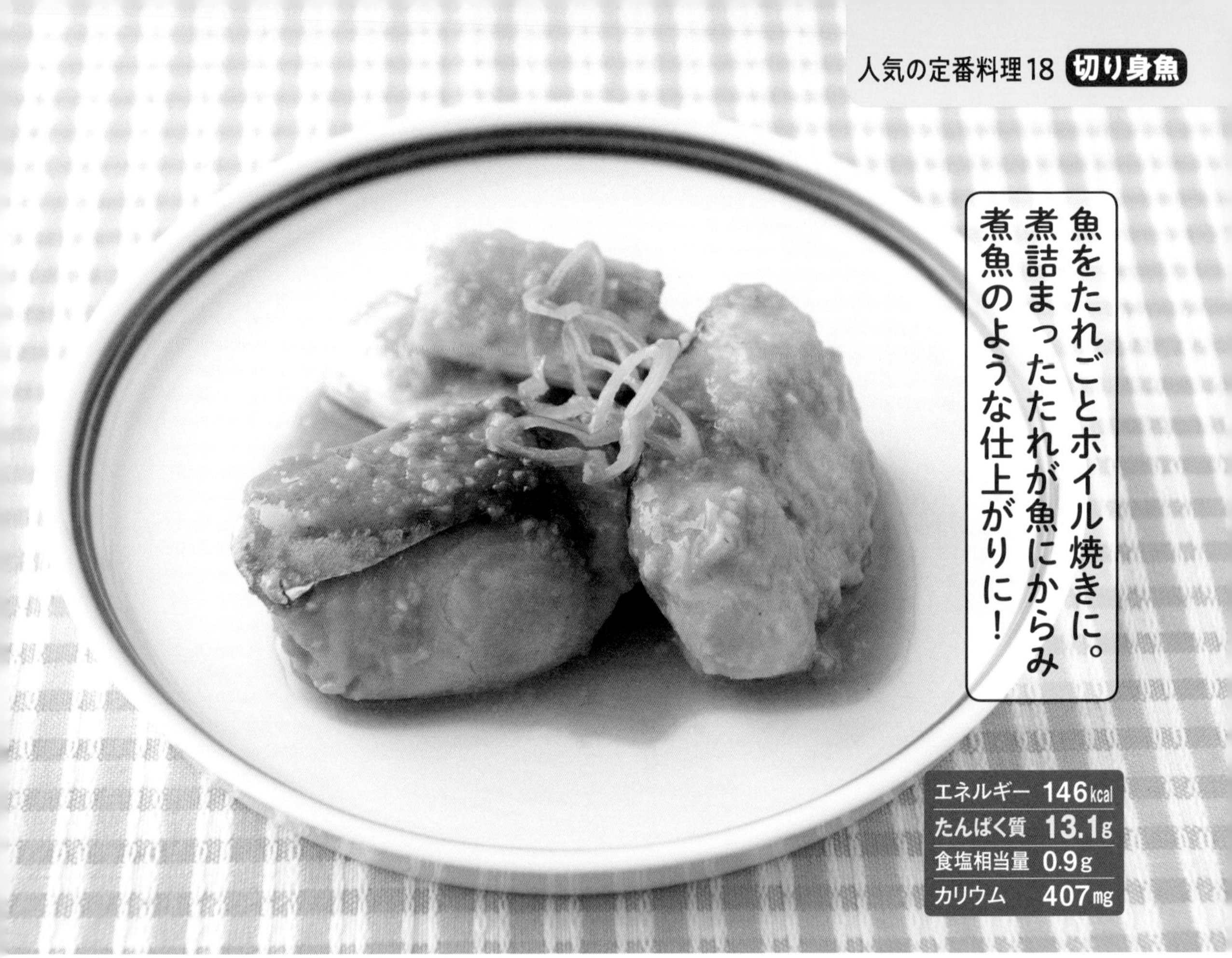

魚をたれごとホイル焼きに。
煮詰まったたれが魚にからみ
煮魚のような仕上がりに！

エネルギー	146kcal
たんぱく質	13.1g
食塩相当量	0.9g
カリウム	407mg

さわらのみそ漬け焼き

材料（1人分）

さわら……1/2切れ（60g）
ねぎ（白い部分）……30g
しょうが（みじん切り）‥1/2かけ分
A
- みそ……小さじ1
- 酒……小さじ1
- 砂糖……小さじ1
- みりん……小さじ1/2

ねぎの青い部分（小口切り）……少々

作り方

❶ さわらは2つに切る。ねぎの白い部分は3～4cm長さのぶつ切りのまま、縦に切り目を数本入れる。

❷ ボウルにAとしょうがをまぜ合わせ、❶を入れてからめ、ときどき返しながら30分漬ける。

❸ アルミホイルを広げてさわらとねぎを並べ、ホイルの縁を立ててつけだれを回し入れる。高温に熱したオーブントースターで10～12分、さわらに火が通るまで焼く。

❹ 器に盛り、ねぎの青い部分を添える。　（岩﨑）

たんぱく質オフのコツ
魚はつけ合わせなしでシンプルに仕上げています。副菜は野菜やきのこをたっぷり使ったメニューにしてボリュームアップを。

減塩のコツ
たれごとホイル焼きにするので、煮詰まったたれが魚にからんで「みそ煮」のように仕上がり、薄味でも濃厚な味わいです。

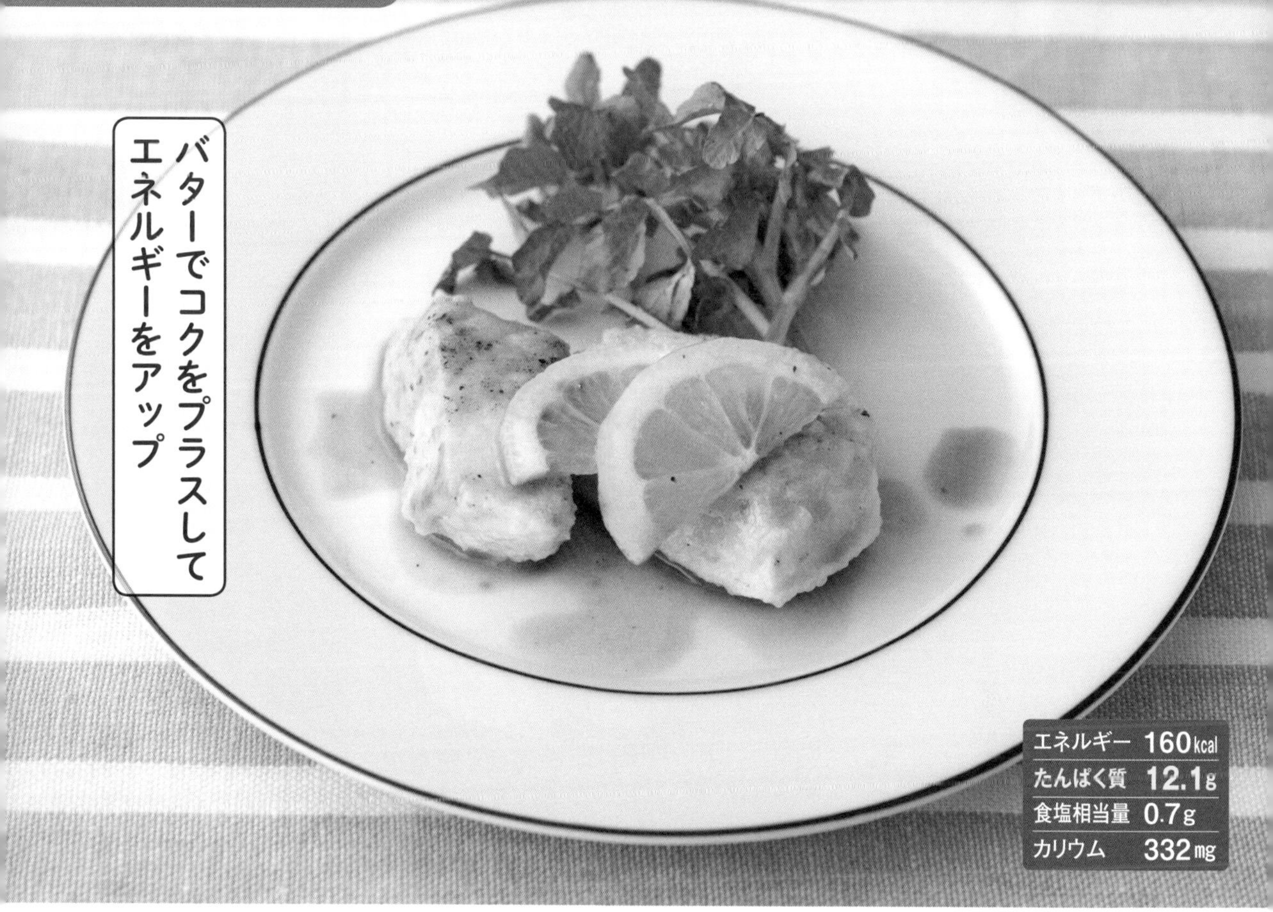

バターでコクをプラスして
エネルギーをアップ

エネルギー	160kcal
たんぱく質	12.1g
食塩相当量	0.7g
カリウム	332mg

かじきのレモンバター焼き

材料（1人分）

かじき（めかじき）……60g
塩……少々（0.4g）
こしょう、小麦粉……各少々
植物油……小さじ1
A
- レモン汁、白ワイン……各大さじ1/2
- みりん……小さじ1/4

B
- バター（食塩不使用）……小さじ1/2
- しょうゆ……小さじ1/4
- 黒こしょう……少々

レモン（半月切り）……2枚
クレソン……10g

作り方

❶ かじきは2つに切り、塩、こしょうを振り、小麦粉を薄くまぶす。

❷ フライパンに油を熱してかじきを入れ、両面を焼く。焼き色がついたらAを加えて蓋をし、1分ほど蒸し焼きにする。蓋をとってBを加えてからめる。

❸ 器に盛り、レモンをのせ、クレソンを添える。

（大越）

たんぱく質オフのコツ　かじきはバター焼きにして油分を補うことで、エネルギーがアップします。

減塩のコツ　かじきに小麦粉をまぶして焼くと、少ない調味料でも味がからみやすくなり、減塩に。

人気の定番料理18

いか・えび・貝類

低たんぱくの貝類がおすすめ！ いかとえびは適量を守る

いかやえびも良質なたんぱく源。魚同様、高たんぱく食材ですから、適量を守ってバランスよく食べましょう。貝類はたんぱく質量が少ないので、おすすめの食材です。

活用POINT まとめて買い求めたら、1食分に分ける

いかとえびはたんぱく質も多い食材です。いかは一尾魚同様、下処理したものを買い求めるなどして適量を把握しましょう。

えび（大正えび・無頭）
1パック約240g

50gをめやすに4等分にします。

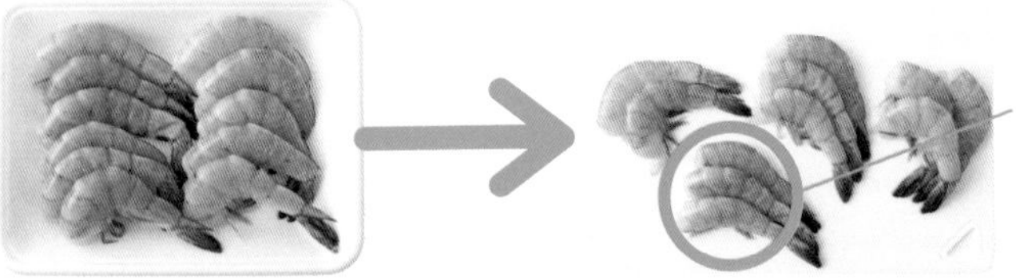

食べられる部分（正味）は200g

食べられる部分（正味）は50g

1食分の たんぱく質量は、**10.9g**

＊ブラックタイガーは9.2g

いか
小1ぱい約180g

胴と足をいっしょにして2食分に分けて。こうすると使いやすく、栄養成分のバランスがとれます。

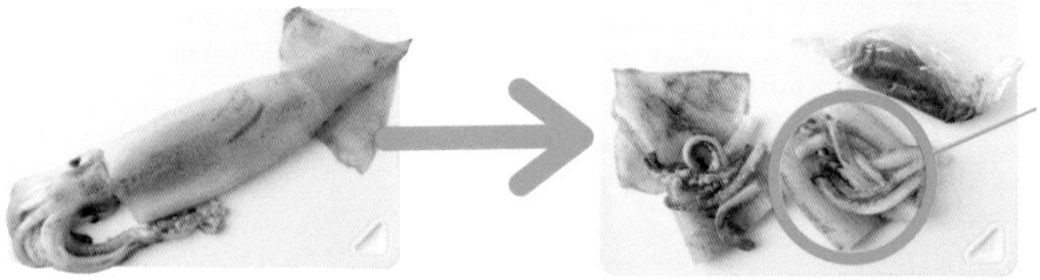

食べられる部分（正味）は120g

食べられる部分（正味）は60g

1食分の たんぱく質量は、**10.7g**

活用POINT 低たんぱくの貝類。たんぱく調整に上手に活用を

たんぱく質量が少ないのでおすすめの食材です。ただし、あさりは塩分も多く含まれるので、量は控えめにし、うまみの出る食材と活用しましょう。

かきとあさりの100gのたんぱく質量は……

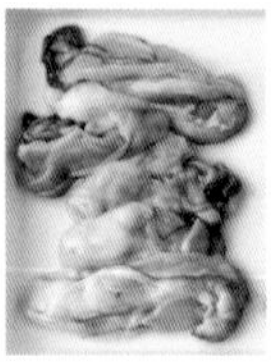

カキ（むき身）5個・100g
たんぱく質 6.9g
食塩相当量 1.2g

塩分が多いので量は控えめに！

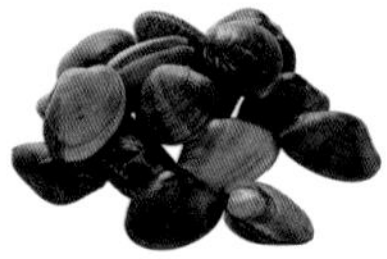

あさり（殻つき）25個・正味100g
たんぱく質 6.0g
食塩相当量 2.2g

活用POINT 使い切れないものは、1食分ずつ小分けして冷凍

いかは生で冷凍も可能

下処理したいかは、1食分ずつに小分けして冷凍しておくと日持ちします。

えびはゆでるか下味をつけて冷凍

えびは一度冷凍したものを解凍して売られているものが多いので、その場合はゆでてから冷凍するのがおすすめ。

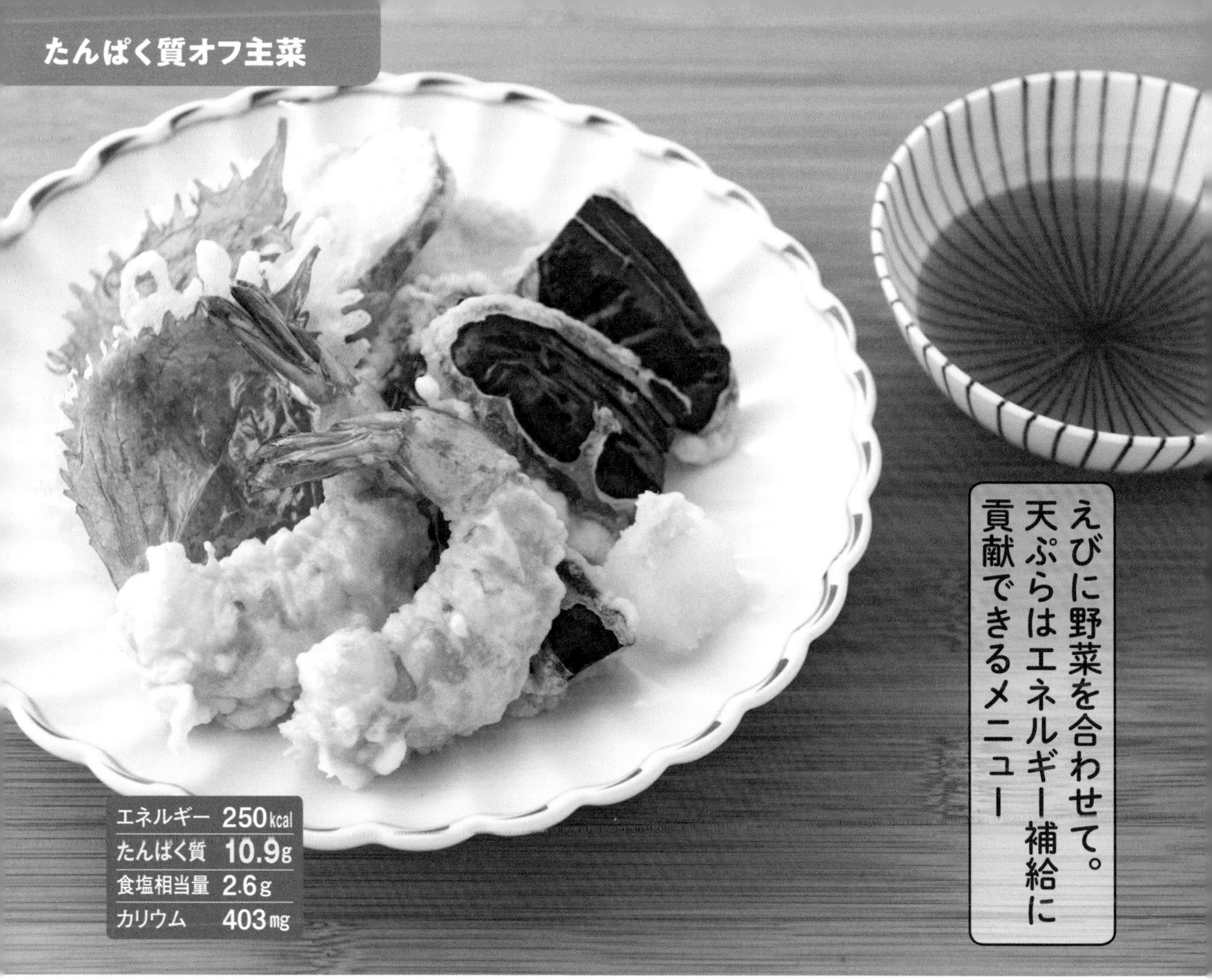

えびに野菜を合わせて。天ぷらはエネルギー補給に貢献できるメニュー

エネルギー	250kcal
たんぱく質	10.9g
食塩相当量	2.6g
カリウム	403mg

えびと野菜の天ぷら

材料（1人分）

	えび（殻つき・無頭）	2尾（40g）
	なす	30g
	さつまいも	30g
	青じそ	2枚
A	とき卵	5g
A	水	適量
A	小麦粉	10g
	揚げ油	適量
B	めんつゆ（3倍濃縮）	大さじ1
B	湯	90mℓ
C	大根おろし	15g
C	おろししょうが	2g

作り方

❶ えびは尾を残して背わたと殻をとり除き、腹側に切り目を入れる。なすは縦4つに切り、さつまいもは4㎜厚さの輪切りにする。

❷ ボウルにAを合わせて軽くまぜ、天ぷら衣を作る。

❸ 揚げ油を160度に熱し、青じそ、なす、さつまいもの順に❷の衣をからめて揚げる。最後に油の温度を180度に上げてえびに衣をつけて揚げる。

❹ 器に❸を盛り合わせ、BとCを添える。（岩﨑）

たんぱく質オフのコツ 天ぷらに使えるえびは2尾程度。季節の野菜をたっぷり組み合わせます。

減塩のコツ そばつゆは量も塩分も通常の半分近くですが、汁はすべてのまずに3分の1は残しましょう。

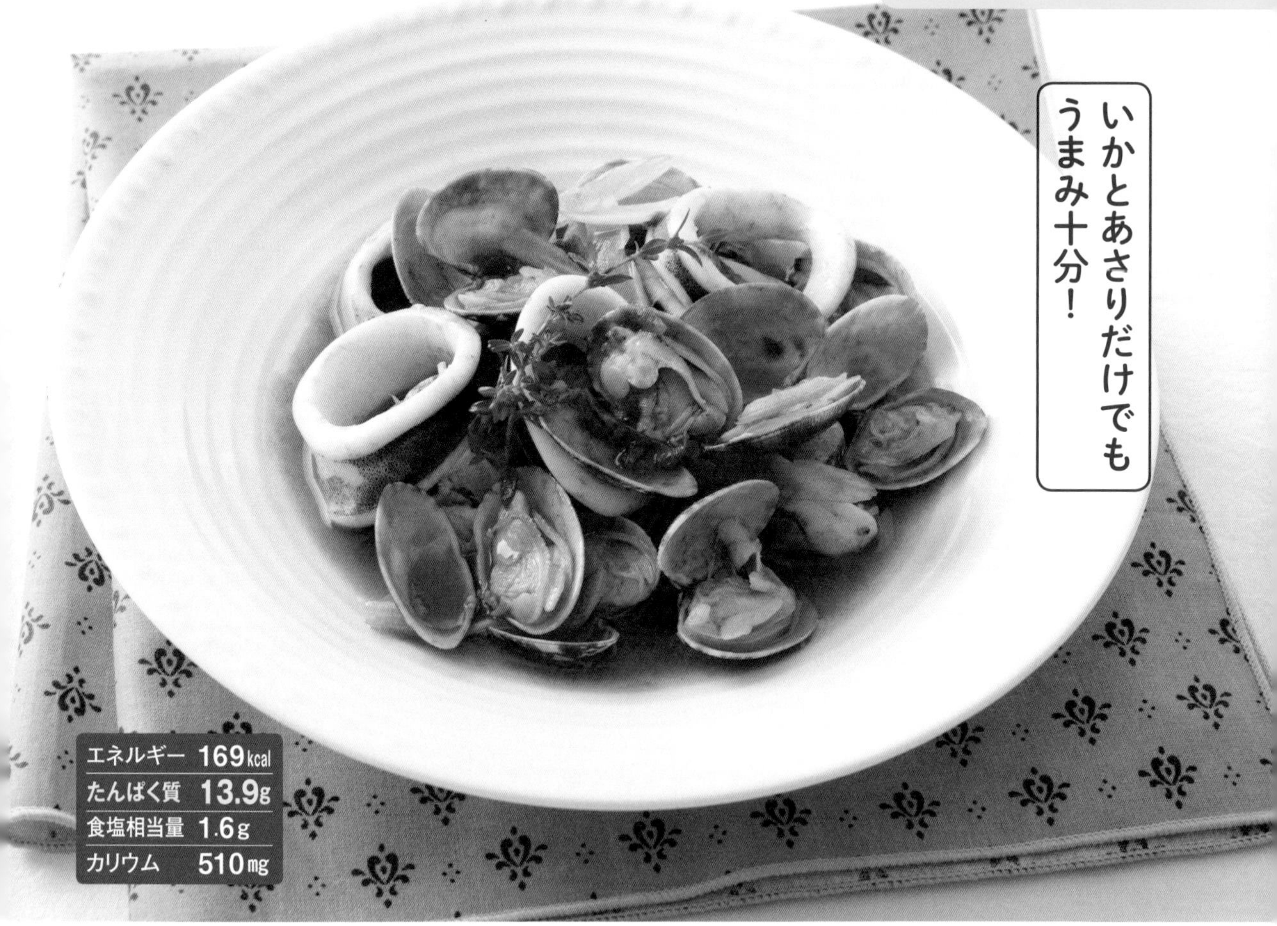

いかとあさりだけでも
うまみ十分！

エネルギー 169kcal
たんぱく質 13.9g
食塩相当量 1.6g
カリウム 510mg

簡単ブイヤベース

材料（1人分）

いか（胴）……1/2ぱい分（60g）
あさり（殻つき・砂出ししたもの）……90g
セロリ……1/3本（30g）
A
- にんにく（薄切り）……1/2かけ分
- オリーブ油……小さじ2

B
- トマト缶（ホール）……50g
- 顆粒コンソメ……0.8g
- 水……30mℓ
- 白ワイン……大さじ1
- タイム……1枝

こしょう……少々
タイム……適量

作り方

❶ いかは輪切りにし、あさりは水洗する。セロリは薄切りにする。

❷ なべにAを入れて弱火にかけ、香りが立ったら中火にし、セロリを加えていためる。

❸ あさりとBを加え、煮立ったらアクをとり除き、いかを加えて中火で4～5分煮る。

❹ 塩、こしょうで味をととのえ、器に盛り、あればタイムを添える。

（大越）

たんぱく質オフのコツ
いかだけではうまみが足りないので、あさりを加えます。その分、全体のたんぱく質量と塩分量が増えるので、副菜で調整して献立のバランスをとりましょう。

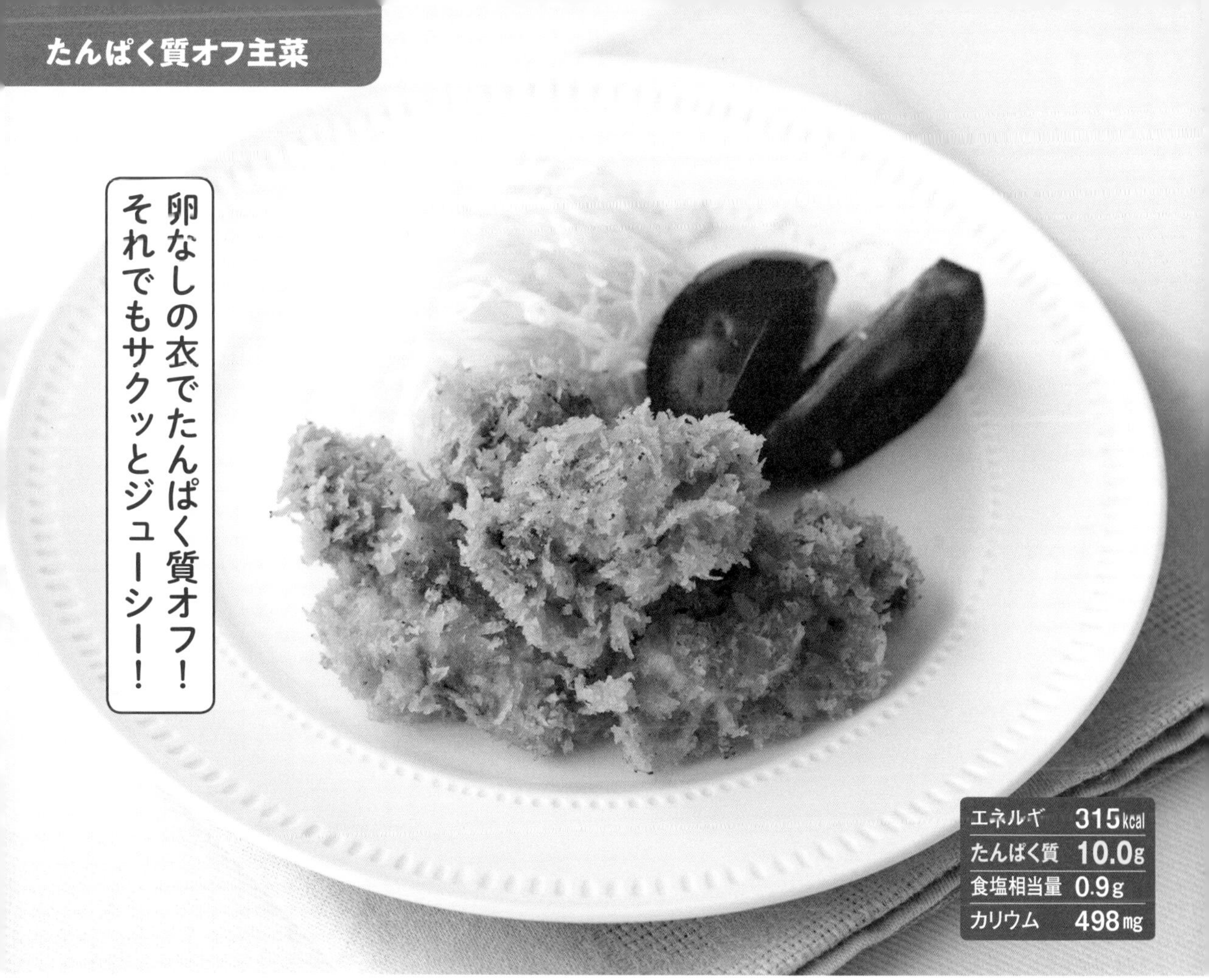

卵なしの衣でたんぱく質オフ！
それでもサクッとジューシー！

エネルギー	315kcal
たんぱく質	10.0g
食塩相当量	0.9g
カリウム	498mg

カキフライ

材料（1人分）

カキ（むき身）……4個（100g）
A ┌ 小麦粉……小さじ2
　│ 水……小さじ1
　└ 塩……少々
パン粉……10g
揚げ油……適量
キャベツ（せん切り）……1枚分
トマト（くし形切り）……2個

作り方

❶ カキは水でよく振り洗いをして、水けをきる。

❷ Aをまぜ合わせ、カキを入れてからめてから、パン粉をまぶす。

❸ 揚げ油を170度に熱し、❷を入れてカラッと揚げる。

❹ 油をきって器に盛り、キャベツのせん切りとトマトを添える。　（大越）

たんぱく質オフのコツ　フライ衣には、本来なら卵を使いますが、卵はたんぱく質量が多い食材なので、小麦粉だけで仕上げます。

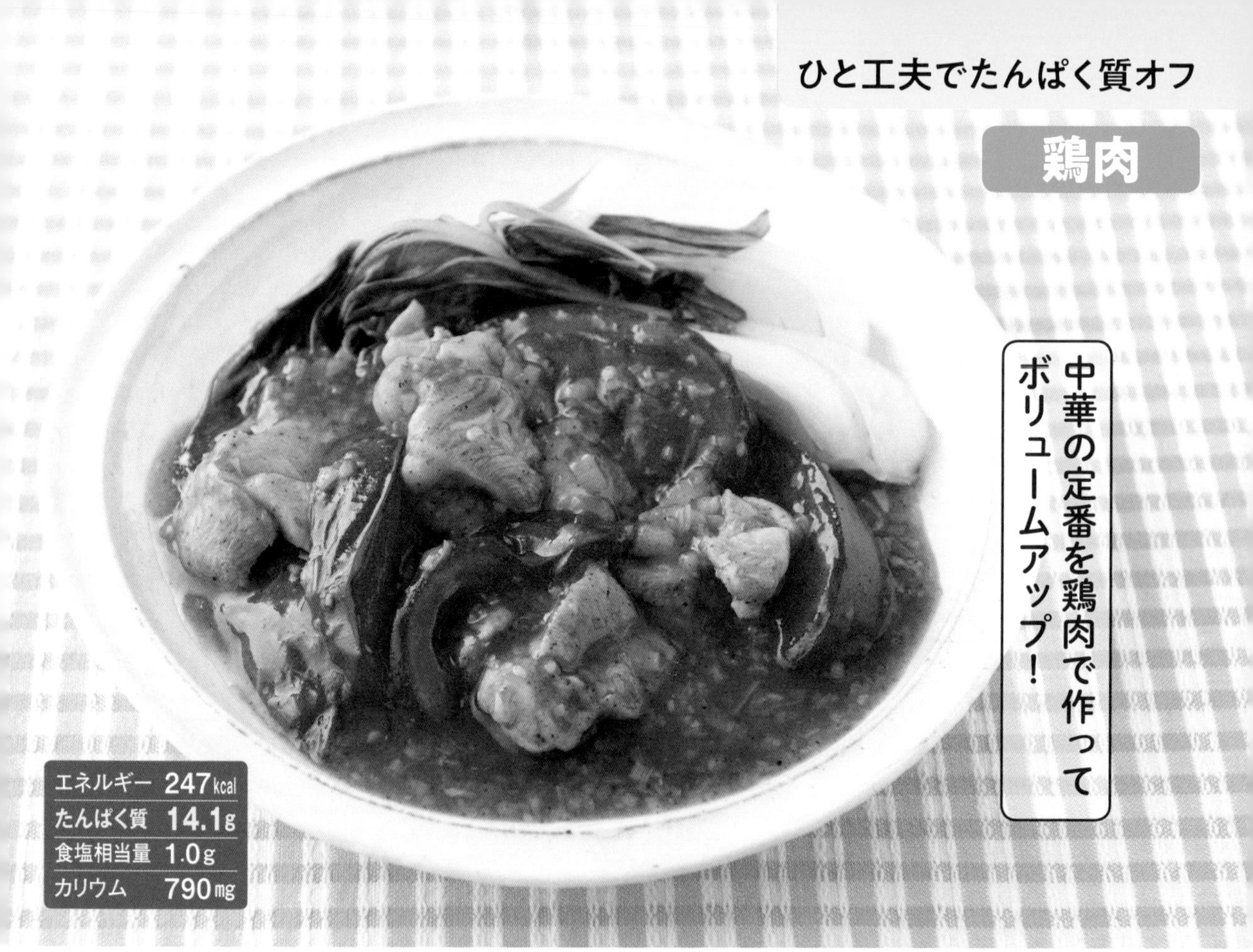

中華の定番を鶏肉で作って
ボリュームアップ！

エネルギー	247 kcal
たんぱく質	14.1 g
食塩相当量	1.0 g
カリウム	790 mg

鶏肉とトマトのチリソースいため

材料（1人分）

- 鶏もも肉（皮つき）……70 g
- かたくり粉……少々
- トマト……1個
- ねぎ……25 g
- A
  - しょうが（みじん切り）……大さじ1/2強
  - にんにく（みじん切り）……小1/2かけ分
- ごま油……小さじ1
- B
  - 水……1/4カップ
  - 鶏ガラスープのもと……小さじ1/3
  - チリパウダー……小さじ1/2
  - チリソース（市販品）……小さじ2
  - こしょう……少々
  - かたくり粉……小さじ1/2
- チンゲンサイ……80 g

作り方

❶ 鶏肉は一口大のそぎ切りにし、かたくり粉をまぶす。トマトはくし形に切り、ねぎはあらみじんに切る。

❷ フライパンにごま油とAを入れて弱火にかけ、香りが立ったら中火にして鶏肉を加えて表面を焼く。焼き色がついたらトマトとねぎを加えていため合わせ、よくまぜたBを加えて2～3分、全体にからめながらいためる。

❸ チンゲンサイはさっとゆでて長さを半分に切り、❷と盛り合わせる。

（岩﨑）

＊カリウム制限がある場合は、トマトを半分量に。

鶏手羽のポトフ

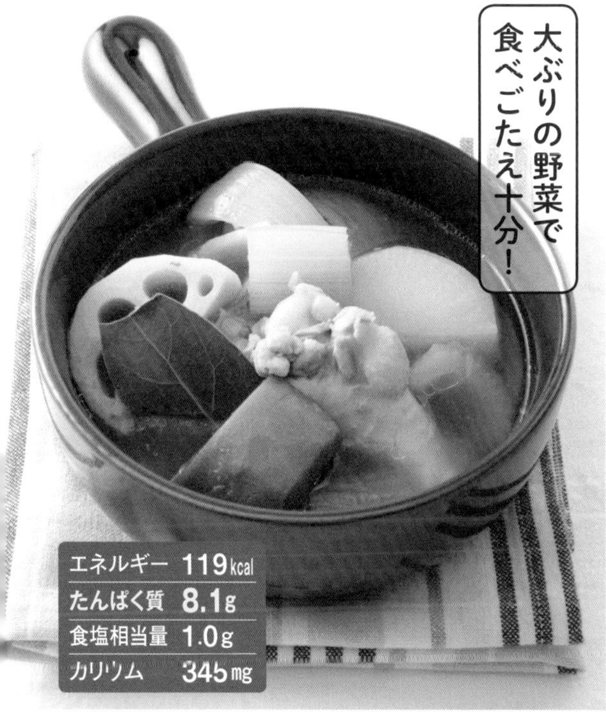
大ぶりの野菜で
食べごたえ十分!
エネルギー 119kcal
たんぱく質 8.1g
食塩相当量 1.0g
カリウム 345mg

材料（作りやすい分量 2人分）

鶏手羽元……………小4本（120g）
大根……………………………60g
れんこん………………………40g
セロリ（10cm長さ）……2本
にんじん………………………40g
玉ねぎ…………………………100g

A
- 固形コンソメ（チキン）…………1/2個
- ローリエ…………1枚
- こんぶ……………8g
- 水……………4カップ

塩…………………小さじ1/4
こしょう……………少々

作り方

❶ 大根は3cm厚さの半月切りにし、れんこんも半月切りにする。セロリは筋をとって半分に切り、にんじんは2cm厚さの輪切りに、玉ねぎはくし形に切る。

❷ なべにA、手羽元、❶を入れて強火にかける。煮立ったらアクをとり除き、弱火でじっくりと煮る。

❸ 塩、こしょうで味をととのえ、器に盛る。（伊藤）

鶏胸肉となすのだし煮

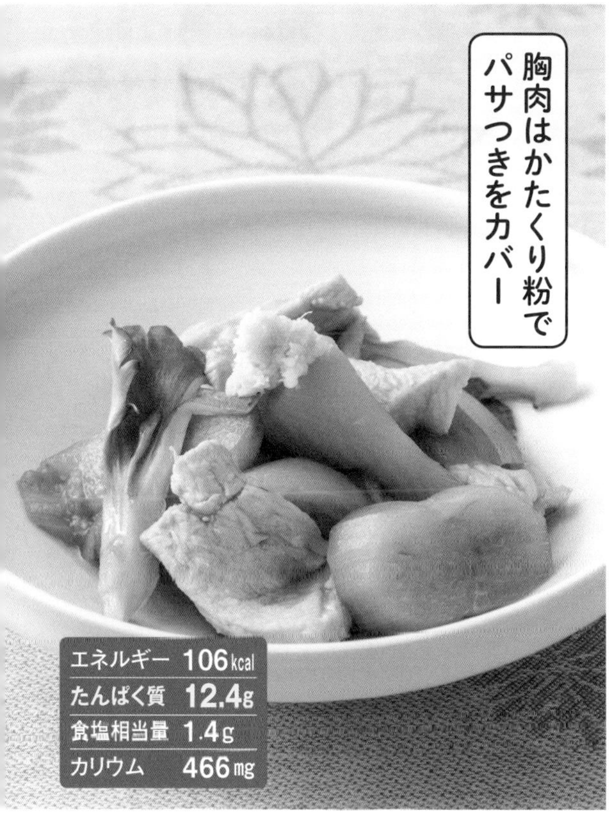
胸肉はかたくり粉で
パサつきをカバー
エネルギー 106kcal
たんぱく質 12.4g
食塩相当量 1.4g
カリウム 466mg

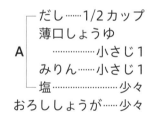

材料（1人分）

鶏胸肉（皮つき）……50g
かたくり粉……………少々
なす…………………………1個
まいたけ…………………10g

A
- だし……1/2カップ
- 薄口しょうゆ……………小さじ1
- みりん……小さじ1
- 塩……………………少々

おろししょうが……少々

作り方

❶ 鶏肉は一口大のそぎ切りにし、かたくり粉を薄くまぶす。

❷ なすは皮をむいて乱切りにし、水にさらす。まいたけはほぐす。

❸ なべにAを入れて火にかけ、煮立ったらなすを入れて中火で煮る。なすがしんなりしてきたら鶏肉とまいたけを加え、蓋をして弱火で煮る。

❹ 器に盛り、しょうがを添える。

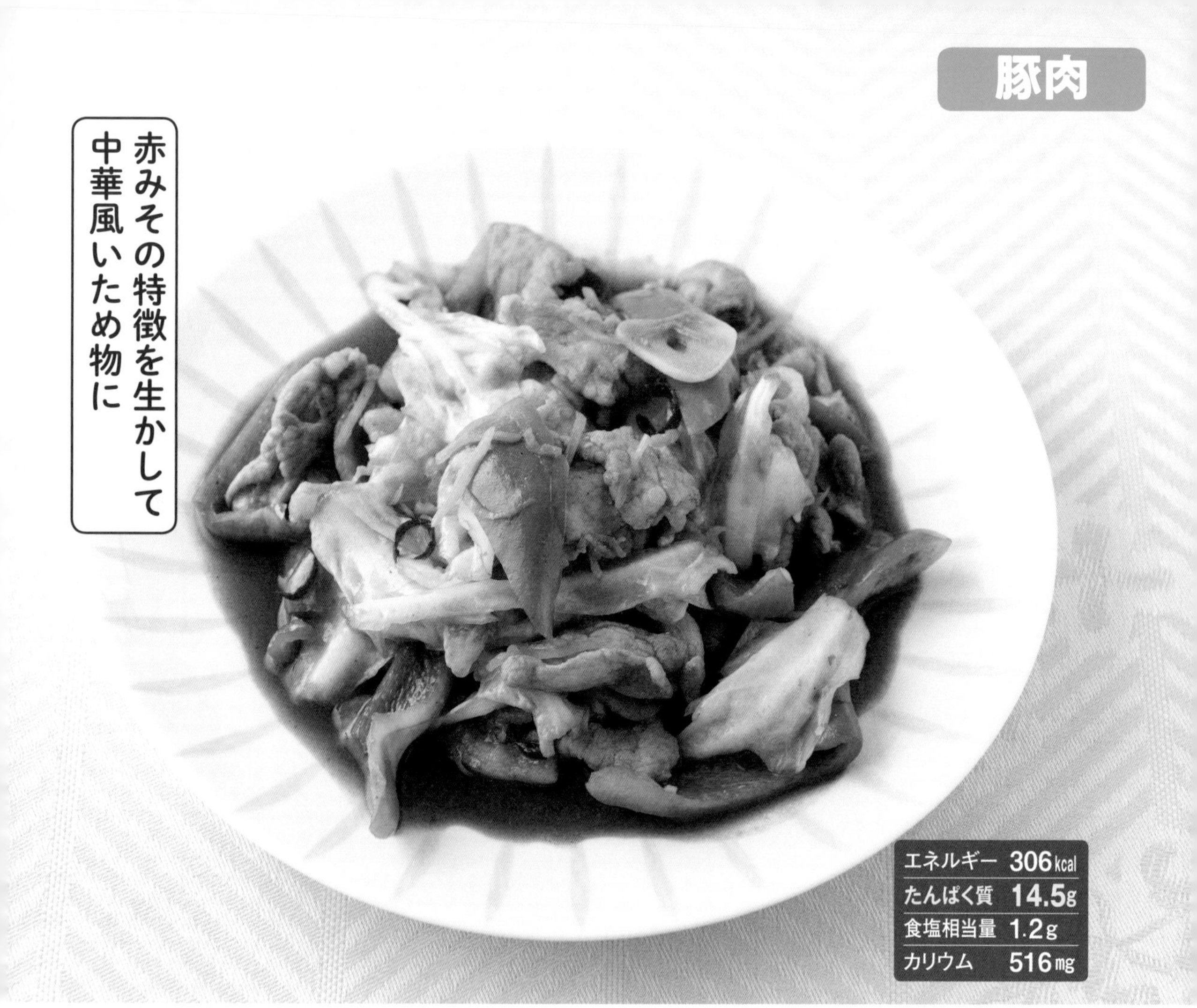

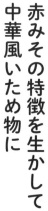

赤みその特徴を生かして
中華風いため物に

エネルギー	306kcal
たんぱく質	14.5g
食塩相当量	1.2g
カリウム	516mg

豚肉とキャベツのみそいため

材料（1人分）

豚肩ロース薄切り肉……60g

A
- 酒……小さじ1
- かたくり粉……小さじ1/3

B
- しょうが（せん切り）……薄切り2枚分
- にんにく（薄切り）…1/2かけ分
- 赤とうがらし（小口切り）……1/2本分

キャベツ……1枚

ピーマン……1個

植物油……小さじ2

C
- 酒……小さじ1
- だし……大さじ1
- 赤みそ……大さじ1/2
- 砂糖、みりん……各小さじ1

作り方

❶ 豚肉は一口大に切り、Aをからめる。

❷ キャベツは手で一口大にちぎり、ピーマンは乱切りにする。

❸ フライパンに油とBを入れて弱火にかけ、香りが立ったら中火にして豚肉を入れていためる。肉の色が変わってきたら❷も加えていためる。

❹ Cをよくまぜてから❸に加え、全体にからめながらいため合わせる。（岩﨑）

豚肉のしょうが焼き

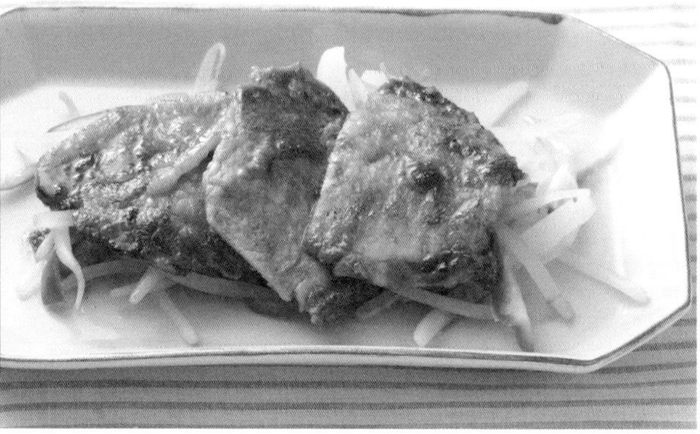

ロースのうまみで少量でも大満足

材料（1人分）

- 豚ロース肉（しょうが焼き用）……50g
- ピーマン……1/2個
- もやし……30g
- 植物油……小さじ1
- 塩……少々（0.5g）
- こしょう……少々
- A
  - おろししょうが……2g
  - しょうゆ……小さじ1/2
  - みりん……小さじ1

作り方

❶ 豚肉は筋切りしてから食べやすい大きさに切り、ピーマンは細切りにする。

❷ フライパンにもやしとピーマンを入れ、少量の水を振って蓋をし、蒸し煮にする。蓋をとって塩、こしょうで調味し、器にとり出す。

❸ ❷のフライパンの水けをふきとり、油を熱し、豚肉を1枚ずつ広げて入れ、両面を色よく焼く。Aをからめて仕上げ、❷の野菜と盛り合わせる。

エネルギー	182kcal
たんぱく質	10.6g
食塩相当量	0.9g
カリウム	224mg

冷しゃぶサラダ仕立て

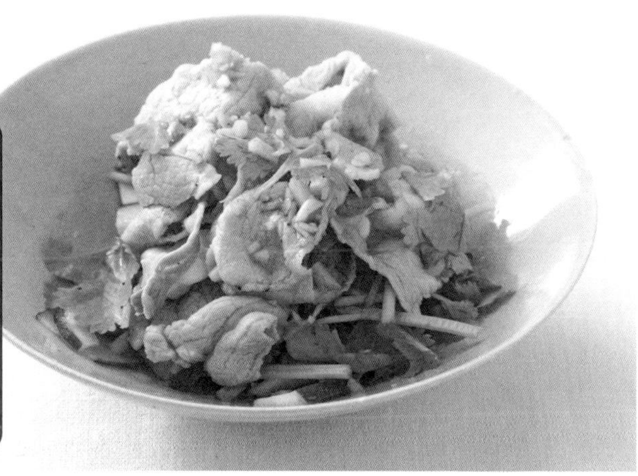

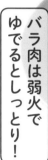

バラ肉は弱火でゆでるとしっとり！

材料（1人分）

- 豚バラ肉（しゃぶしゃぶ用）……60g
- A
  - 植物油……少々
  - 塩……少々（0.2g）
- ズッキーニ……30g
- 香菜……1本
- B
  - にんにく（みじん切り）……1/2かけ分
  - しょうゆ……小さじ1
  - 酢……小さじ1
  - はちみつ、粉ざんしょう……各少々

作り方

❶ ズッキーニは薄切りにし、香菜はざく切りにして冷水に放し、水けをきる。

❷ なべに湯を沸かしてごく弱火にし、Aを入れる。豚肉を1枚ずつほぐし入れ、さっと火を通してざるに上げる。

❸ ❶と❷をさっくりとあえて器に盛り、まぜたBをかける。

エネルギー	277kcal
たんぱく質	9.3g
食塩相当量	1.0g
カリウム	191mg

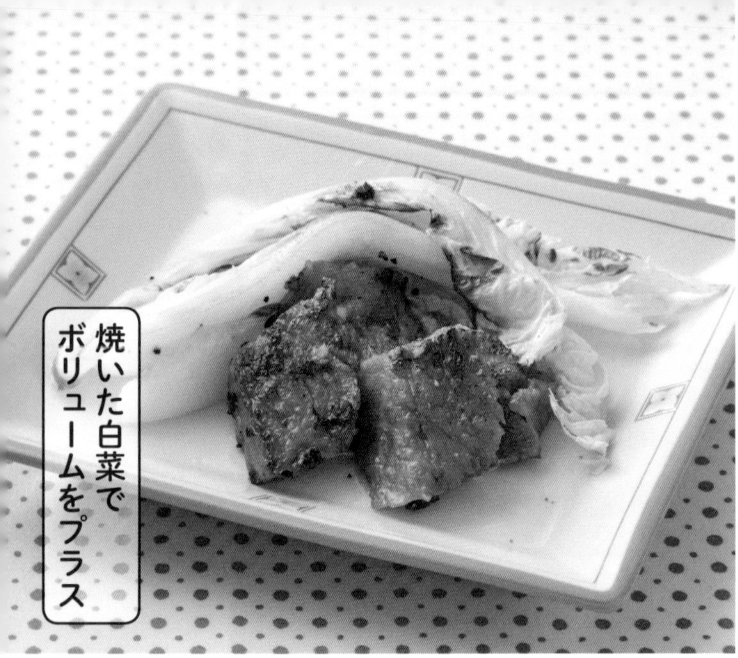
焼いた白菜で
ボリュームをプラス

牛ステーキ焼き白菜添え

材料（1人分）

牛リブロース……60g
白菜……80g
A ┌ にんにく（薄切り）……5g
　└ オリーブ油……小さじ1
塩（粗塩）……1g
こしょう、粉ざんしょう……各少々

作り方

1. 牛肉は塩0.5g、こしょう各少々を振り、白菜は縦3～4等分に切る。
2. フライパンにAを入れて火にかけ、牛肉を入れて好みの加減に焼く。白菜は肉の横で焼き、塩0.5gとこしょう少々で調味する。
3. 器に盛り合わせ、粉ざんしょうを振る。

エネルギー	293kcal
たんぱく質	9.5g
食塩相当量	1.0g
カリウム	347mg

チャプチェ

材料（1人分）

牛こまぎれ肉……40g
はるさめ（乾燥）……20g
にら……40g
にんじん……20g
A ┌ 酒……大さじ1/2
　│ しょうゆ……大さじ1/2
　│ みそ……小さじ1/3
　│ 砂糖……小さじ1
　│ 鶏ガラスープのもと……少々
　└ おろしにんにく……小さじ1
ごま油……小さじ1

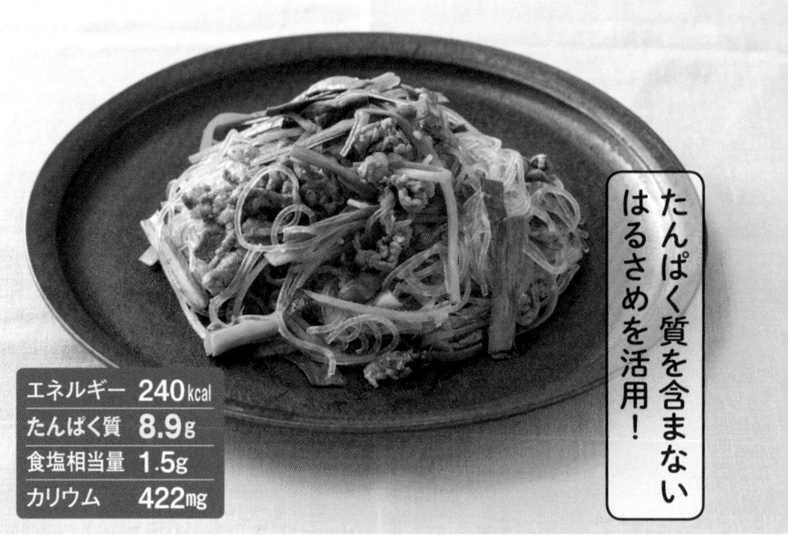
たんぱく質を含まない
はるさめを活用！

エネルギー	240kcal
たんぱく質	8.9g
食塩相当量	1.5g
カリウム	422mg

作り方

1. はるさめはぬるま湯でもどし、半分に切る。にらは4～5㎝長さに、にんじんは細切りにする。
2. フライパンに油を熱して牛肉をさっといため、にんじんを加えていためる。
3. はるさめとAを加えてよくまぜ、水1/4カップを加え、蓋をして中火で4～5分蒸し煮する。
4. 蓋をとり、にらを加えて火を強め、汁けをとばすようにいためて仕上げる。

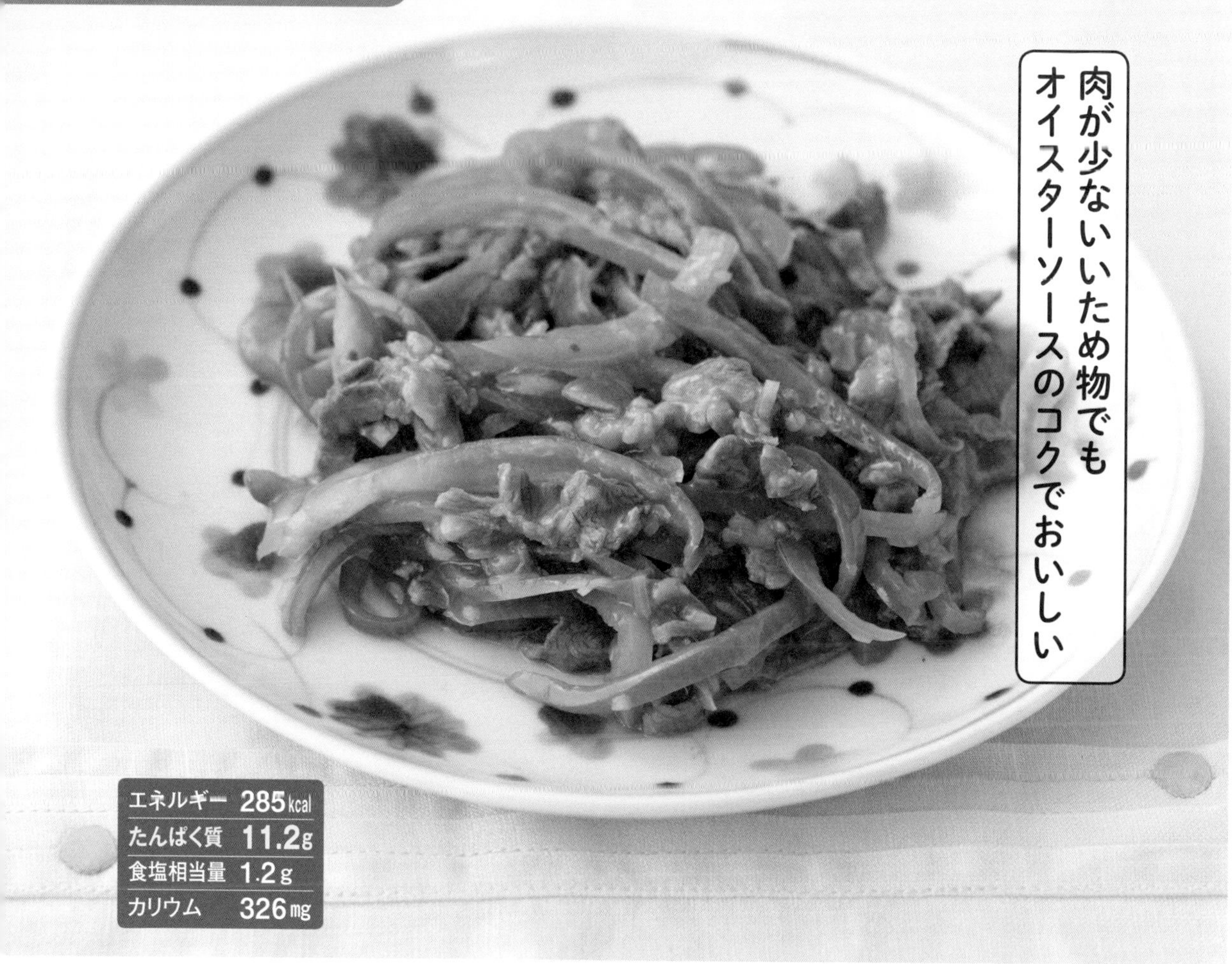

肉が少ないいため物でも
オイスターソースのコクでおいしい

エネルギー	285kcal
たんぱく質	11.2g
食塩相当量	1.2g
カリウム	326mg

チンジャオロースー

材料（1人分）

牛肩ロース薄切り肉……60g
A［酒、かたくり粉……各小さじ1
ピーマン……2個
B
- しょうが（みじん切り）……5g
- にんにく（みじん切り）……1/2かけ分
- ごま油……小さじ1

C
- 酒、オイスターソース、みりん……各小さじ1
- しょうゆ、かたくり粉……各小さじ1/2
- 水……大さじ1

作り方

❶ 牛肉は細く切ってAをからめ、ピーマンも縦細切りにする。

❷ フライパンにBを入れて弱火にかけ、香りが立ってきたら中火にし、牛肉を加えていためる。肉の色が変わってきたら、ピーマンを加えていため合わせる。

❸ Cを加えて蓋をし、1分ほど蒸し焼きにする。最後に蓋をとり、強火でひといためする。

（大越）

つくね焼き青じそ風味

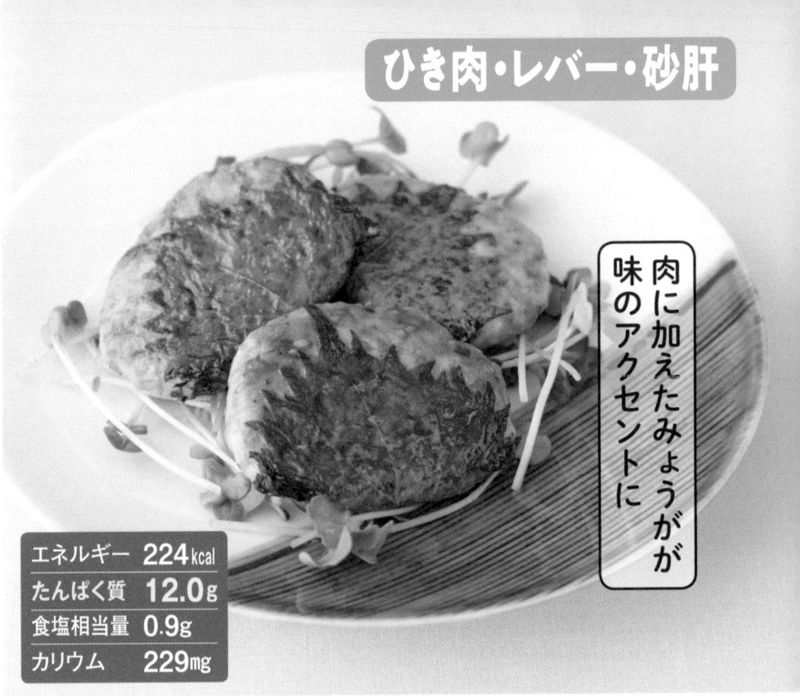
肉に加えたみょうがが
味のアクセントに

エネルギー	224kcal
たんぱく質	12.0g
食塩相当量	0.9g
カリウム	229mg

材料（作りやすい分量・2人分）

A
- 鶏ひき肉……120g
- みょうが（みじん切り）…2個分
- 酒……小さじ2
- かたくり粉……大さじ1
- いり白ごま……大さじ1

青じそ……6枚
ごま油……大さじ1

B
- 酒……小さじ2
- しょうゆ……小さじ2
- みりん、水……各大さじ1

貝割れ大根……1/4パック

作り方

1. Aを合わせてよくまぜ、6等分の楕円形にととのえ、青じそをはりつける。
2. フライパンにごま油を熱し、1を並べ入れて両面を焼く。焼き色がついたらBを加えて蓋をし、2分ほど蒸し焼きにする。最後に蓋をとり、全体にたれをからめる。
3. 器に貝割れ大根を広げ、2を盛る。（大越）

かぶのそぼろ煮

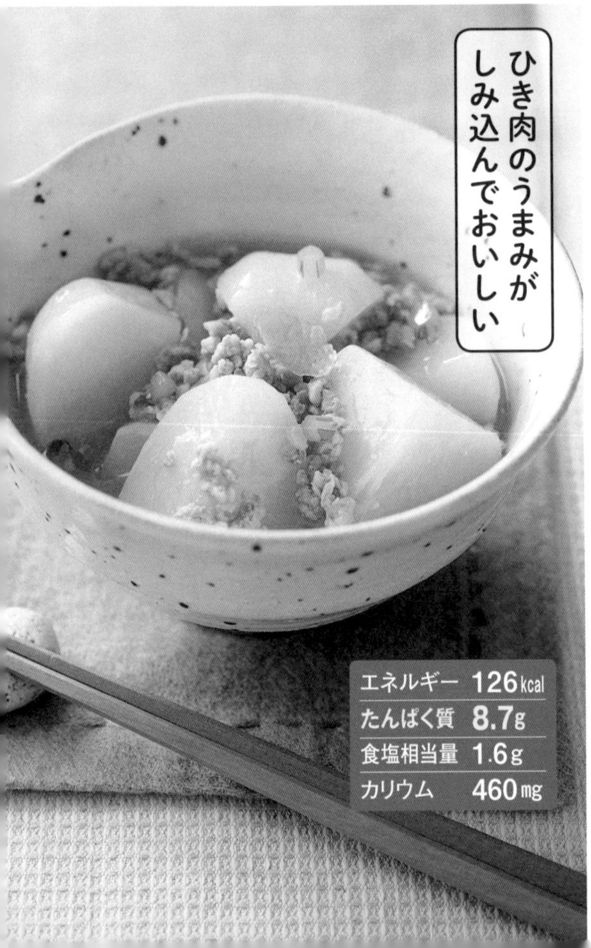
ひき肉のうまみが
しみ込んでおいしい

エネルギー	126kcal
たんぱく質	8.7g
食塩相当量	1.6g
カリウム	460mg

材料（1人分）

鶏ひき肉……40g
かぶ……1個
かぶの葉……少々

A
- 酒……小さじ1
- みりん・小さじ1

だし……1カップ

B
- しょうゆ……小さじ1
- 塩……少々

水ときかたくり粉……小さじ1
ゆずの皮（そぎ切り）……適宜

作り方

1. かぶは皮をむいて6つ割りにし、かぶの葉は刻んでさっとゆでる。
2. なべにひき肉とAを入れて火にかけ、いり煮する。肉が白っぽくなったらだしを加えて煮立て、かぶを入れ、落とし蓋をして、途中、Bを加えて弱火で煮含める。
3. 水ときかたくり粉でとろみをつけ、かぶの葉を散らす。器に盛り、ゆずの皮を飾る。

（伊藤）

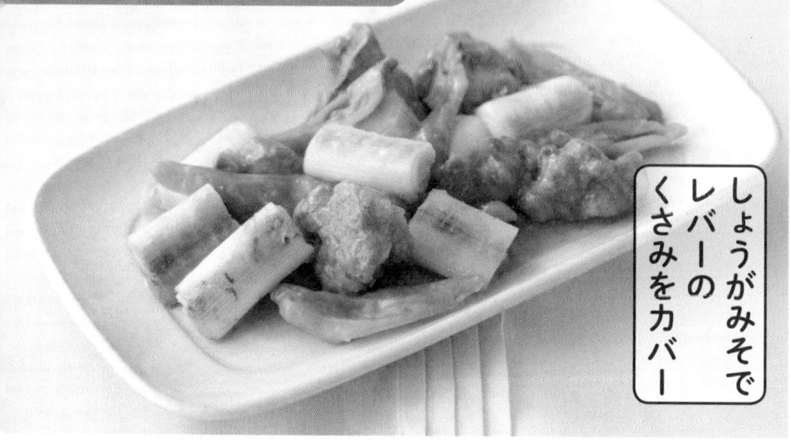
しょうがみそで
レバーの
くさみをカバー

鶏レバーと焼きねぎのみそいため

材料（1人分）

鶏レバー……60g
かたくり粉……少々
ねぎ……1/2本
ししとうがらし……4本
植物油……小さじ2
A
だし……大さじ2
おろししょうが……小さじ1
みそ……小さじ1
みりん……小さじ1
一味とうがらし……少々

エネルギー	193kcal
たんぱく質	13.6g
食塩相当量	0.9g
カリウム	466mg

作り方

❶ レバーは流水にさらして血抜きし、よく洗って水けをふき、かたくり粉をまぶす。

❷ ねぎはこまかい切り込みを入れて3cm長さに切り、ししとうは斜め切りにする。

❸ フライパンに油を熱して❷をいため、焼き色がついたらレバーも加えていためる。油が回ったらAを加えて蓋をし、途中まぜながら中火で2分ほど蒸しいためする。（大越）

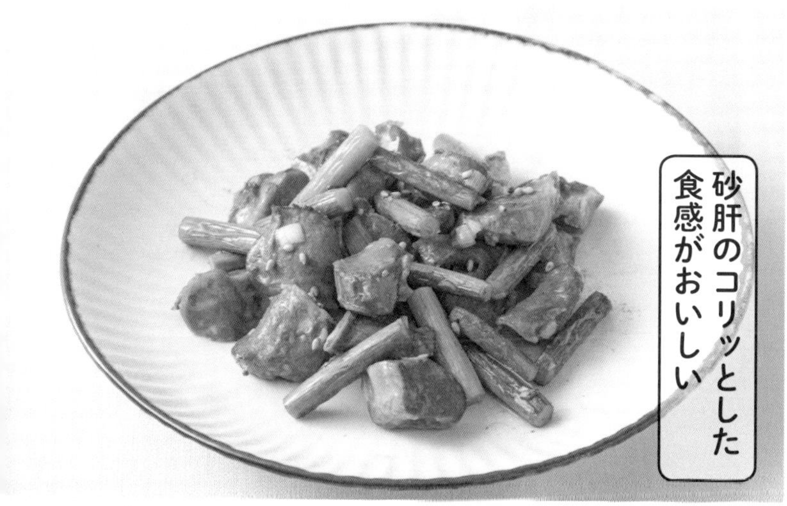
砂肝のコリッとした
食感がおいしい

砂肝と茎にんにくのいため物

材料（1人分）

砂肝（筋をとったもの）……50g
茎にんにく……3本
にんにく（あらみじん）……1/2かけ分
ねぎ（あらみじん）……10cm分
ごま油……小さじ1
塩……少々（0.3g）
こしょう……少々

エネルギー	102kcal
たんぱく質	10.3g
食塩相当量	0.4g
カリウム	218mg

作り方

❶ 砂肝は5mm厚さの薄切りにし、さっと下ゆでする。茎にんにくは3～4cm長さに切る。

❷ フライパンにごま油を熱して砂肝をいため、油が回ったら茎にんにくを加えていため合わせる。

❸ にんにくとねぎを加えて軽くいため、塩、こしょうで調味する。（大越）

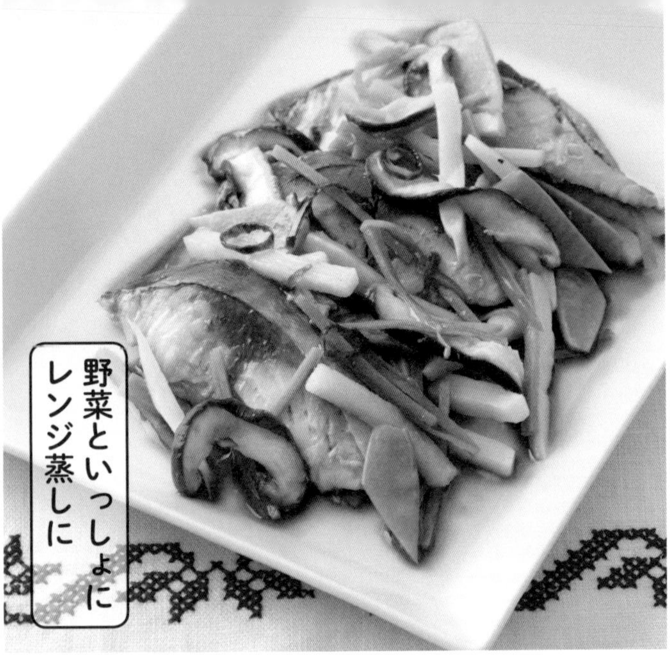

野菜といっしょに
レンジ蒸しに

さばの五色蒸し

材料（1人分）

さば……1/2切れ（60g）
塩、酒……各少々
にんじん……15g
たけのこ（水煮）……15g
絹さや……10g
生しいたけ……2個
A
- しょうゆ……小さじ1
- ごま油……小さじ1
- しょうが汁……小さじ1/2
- 赤とうがらし（小口切り）……1/4本分

作り方

❶ さばは3㎝のそぎ切りにし、塩と酒を振って4～5分おく。

❷ にんじんとたけのこは細切りに、絹さやは斜め半分に、しいたけは薄切りにする。

❸ 耐熱皿にさばを並べて❷をのせ、ラップをかけて電子レンジで2分30秒加熱する。

❹ 器に盛り、Aと蒸し汁をひと煮立ちさせ、かける。（伊藤）

エネルギー	209kcal
たんぱく質	14.5g
食塩相当量	0.9g
カリウム	430mg

あじの香味焼き

材料（1人分）

あじ（三枚おろし）……小1/2尾分（50g）
ブロッコリー……30g
A
- ねぎ（みじん切り）……10g
- しょうが（みじん切り）……5g
- おろしにんにく……小さじ1/2
- ごま油……小さじ1
- 砂糖……小さじ1/3
- しょうゆ、酒……各小さじ1/2

一味とうがらし……少々

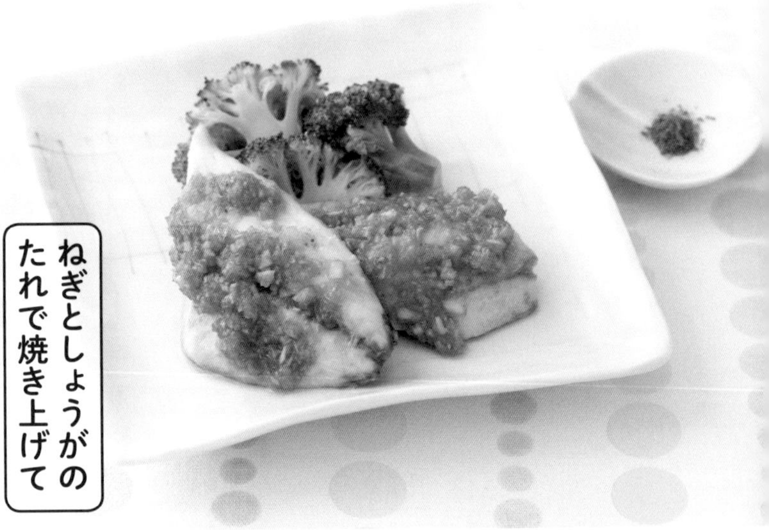

ねぎとしょうがの
たれで焼き上げて

作り方

❶ あじは一口大のそぎ切りにし、ブロッコリーは小房に分けてゆでる。

❷ あじを皮目を下にしてグリルに並べ入れ、よくまぜたAを塗る。ブロッコリーもいっしょに並べ、あじに火が通るまで焼く。

❸ 器に盛り、Aをのせ、一味とうがらしを添える。（大越）

エネルギー	127kcal
たんぱく質	11.8g
食塩相当量	0.8g
カリウム	355mg

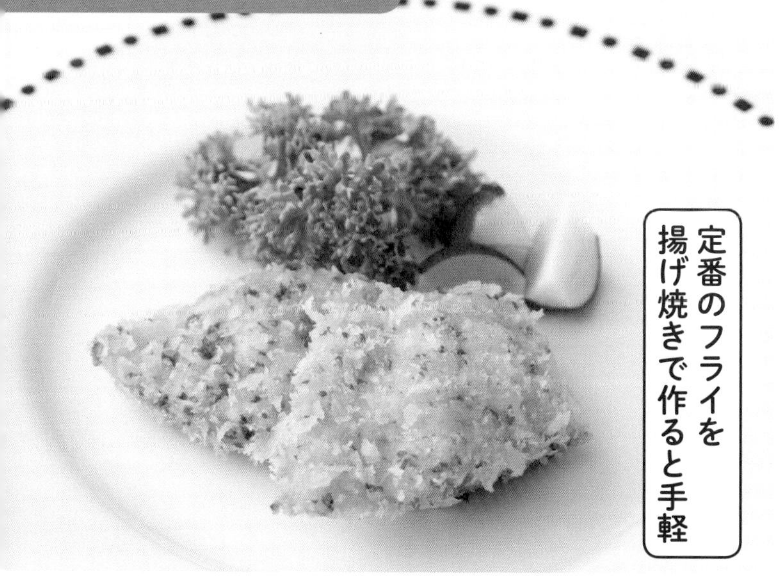

定番のフライを揚げ焼きで作ると手軽

あじの香りパン粉焼き

材料（作りやすい分量・2人分）

あじ（三枚おろし）………1尾分（68g）
塩………少々（0.8g）
こしょう………少々
A ┌小麦粉、水………各小さじ2
　 └マスタード………大さじ1/2
B ┌パン粉………大さじ4
　 └パセリ（みじん切り）………少々
植物油………大さじ2
パセリ………少々
ラディッシュ（くし形切り）‥2個分

作り方

❶ あじは斜め半分に切り、塩、こしょうを振る。

❷ Aをバットにまぜ合わせ、あじを入れてからめ、まぜたBをまぶす。

❸ 小さめのフライパンに油を熱して❷を入れ、途中返しながら色づくまで3～4分揚げ焼きにする。

❹ 油をきって器に盛り、パセリとラディッシュを添える。　（大越）

エネルギー	197kcal
たんぱく質	8.2g
食塩相当量	0.3g
カリウム	184mg

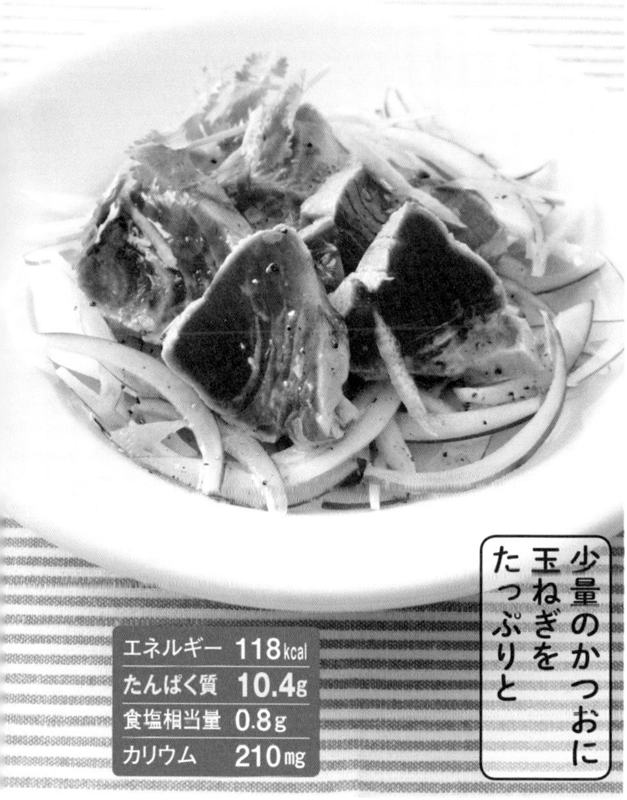

少量のかつおに玉ねぎをたっぷりと

エネルギー	118kcal
たんぱく質	10.4g
食塩相当量	0.8g
カリウム	210mg

かつおのたたきカルパッチョ風

材料（1人分）

かつお（刺し身用さく）
　………40g
塩………少々
玉ねぎ………20g
レッドオニオン………20g
A ┌塩………少々（0.8g）
　 │あらびき黒こしょう
　 │　………少々
　 │レモン汁、オリーブ油
　 └　………各小さじ1
香菜………少々

作り方

❶ かつおはざるにのせ、塩を加えた熱湯をかけ、表面が白っぽくなったら冷水にとる（霜降り）。キッチンペーパーに包み、冷蔵庫で冷やす。

❷ 玉ねぎとレッドオニオンは薄切りにする。

❸ ❶を薄いそぎ切りにし、❷とともに器に盛る。Aの塩、レモン汁、オリーブ油、黒こしょうの順に振り、あれば香菜を飾る。　（伊藤）

ぶりの照り焼き

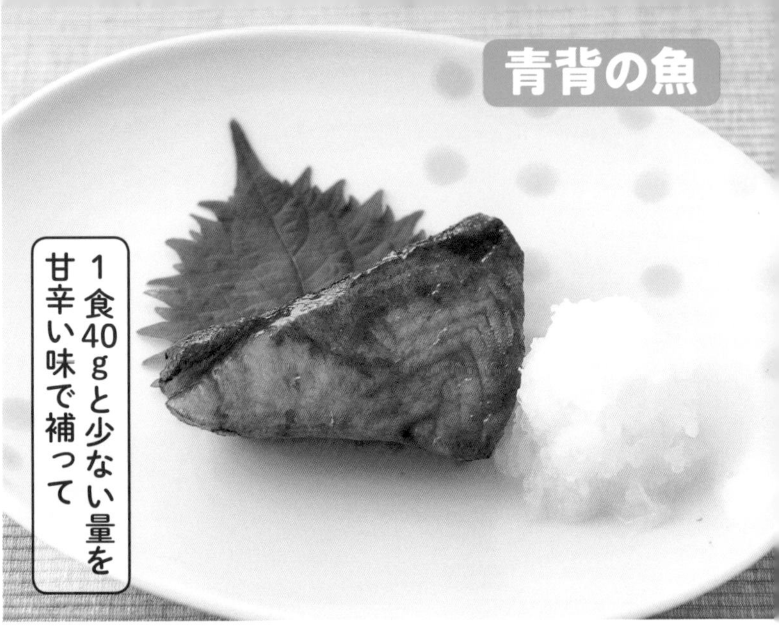
1食40gと少ない量を甘辛い味で補って

材料（1人分）

ぶり……1/3切れ（40g）
かたくり粉……大さじ1/2強
植物油……小さじ3/4
A ┌だし、しょうゆ
　│　……各小さじ1/2弱
　└みりん……小さじ1弱
青じそ……1枚
大根おろし……30g

作り方

❶ ぶりは水けをふいてかたくり粉をまぶす。

❷ フライパンに油を熱し、ぶりを入れて両面を焼き、焼き色がついたら火を弱めて火を通す。

❸ Aを加えて火を弱め、途中で返して両面にからめる。

❹ 器に青じそを敷いて❸を盛り、大根おろしを添える。（岩﨑）

エネルギー	161kcal
たんぱく質	8.9g
食塩相当量	0.4g
カリウム	240mg

さんまのつみれ汁風

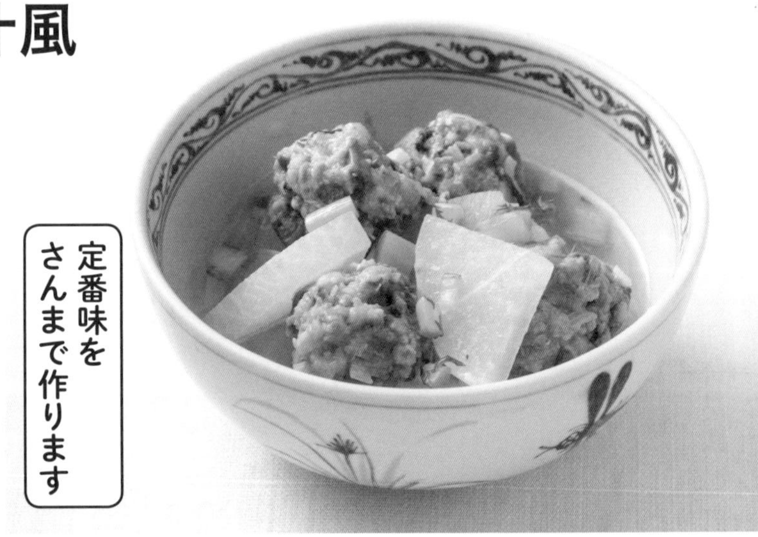
定番味をさんまで作ります

材料（1人分）

さんま（三枚おろし）……1/2尾分（50g）
A ┌みそ……小さじ1/3
　│ねぎ（みじん切り）……10g
　│かたくり粉……小さじ1/2
　└おろししょうが……2g
大根（葉も少々）……120g
B ┌こんぶだし（または水）
　│　……1カップ
　│酒……小さじ2
　│塩……少々（0.5g）
　└薄口しょうゆ……少々

作り方

❶ さんまは細く切ってからあらくたたき、Aとまぜ合わせる。

❷ 大根は5mm厚さのいちょう切りにし、葉はゆでて刻む。

❸ なべにBと大根を入れて火にかけ、煮立ったら火を弱めて10分ほど煮る。

❹ ❶を3〜4等分にして丸め、❸に落とし入れ、2〜3分煮る。仕上げに大根の葉を加える。器に盛り、汁は半分ほど残す。

エネルギー	101kcal
たんぱく質	6.1g
食塩相当量	0.9g
カリウム	448mg

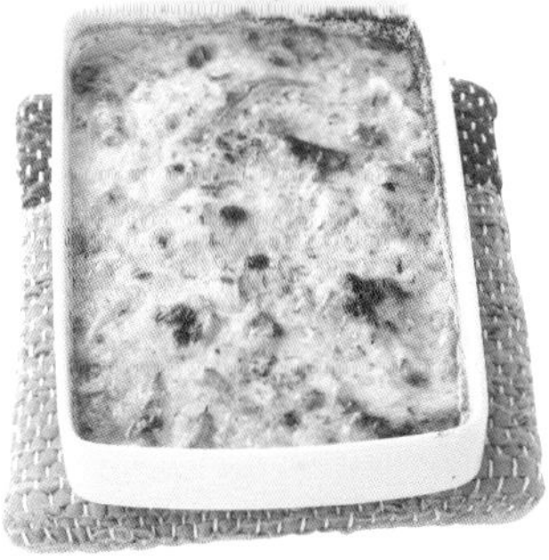

さばのうまみを
生かして風味よく

さば缶とねぎの簡単グラタン

材料（作りやすい分量・3人分）

さば水煮缶……………………小１缶（80g）
ねぎ（薄切り）………１本分
ピーマン（薄切り）…………………………１個分
A
- 塩…………少々（0.5g）
- こしょう………少々
- ホワイトソース（市販）……………………100g

バター……………………………4g

エネルギー	108kcal
たんぱく質	6.7g
食塩相当量	0.9g
カリウム	178mg

作り方

❶ ボウルにさば缶を缶汁ごと入れ、野菜とAを加えてまぜる。

❷ 耐熱容器に薄くバターを塗って❶を流し入れ、バターをのせ、200度のオーブンで10分（オーブントースターで6～7分）、焼き色がつくまで焼く。

鮭缶とゴーヤーのポン酢あえ

缶汁とポン酢で
簡単ドレッシング

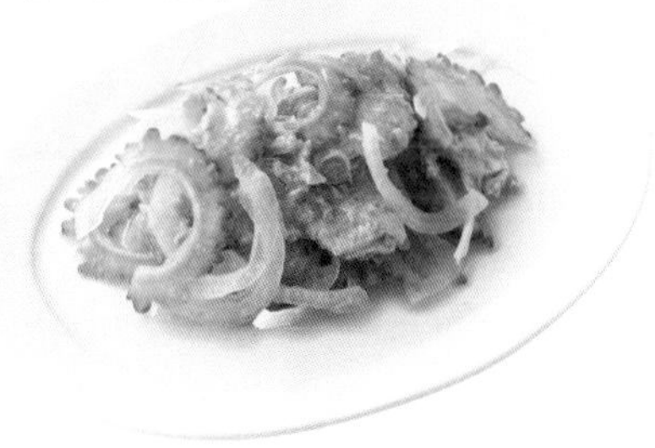

材料（作りやすい分量・2人分）

鮭水煮缶……………………………1/2缶（80g）
玉ねぎ……………………………………1/4個
ゴーヤー……………………………………40g
ポン酢しょうゆ（市販）………………大さじ1

作り方

❶ 玉ねぎは薄切りにし、ゴーヤーは縦半分に切って種とわたをとり、薄切りにする。

❷ 鮭缶は身をとり出してほぐし、❶と合わせ、器に盛る。缶汁大さじ2とポン酢を合わせたものをかける。

エネルギー	84kcal
たんぱく質	9.2g
食塩相当量	0.7g
カリウム	230mg

オイルサーディンとズッキーニのソテー

缶の油でソテーして
栄養を逃さない

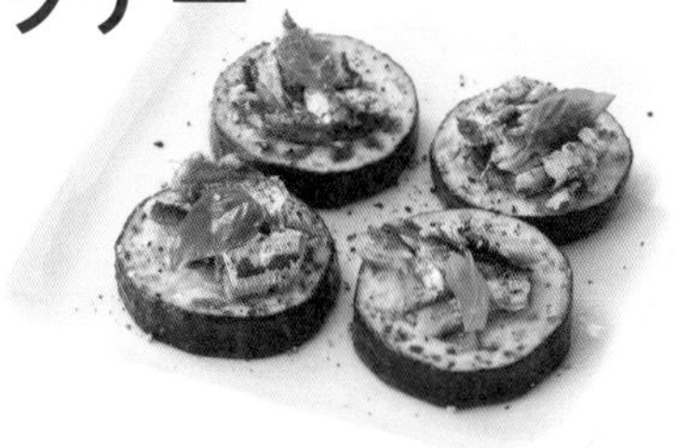

材料（作りやすい分量・2人分）

オイルサーディン缶…………2尾分（50g）
オイルサーディン缶の油………大さじ1
ズッキーニ……………………………………100g
塩、あらびき黒こしょう……………各少々
バジル……………………………………………適量

作り方

❶ ズッキーニは厚さ1cmの輪切りにし、缶の油で両面を焼き、塩、こしょうを振る。とり出して器に盛る。

❷ ❶の油でオイルサーディンを軽くいためてほぐし、❷にのせ、バジルを飾る。

エネルギー	98kcal
たんぱく質	5.8g
食塩相当量	0.6g
カリウム	238mg

きんめだいの煮つけ

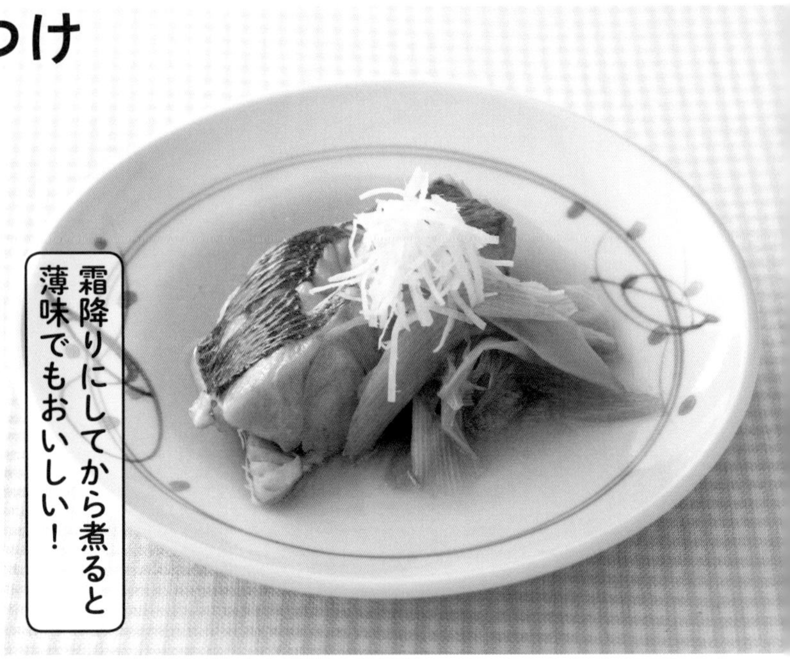
霜降りにしてから煮ると
薄味でもおいしい!

材料（1人分）

きんめだい…………小1切れ（60g）
A
- 酒………………………………小さじ1
- みりん…………………………小さじ1
- 砂糖……………小さじ1と1/2
- しょうゆ………小さじ1と1/2
- しょうが（薄切り）……1/2かけ分

ねぎ………………………………………25g
針しょうが………………………………少々

作り方

❶ きんめだいは身の厚い部分の皮目に切り込みを入れ、ざるにのせて熱湯をさっと回しかける（霜降り）。

❷ ねぎは斜めに7～8㎜幅に切る。

❸ 浅なべかフライパンに水1/2カップとAを入れて火にかける。煮立ったらきんめだいとねぎを入れ、落とし蓋をして7～8分煮る。

❹ 器に盛り、針しょうがを添える。煮汁は飲まずに残す。　（岩﨑）

エネルギー	129kcal
たんぱく質	11.4g
食塩相当量	0.9g
カリウム	307mg

鮭のゆずしょうゆ漬け焼き

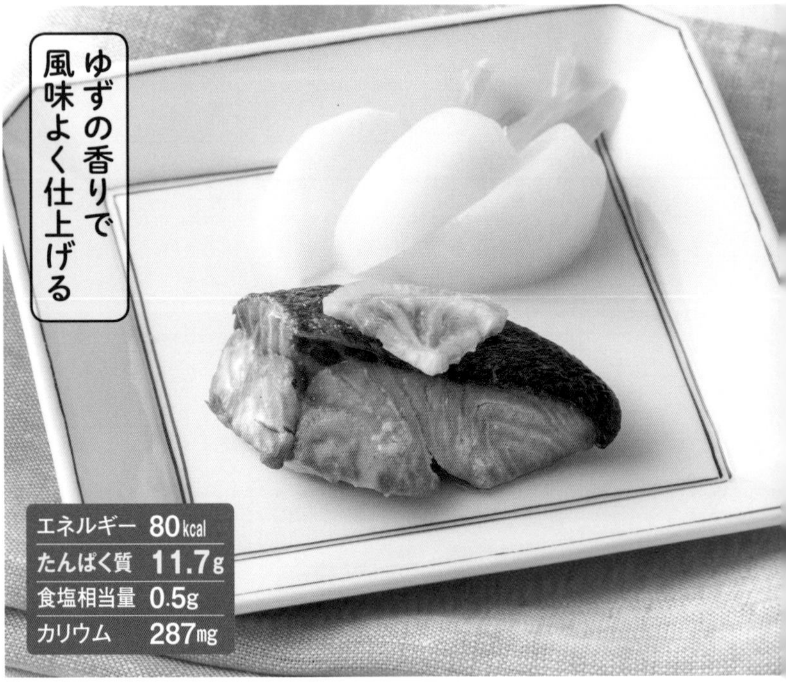
ゆずの香りで
風味よく仕上げる

材料（1人分）

生鮭…………………………1/2切れ（50g）
A
- 酒、しょうゆ、ゆず果汁 …………………………各小さじ1/2
- ゆず（いちょう切り）…………1枚

かぶ…………………………………………1/2個

作り方

❶ 鮭はAに漬けて10分おき、ときどき返しながら味をなじませる。かぶは茎を1㎝ほど残してくし形に切り、ゆでる。

❷ 鮭の汁けをきってグリルにのせ、漬け汁を塗りながらこんがりと焼く。

❸ 器に盛ってゆずをのせ、かぶを添える。

エネルギー	80kcal
たんぱく質	11.7g
食塩相当量	0.5g
カリウム	287mg

ぎんだらのみそ漬け焼き

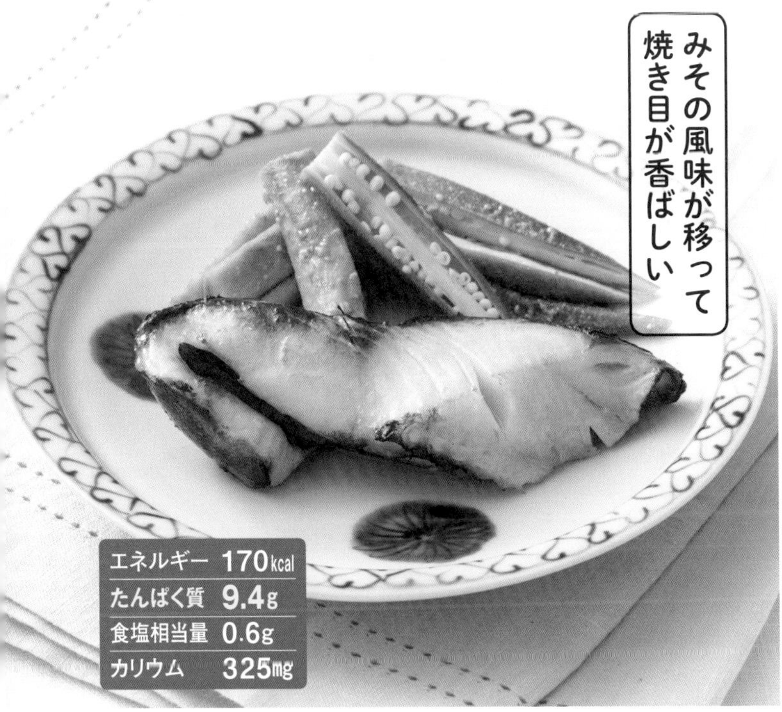
みその風味が移って
焼き目が香ばしい

エネルギー	170kcal
たんぱく質	9.4g
食塩相当量	0.6g
カリウム	325mg

材料（1人分）

ぎんだら……小1切れ（60g）
A［みそ……小さじ2/3
　 みりん……小さじ2/3
ごぼう……5cm（20g）
オクラ……2本

作り方

❶ ごぼうは縦四つ割りにして水にさらし、ゆでる。オクラもさっとゆでる。

❷ Aはよくまぜ、ぎんだらの表面に塗る。野菜も残りのみそをからめる。以上をそれぞれラップに包んでから密閉袋に入れ、冷蔵庫に半日ほどおく。

❸ ❷のみそをふきとり、グリルでこんがりと焼き、オクラは縦半分に切り、器に盛り合わせる。

かじきのナポリタン風いため

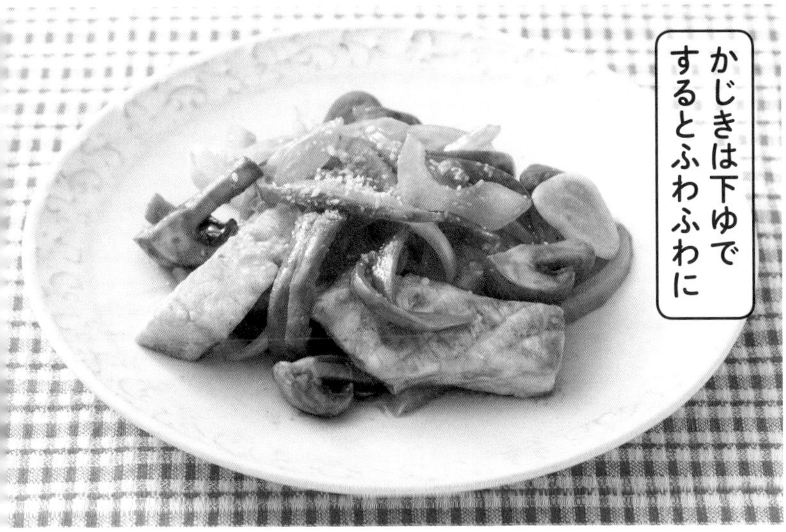
かじきは下ゆで
するとふわふわに

材料（作りやすい・2人分）

かじき（めかじき）……100g
玉ねぎ……50g
ピーマン……1個
マッシュルーム……2〜3個
ミニトマト……3個
A［にんにく……1/2かけ分
　 オリーブ油……小さじ2
B［トマトケチャップ……大さじ1
　 塩、黒こしょう……各少々
粉チーズ……少々

作り方

❶ かじきはそぎ切りにし、さっとゆでる。

❷ 玉ねぎとピーマンは細切りに、マッシュルームは四つ割りにする。

❸ フライパンにAを入れて弱火にかけ、半分に切ったミニトマトをつぶしながらいためる。❷を加えていため合わせ、Bで調味する。

❹ かじきを加えて手早くいため、器に盛り、粉チーズを振る。

エネルギー	149kcal
たんぱく質	11.2g
食塩相当量	0.6g
カリウム	431mg

いかと大根の煮物

材料（作りやすい分量・2人分）

いか（下処理したもの）……100g
大根……80g
ごま油……小さじ1/2
だし……1/2カップ
A 砂糖……小さじ1/3
A しょうゆ……小さじ1/2
A みりん……小さじ1/2
絹さや……2枚

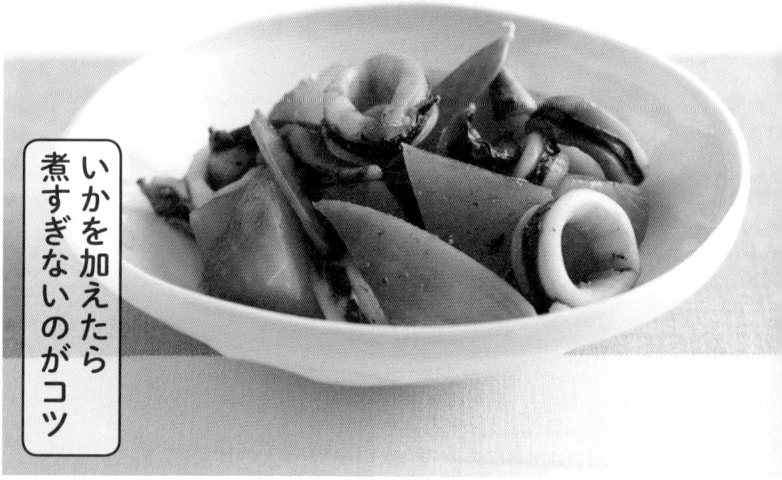
いかを加えたら
煮すぎないのがコツ

作り方

❶ いかの胴は1cm幅の輪切りにし、足は一口大に切る。大根は乱切りにする。

❷ なべにごま油を熱し、大根を入れていため、だしを加えて10分ほど煮る。

❸ Aを加え、大根に八分どおり火が通るまで煮たら、いかを加えてひと煮する。火を止め、絹さやを加えて蓋をし、5分おく。（伊藤）

エネルギー	65kcal
たんぱく質	9.5g
食塩相当量	0.5g
カリウム	275mg

アボカド入りえびサラダ

材料（1人分）

えび（殻つき・無頭）……3尾（50g）
A 酒……小さじ1
A かたくり粉……小さじ1/2
アボカド……70g
ベビーリーフ……15g
B マヨネーズ……大さじ1
B トマトケチャップ……大さじ1/2
B 加糖練乳……小さじ1/2
B タバスコ、塩、黒こしょう……各少々

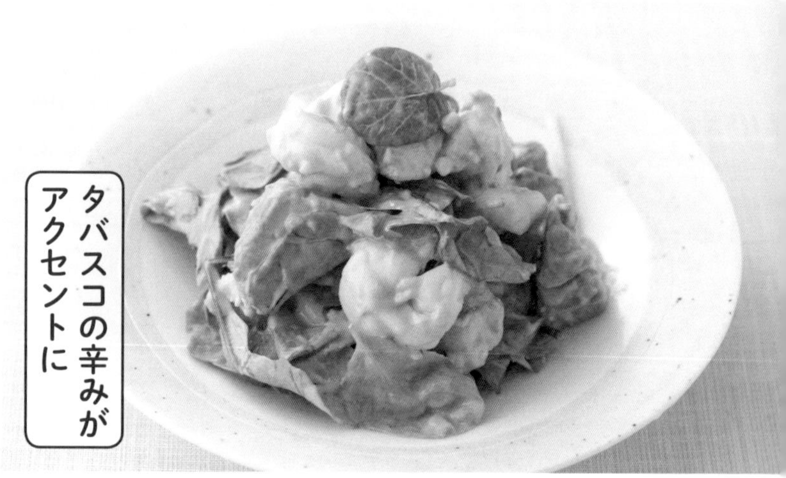
タバスコの辛みが
アクセントに

作り方

❶ えびは尾を残して殻、背わたを除き、洗って水けをきる。Aをからめてからゆで、水けをきる。

❷ アボカドは一口大に切る。

❸ ボウルにBをまぜ合わせ、❶と❷、ベビーリーフを加えてあえ、器に盛る。（大越）

エネルギー	282kcal
たんぱく質	12.0g
食塩相当量	1.1g
カリウム	750mg

カキとブロッコリーのオイスターソースいため

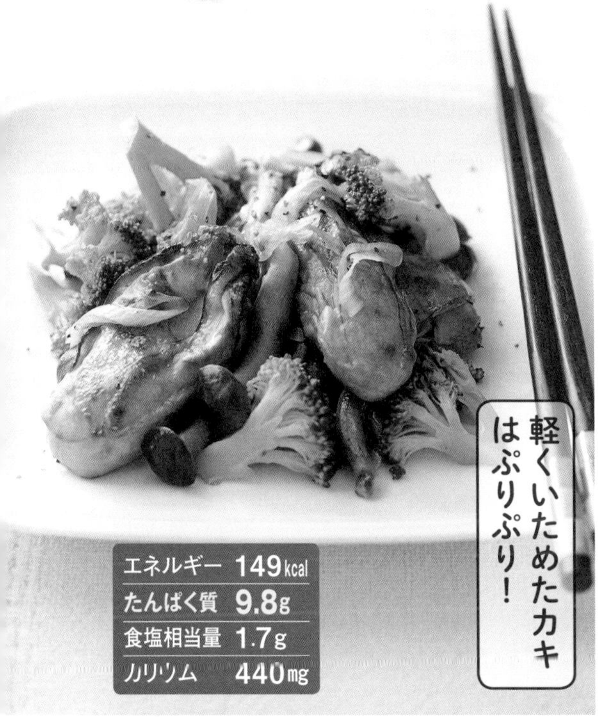
軽くいためたカキはぷりぷり!
エネルギー 149kcal
たんぱく質 9.8g
食塩相当量 1.7g
カリウム 440mg

材料（1人分）

カキ（むき身）……4個（90g）
かたくり粉……少々
ブロッコリー……60g
しめじ……30g
ねぎ（小口切り）……10g
A
- オイスターソース……小さじ1/2
- しょうゆ……小さじ1/3
- 酒……小さじ2
- 黒こしょう……少々

植物油……小さじ1

作り方

1. カキはざるに入れて振り洗いし、ブロッコリーは小房に分けてゆでる。しめじはほぐす。
2. カキの水けをふきとってかたくり粉をまぶし、油小さじ1/2を熱したフライパンでこんがりと焼き、とり出す。
3. 2のフライパンに残りの油を足し、ねぎ、ブロッコリー、しめじを加えていためる。カキを戻し入れ、Aで調味する。（伊藤）

あさりと白菜の蒸し煮

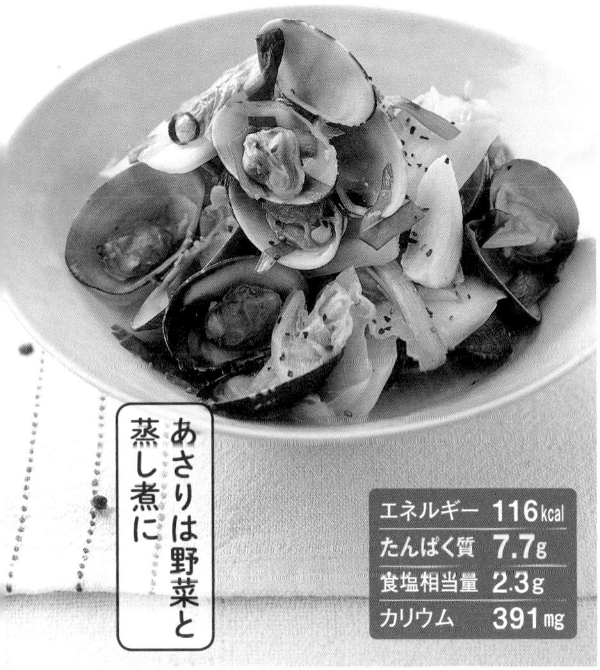
あさりは野菜と蒸し煮に
エネルギー 116kcal
たんぱく質 7.7g
食塩相当量 2.3g
カリウム 391mg

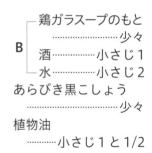

材料（1人分）

あさり（殻つき・砂抜きしたもの）……250g
白菜……100g
にら……30g
A
- にんにく（つぶす）……1/2かけ
- 赤とうがらし（小口切り）……1/4本分

B
- 鶏ガラスープのもと……少々
- 酒……小さじ1
- 水……小さじ2

あらびき黒こしょう……少々
植物油……小さじ1と1/2

作り方

1. 白菜はざく切り、にらは3cm長さに切る。
2. フライパンに油とAを入れて弱火にかけ、香りが立ったらあさりを加えていためる。
3. 油が回ったら白菜を加えてさっといため、Bを加えて黒こしょうを振り、ふたをして蒸し煮にする。
4. 貝の口が開いたらにらを加え、ひと煮する。蒸し汁の半分は残す。（伊藤）

**豆腐や厚揚げなどの大豆製品は、良質のたんぱく源。
風味や食感を生かしてメニューにとり入れましょう。**

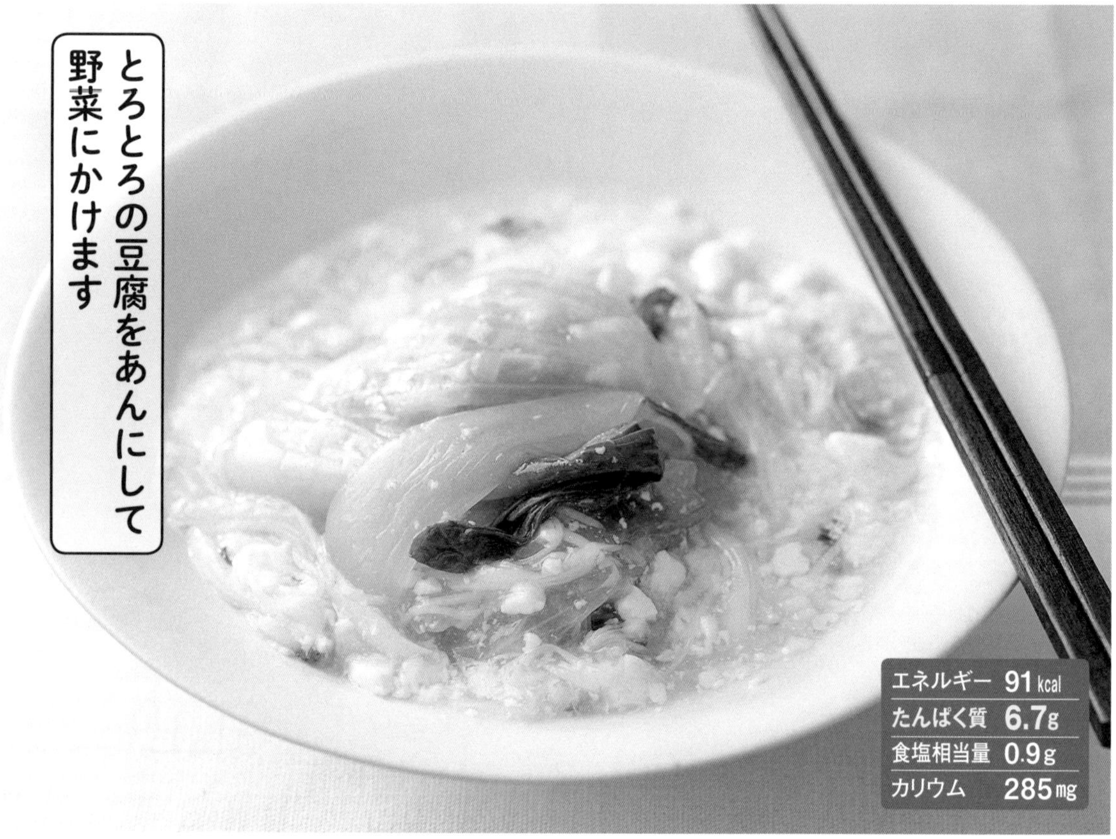

とろとろの豆腐をあんにして野菜にかけます

エネルギー	91 kcal
たんぱく質	6.7g
食塩相当量	0.9g
カリウム	285mg

レタスとチンゲンサイの豆腐あんかけ

材料（作りやすい分量・2人分）

- 絹ごし豆腐……150g
- レタス……1/4個
- チンゲンサイ……1/2株
- かに水煮缶……20g
- A
  - 長ねぎ（みじん切り）……15g
  - しょうが（みじん切り）……1g
- B
  - 鶏ガラスープのもと……小さじ1/3
  - 水……1/3カップ
  - 塩……小さじ1/6
- かたくり粉……小さじ1
- ごま油……小さじ1/2

作り方

❶ 豆腐はあらくほぐす。

❷ レタスは大きめのざく切りにし、チンゲンサイは1枚ずつはがして縦半分に切る。以上を植物油少々（分量外）を加えた熱湯でさっとゆで、湯をきって器に盛る。

❸ フライパンにごま油を熱してAをいため、香りが立ったらかにの身と豆腐を加えてさっといためる。

❹ Bを加えてまぜ、倍量の水でといたかたくり粉でとろみをつけ、❷が温かいうちにかける。

（伊藤）

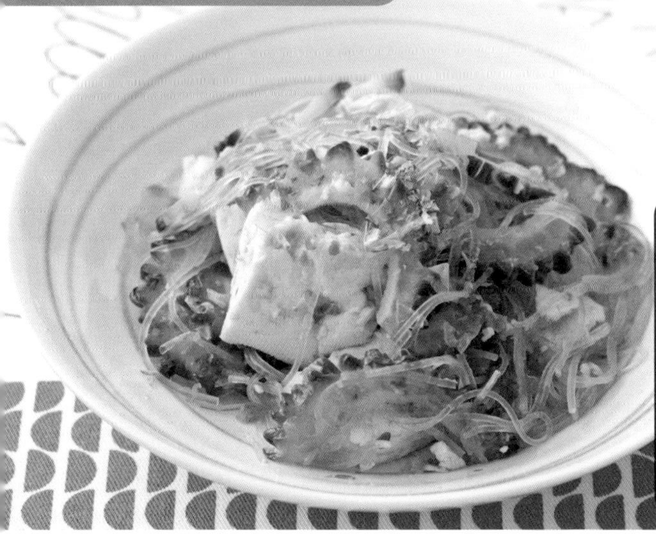

はるさめで
ボリュームを出して

豆腐チャンプルー

材料（作りやすい分量・2人分）

木綿豆腐……80g
ゴーヤー……40g
はるさめ（乾燥）……10g
A にんにく（薄切り）……1枚
A ごま油、植物油……各小さじ1
B しょうゆ……小さじ2/3
B みりん……小さじ1/2
B こしょう……少々
削りがつお……小さじ2

作り方

❶ 豆腐はキッチンペーパーに包み、10分おいて水けをきる。ゴーヤーは薄い半月切りにし、はるさめは熱湯でもどして食べやすく切る。

❷ フライパンにAを熱し、香りが立ったらにんにくをとり出す。豆腐を手で割って加え、きつね色に焼きつける。

❸ ゴーヤー、はるさめの順に加えていため、Bで調味し、削りがつおを散らす。（岩﨑）

エネルギー	187kcal
たんぱく質	6.9g
食塩相当量	0.7g
カリウム	255mg

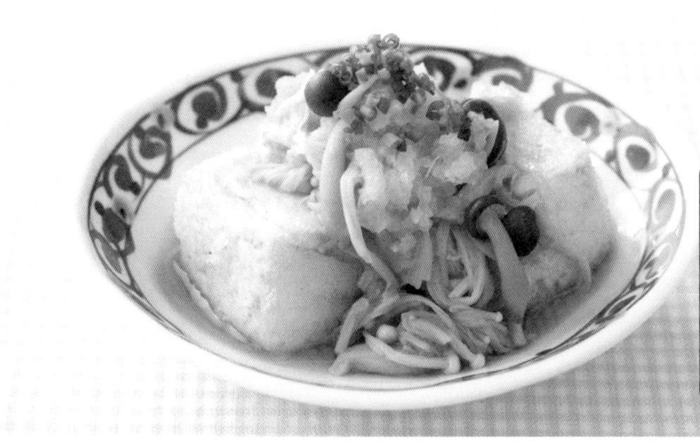

揚げた豆腐が
香ばしい

揚げだし豆腐きのこあん

材料（1人分）

木綿豆腐……100g
かたくり粉……小さじ1
揚げ油……適量
しめじ……30g
えのきたけ……30g
A だし……大さじ2と1/3
A みりん……小さじ1
A しょうゆ……小さじ1
B かたくり粉……小さじ2/3
B 水……小さじ2
大根おろし……50g
小ねぎ（小口切り）……1〜2本分

作り方

❶ 豆腐は半分に切ってキッチンペーパーにのせ、水けを自然にきる。しめじは小房に分け、えのきは根を落とし、2cm長さに切る。

❷ 揚げ油を170度に熱し、豆腐にかたくり粉をまぶして入れ、きつね色に揚げる。

❸ なべにAときのこを入れて2〜3分煮て、Bをまぜて加える。とろみがついたら、軽く水けをきった大根おろしを加え、火を止める。

❹ 器に揚げた豆腐を盛り、❸をかけて小ねぎをのせる。（岩﨑）

エネルギー	197kcal
たんぱく質	9.1g
食塩相当量	0.9g
カリウム	538mg

焼き厚揚げの野菜あん

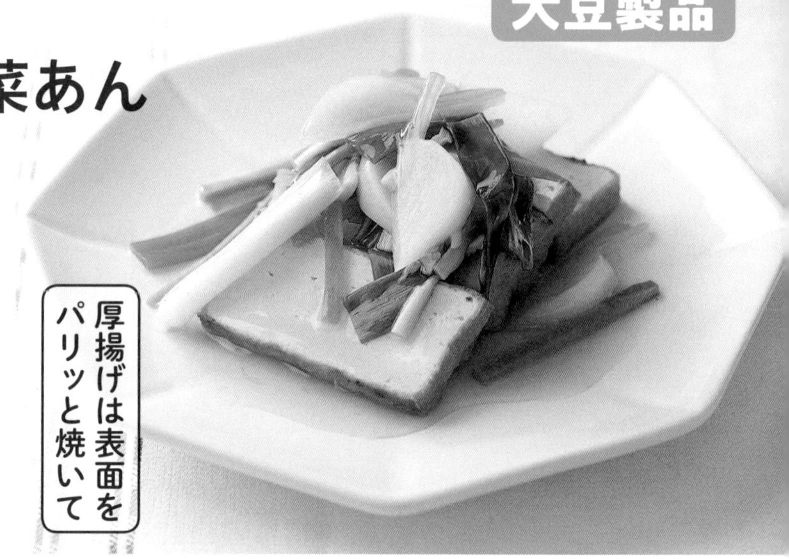
厚揚げは表面をパリッと焼いて

材料（1人分）

厚揚げ……………………………100g
かぶ………………………………1/2個
エリンギ…………………………1/2本
にんじん…………………………15g
わけぎ……………………………4本
A だし……………………1/2カップ
A 薄口しょうゆ………小さじ1/2
A みりん…………………小さじ1/2

作り方

❶ かぶはくし形に切り、エリンギは縦に裂く。にんじんは細切り、わけぎは4cm長さに切ってさっとゆでる。

❷ 厚揚げは熱湯にくぐらせて油抜きをし、オーブントースターで2～3分こんがりと焼く。薄く切り、器に盛る。

❸ なべにAを煮立て、わけぎ以外の❶を入れて煮る。やわらかく煮えたらわけぎを加えて火を止め、❷にかける。（大越）

エネルギー	178kcal
たんぱく質	12.0g
食塩相当量	0.5g
カリウム	380mg

厚揚げと玉ねぎのピリ辛煮

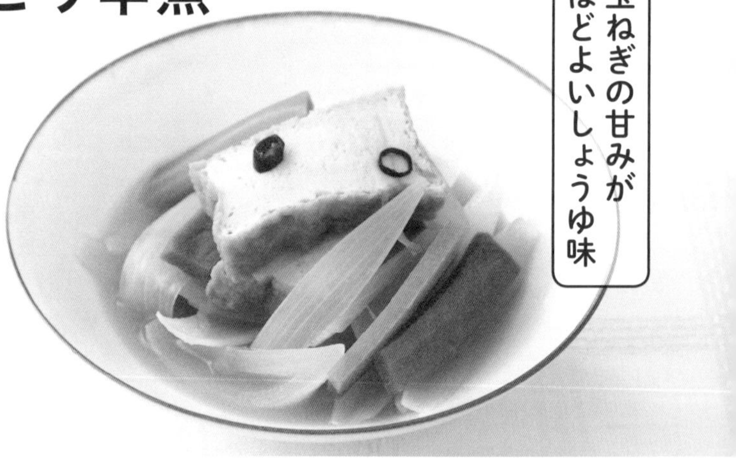
玉ねぎの甘みがほどよいしょうゆ味

材料（1人分）

厚揚げ……………………………50g
玉ねぎ……………………………50g
にんじん…………………………25g
植物油…………………………小さじ1
赤とうがらし（小口切り）……1/4本
だし……………………………1/2カップ
A 酒………………………………小さじ1
A みりん…………………………小さじ2/3
A しょうゆ………………………小さじ1

作り方

❶ 厚揚げは熱湯にくぐらせて油抜きをし、4～5mm厚さに切る。玉ねぎはくし形に、にんじんは2～3mm厚さの短冊に切る。

❷ なべに油を熱し、玉ねぎとにんじんをいためる。油がなじんだら、赤とうがらしとだし、Aを加える。

❸ 煮立ったら厚揚げを入れて中火にし、5～6分、味がなじむまで煮る。（大越）

エネルギー	142kcal
たんぱく質	6.9g
食塩相当量	1.0g
カリウム	303mg

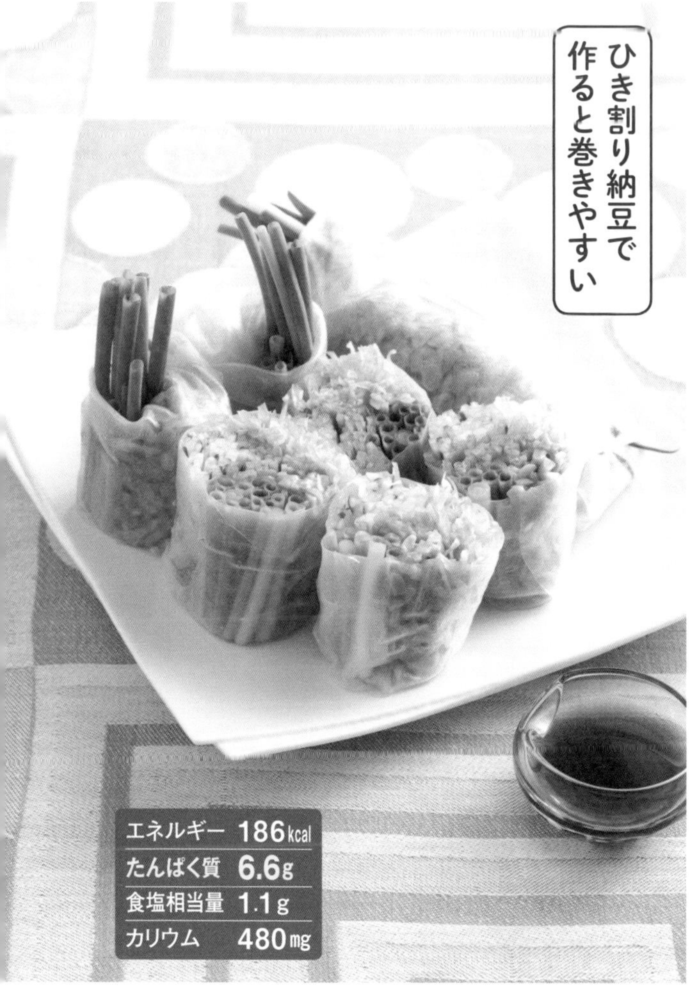

ひき割り納豆で
作ると巻きやすい
エネルギー 186kcal
たんぱく質 6.6g
食塩相当量 1.1g
カリウム 480mg

納豆と せん切り野菜の 生春巻き

材料（1人分）

- ひき割り納豆……30g
- レタス……1枚
- きゅうり……40g
- にんじん……20g
- 万能ねぎ……8本
- ライスペーパー……3枚
- 青じそ……6枚
- ポン酢しょうゆ……小さじ2

作り方

❶ レタス、きゅうり、にんじんはせん切りにし、万能ねぎは10cm長さに切る。

❷ ライスペーパーは1枚ずつ霧吹きなどで水にぬらしくもどし、キッチンペーパーで余分な水分をふきとる。

❸ ❷を広げ、青じそ、納豆、❶の野菜を等分にして細長くおき、両端を折り込みながら巻く。切り分けて器に盛り、ポン酢しょうゆを添える。（大越）

たたききゅうり入り納豆

材料（1人分）

- 納豆……50g
- きゅうり……2/3本（70g）
- 塩……少々
- A
  - ごま油……小さじ1/2
  - しょうゆ……小さじ1/3
  - ねりがらし……小さじ1/3
- いり白ごま……少々

作り方

❶ きゅうりは塩を振り、転がしながらまぶす。めん棒などで軽くたたき、一口大に切る。

❷ 納豆、❶、Aをねりまぜ、器に盛り、ごまを振る。（大越）

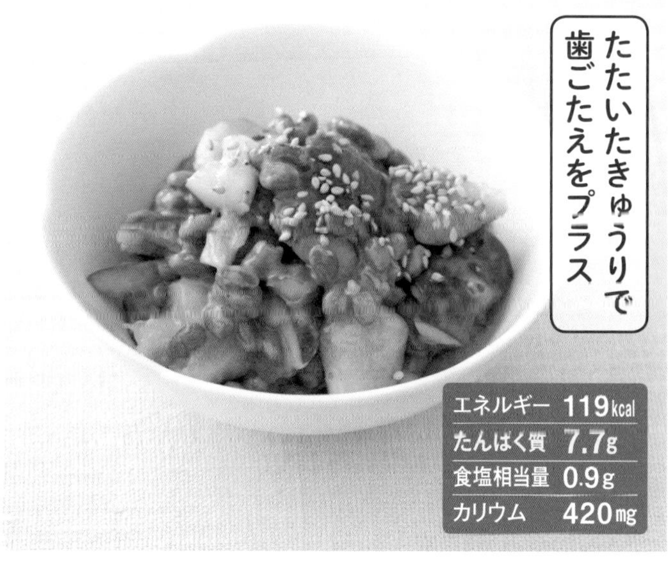

たたいたきゅうりで
歯ごたえをプラス
エネルギー 119kcal
たんぱく質 7.7g
食塩相当量 0.9g
カリウム 420mg

**たんぱく質を効率よくとるためにも欠かせない卵。
1日25～50gをめやすに上手にとり入れましょう。**

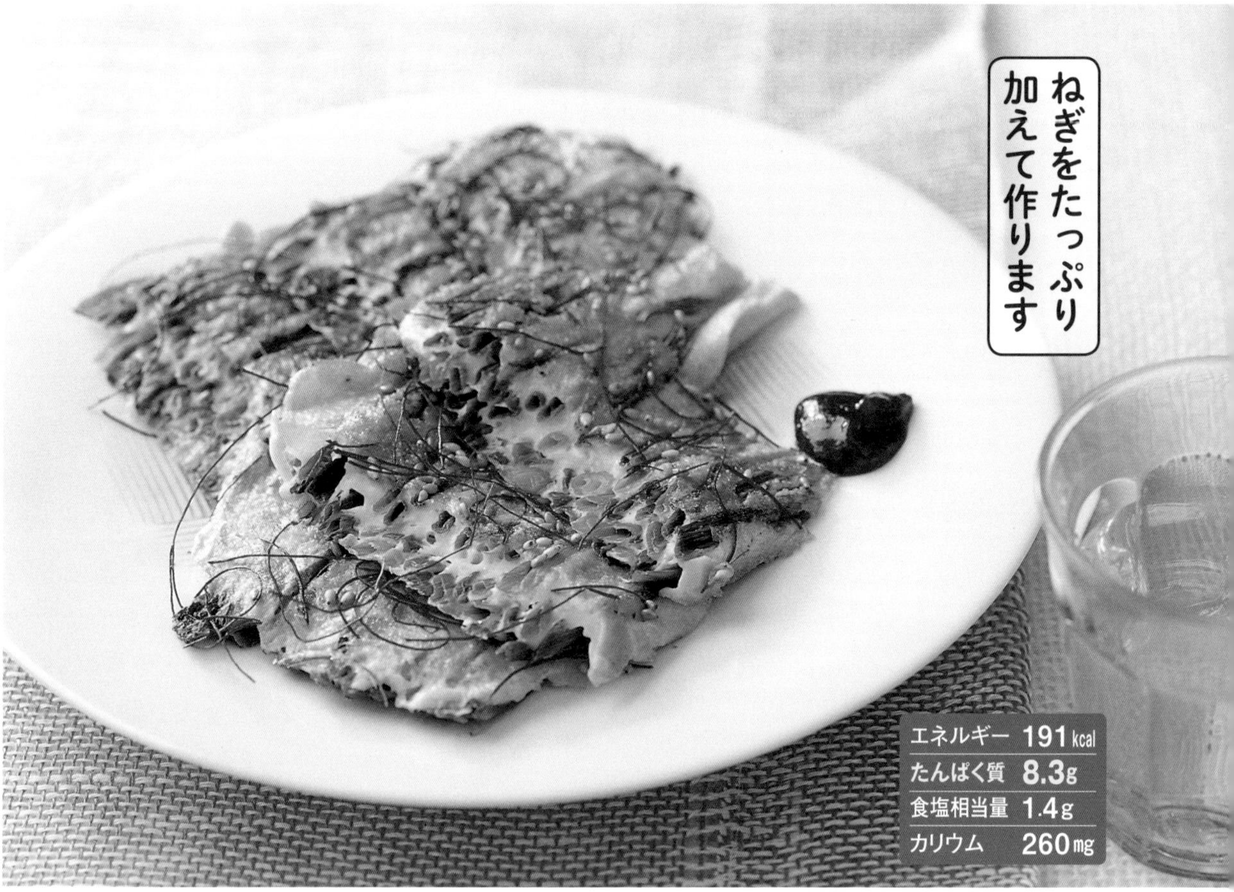
ねぎをたっぷり加えて作ります
エネルギー 191kcal
たんぱく質 8.3g
食塩相当量 1.4g
カリウム 260mg

ねぎの韓国風卵焼き

材料（1人分）

卵……………………1個（50g）
万能ねぎ……………1/2束（50g）
A［塩、こしょう、小麦粉……各少々
糸とうがらし……………少々
いり白ごま……………小さじ1/2
B［コチュジャン……大さじ1/2
　 みりん……………小さじ1
ごま油……………大さじ1/2

作り方

❶ 万能ねぎはフライパンの直径に合わせて切り、Aを振り、とき卵にくぐらせる。

❷ フライパンにごま油を熱して❶を並べ、残りのとき卵を流し入れ、厚みを均等にしながら焼く。片面が焼けたら返し、糸とうがらしとごまを振り、こんがりと焼く。

❸ 切り分けて器に盛り、まぜたBを添える。

（大越）

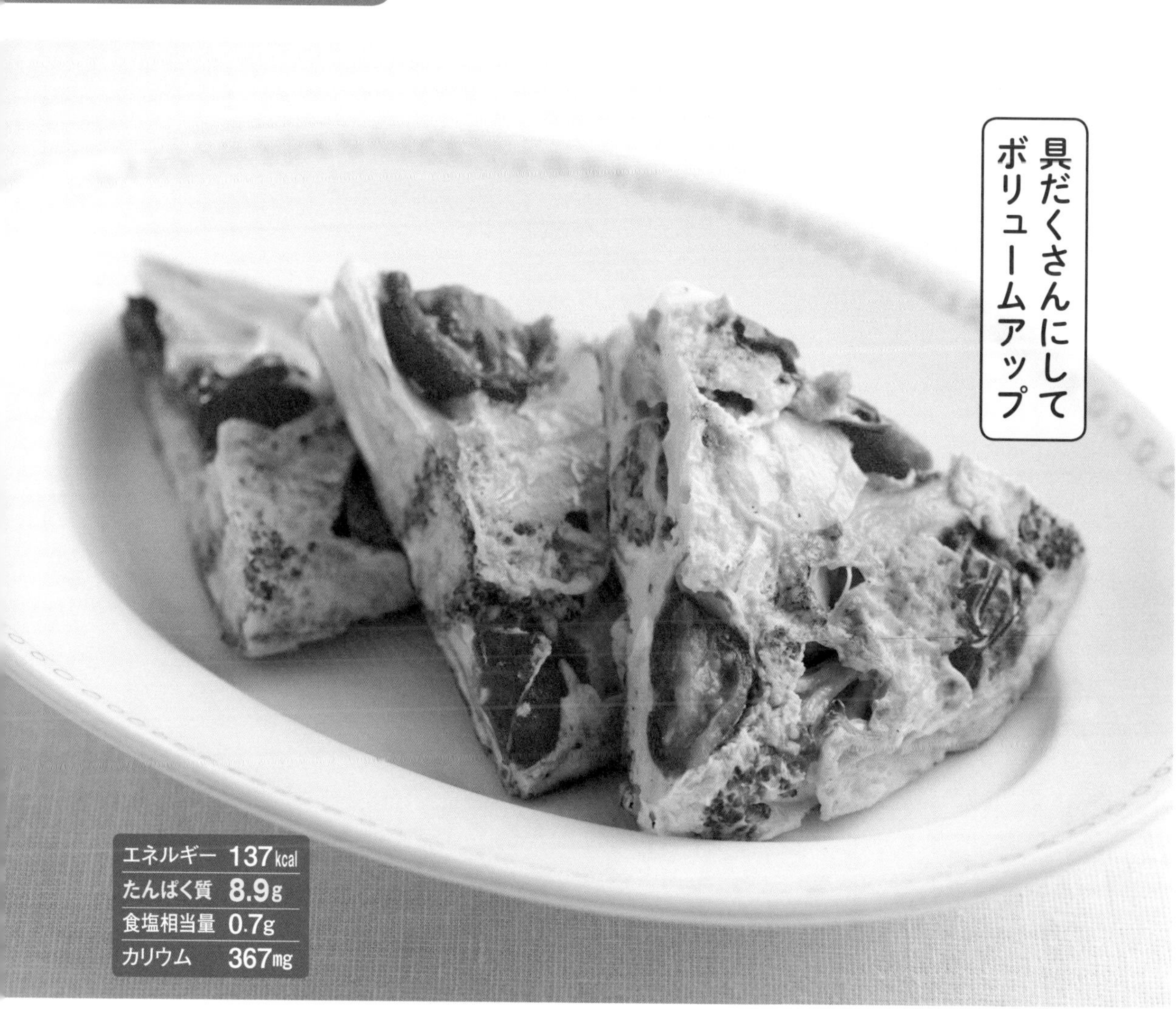
具だくさんにしてボリュームアップ
エネルギー 137kcal
たんぱく質 8.9g
食塩相当量 0.7g
カリウム 367mg

スペイン風オムレツ

材料（作りやすい分量・3人分）

卵……3個（150g）

A
- 牛乳……大さじ1
- トマトケチャップ……小さじ2
- 塩……小さじ1/4
- 黒こしょう……少々

キャベツ……大1枚
ブロッコリー……100g
ミニトマト……8個
オリーブ油……小さじ2

作り方

1. キャベツは小さくちぎり、ブロッコリーは小房に分けてそれぞれゆでて、水けをきる。ミニトマトは半分に切る。
2. 卵は割りほぐし、Aをまぜる。
3. フライパンにオリーブ油を熱し、キャベツとブロッコリーをいためる。しんなりしてきたら卵液を加え、上にミニトマトを均等にのせ、蓋をして弱火で7～8分蒸し焼きにする。
4. 底面が焼けたら返し、さらに2～3分焼き、食べやすく切る。

（大越）

トマト入りスクランブルエッグ

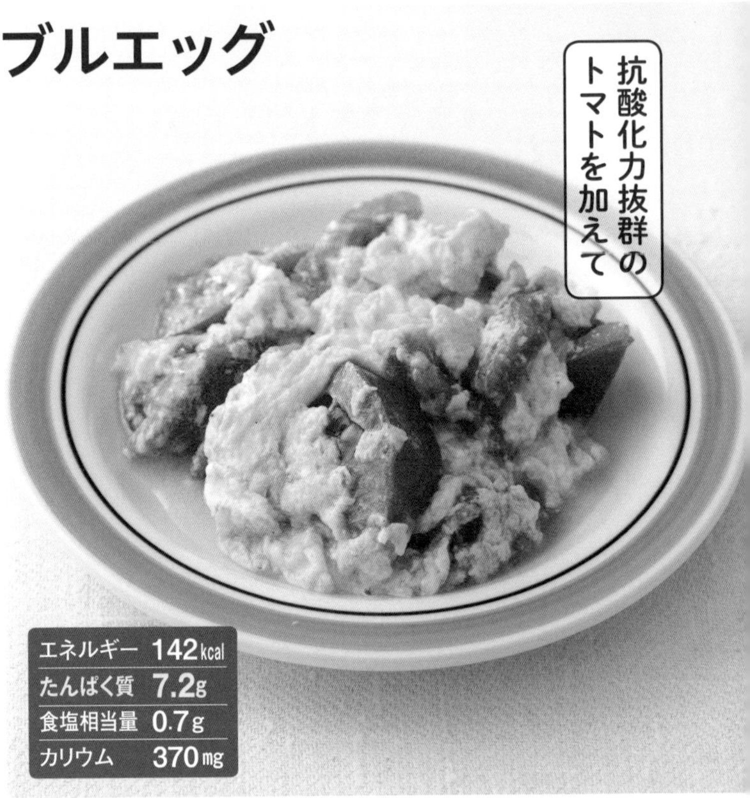
抗酸化力抜群のトマトを加えて
エネルギー 142kcal
たんぱく質 7.2g
食塩相当量 0.7g
カリウム 370mg

材料（1人分）

- 卵……1個（50g）
- トマト……1個
- A
  - 牛乳……小さじ2
  - 塩……少々（0.5g）
  - こしょう……少々
- 植物油……小さじ1

作り方

1. トマトは一口大の乱切りにする。卵は割りほぐし、Aを加えてまぜる。
2. フライパンに油を熱し、トマトをいためる。油が回ったら卵液を加えて大きくまぜ合わせ、半熟状で火を止める。（大越）

卵のココット

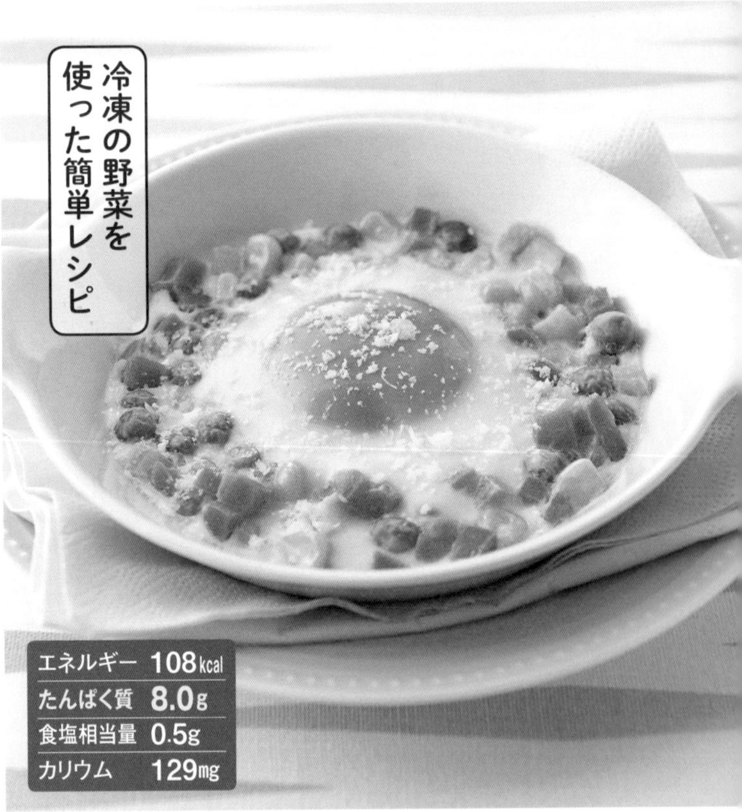
冷凍の野菜を使った簡単レシピ
エネルギー 108kcal
たんぱく質 8.0g
食塩相当量 0.5g
カリウム 129mg

材料（1人分）

- 卵……1個（50g）
- ミックスベジタブル（冷凍）……30g
- 塩……少々（0.2g）
- 粉チーズ……2g

作り方

1. 耐熱皿に植物油少々（分量外）を薄く塗り、ミックスベジタブルを入れて塩を振る。平らにならして中央をくぼませ、卵を割り入れる。
2. 高温に熱したオーブントースターに入れて焼き、卵が半熟状になったらとり出して粉チーズを振る。（岩﨑）

三つ葉とかにかまの卵とじ

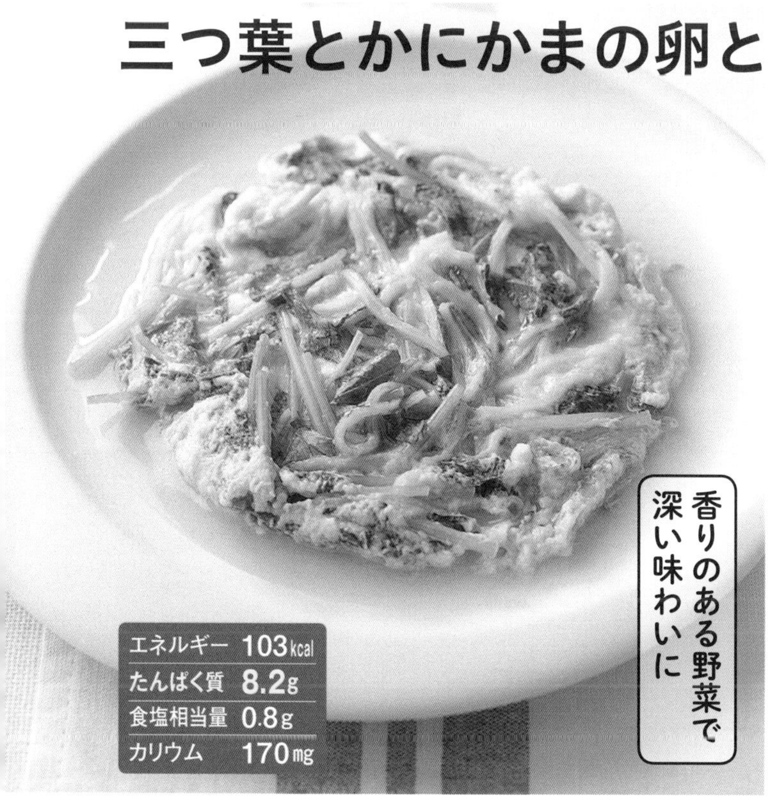

香りのある野菜で深い味わいに

エネルギー	103kcal
たんぱく質	8.2g
食塩相当量	0.8g
カリウム	170mg

材料（1人分）

とき卵……1個分（50g）
三つ葉……20g
かに風味かまぼこ……1本
A
- だし……1/4カップ
- 薄口しょうゆ……小さじ2/3
- みりん……小さじ1/2
- 砂糖……少々

作り方

❶ 三つ葉は2～3cm長さに切る。かにかまは2～3cm長さに切り、手で裂く。

❷ なべにAを入れて火にかけ、❶をさっと煮る。とき卵を回しかけて火を止め、ふたをして蒸らす。（伊藤）

生野菜サラダポーチドエッグのせ

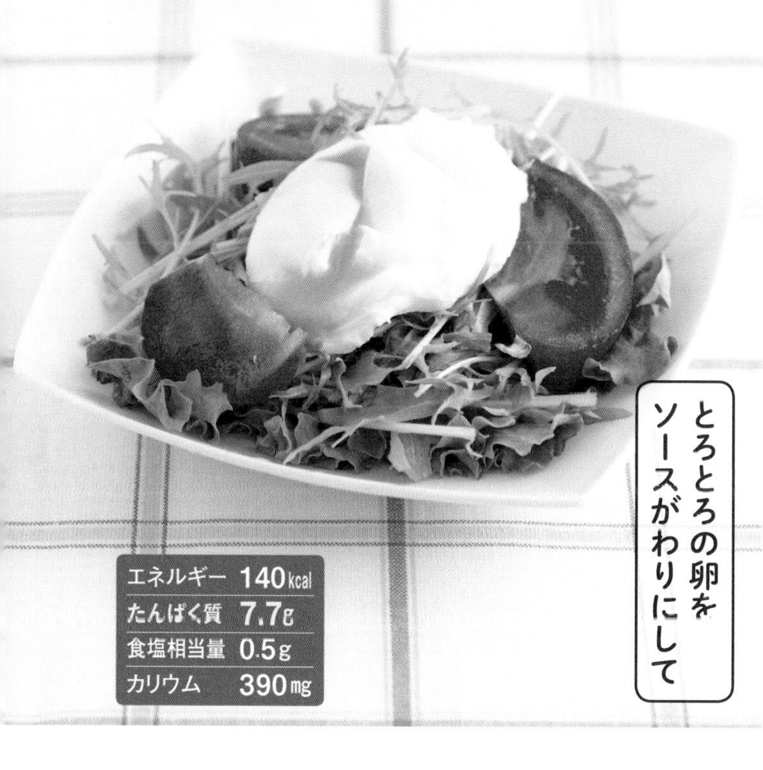

とろとろの卵をソースがわりにして

エネルギー	140kcal
たんぱく質	7.7g
食塩相当量	0.5g
カリウム	390mg

材料（1人分）

卵……1個（50g）
水菜……40g
リーフレタス……1枚
トマト……1/2個
A
- フレンチドレッシング（市販品）……小さじ2
- 黒こしょう……少々

作り方

❶ なべに酢少々（分量外）を入れて湯を沸かし、中火にして卵を割り入れる。1分ほどゆでて冷水にとり出す。

❷ 水菜は4cm長さに切り、レタスはちぎり、Aであえる。トマトはくし形に切る。器に盛り、❶をのせる。（大越）

主食がメインの料理のとり方

エネルギーとたんぱく質をバランスよくとるには、主食のとり方が鍵。20ページでもとり上げていますが、ここでは、ワンディッシュメニューのとり方のヒントをご紹介します。

油分をプラスしたチャーハンや焼きそばなどでエネルギーアップ

たんぱく質量を抑えながらエネルギーを確保するには、主食の調理にも工夫が必要です。ご飯はチャーハンや炊き込みご飯、めんは焼きそばや焼きうどん、ナポリタンなど、しっかりエネルギーがとれてたんぱく質が少ないメニューをとり入れましょう。油分をプラスすることでエネルギー量がアップし、味を変えることで献立にも変化がつきます。

ただし、主食＋主菜のワンディッシュメニューは食塩量が多くなりがち。肉や魚は少量でもうまみを生かし、野菜をたっぷりととり合わせるなどの工夫が必要です。

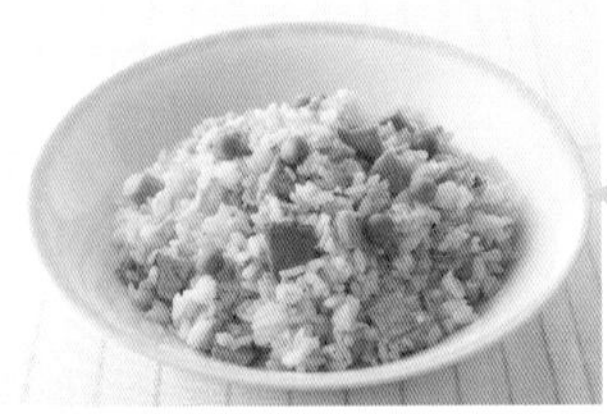

チャーハンは卵でたんぱく質をとり、油でエネルギーがアップ！

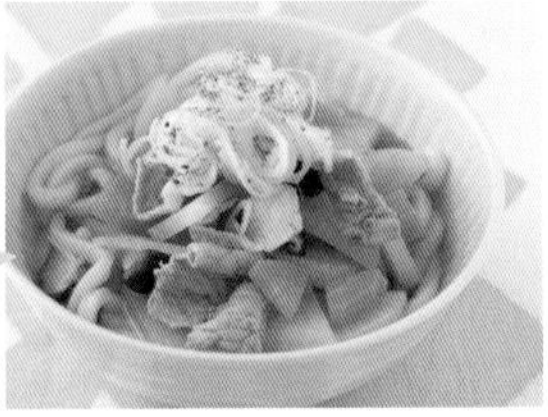

めん類はだしをきかせて具だくさんにし、汁は飲み干さないのが減塩ポイント！

低たんぱく質食品を上手に利用する

めん類や丼などがメインの料理では、市販の低たんぱく質食品を使うのもおすすめです。上にのせたりまぜ込むと肉や魚、野菜などの具材がたくさん食べられます。

また、市販のうどんや中華めんなどとくらべて食塩量が少ないのも、この食品の特徴です。これらの低たんぱく食品は、出始めたころにくらべて、味や香り、食感など、品質も格段によくなっています。食品によって違いはありますが、調理のうえでの特別なコツも必要ありません。特徴を生かして上手にとり入れましょう。

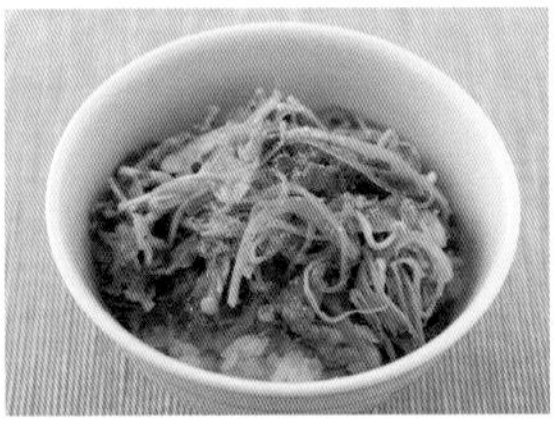

人気の牛丼も、低たんぱく質ご飯を使えば肉がしっかり食べられる！

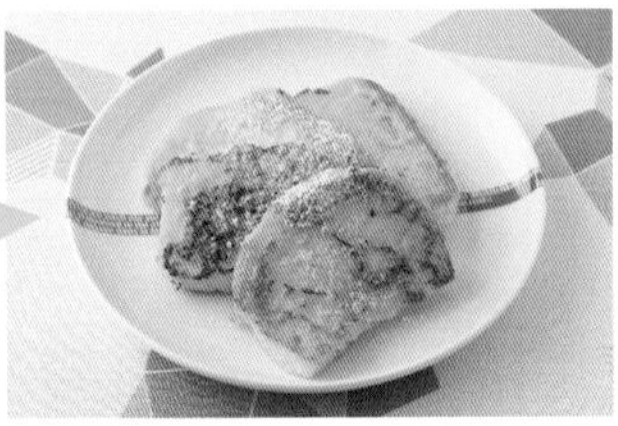

卵と牛乳をたっぷり使うフレンチトースト。低たんぱく質パンを使えば安心！

朝食のトーストにはバターやはちみつなどで糖分をプラス

朝食は手軽で食べやすいパンがうれしいもの。トーストはバターやジャム、はちみつなどを加えましょう。バターは無塩のものを使い、さらに、ジャムやはちみつなど糖分の高い食材をプラスすると、エネルギー量を手軽にあげることができます。

パンにはバターやジャムをたっぷり添えてエネルギーアップ！

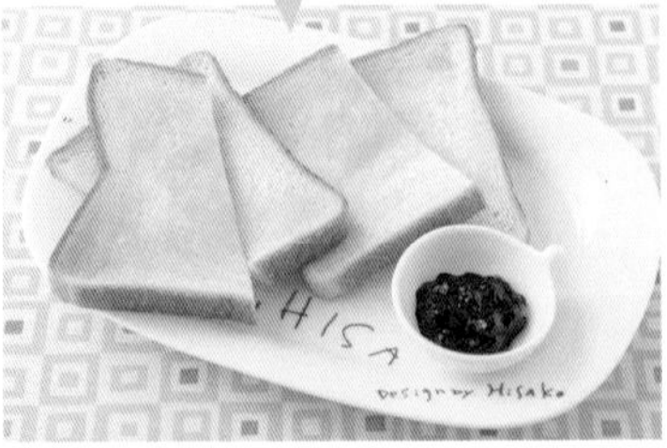

第3章 低塩の副菜・汁物&デザート

野菜中心の
副菜と汁物から
デザートまで
48品

　野菜やいも、海藻、きのこのおかずは、ビタミンやミネラル、食物繊維を補うとともに、主菜のボリューム不足を補い、エネルギーを確保する役割も果たします。調理法が重ならないように組み合わせると、味にメリハリがつき、食塩量やエネルギー調整もしやすくなります。汁物も汁の量を減らすなどの工夫をしましょう。

　ここでは、副菜、手作りのだしと汁物に加え、エネルギーを補充するときに重宝するスイーツ４品を紹介します。

●栄養データ
エネルギー、たんぱく質、食塩相当量、カリウムを表示。いずれも断りがない場合は、１人分（１食分）のめやすです。

●材料の分量
１人分が基本ですが、一部、常備菜やデザートなどは作りやすい分量となっています。

副菜は減塩で薄味が基本。
野菜、いも、海藻、きのこなどを
まんべんなくとり入れましょう。

副菜

あえ物・煮びたし

野菜は一度ゆでることでカリウムが減らせます。とくにカリウムが多い青菜。ゆでてからしっかりと水けをしぼるのが基本。

ほうれんそうのおろしあえ

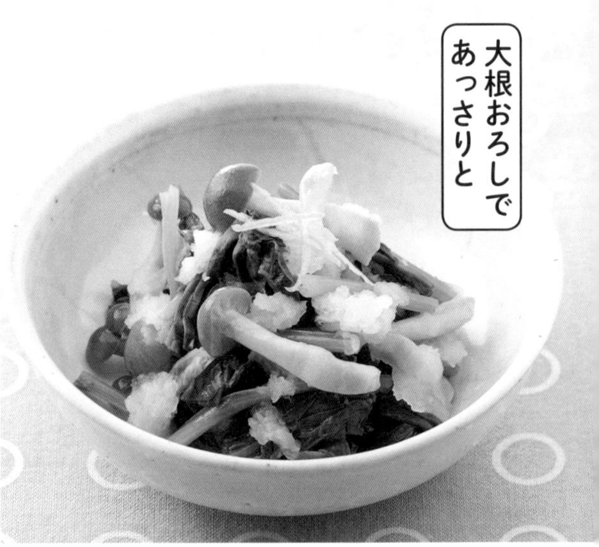
大根おろしで
あっさりと

エネルギー 30kcal | たんぱく質 1.9g
食塩相当量 0.3g | カリウム 320mg

材料（1人分）

ほうれんそう……50g
しめじ……20g
だしわりしょうゆ……小さじ1/2
大根おろし……40g

A
- 酢……小さじ1
- 砂糖……小さじ1/2
- 和風顆粒だし……小さじ1/4
- 塩……少々（0.1g）

作り方

❶ ほうれんそうはゆでて水けをしぼり、3cm長さに切る。しめじはほぐして耐熱皿にのせ、だしわりしょうゆを振り、ラップをかけて電子レンジで10秒加熱する。

❷ 大根おろしは水けをきり、Aをまぜ、❶を加えてあえる。器に盛り、あればゆず皮を添える。（岩﨑）

しゅんぎくのおひたしねぎ風味

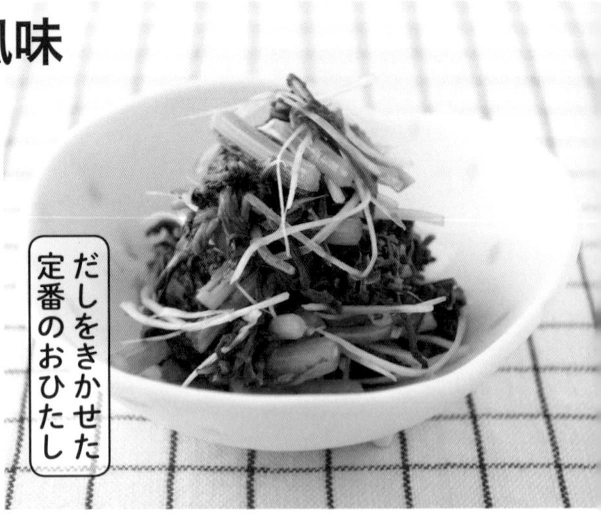
だしをきかせた
定番のおひたし

エネルギー 19kcal | たんぱく質 1.8g
食塩相当量 0.4g | カリウム 162mg

材料（1人分）

しゅんぎく……60g
ねぎの白い部分……10g

A
- だし……小さじ2
- しょうゆ……小さじ1/3
- 削りがつお……少々

作り方

❶ しゅんぎくはゆでて水けをしぼり、3～4cm長さに切る。

❷ ねぎは縦にせん切りにして水にさらし、水けをきる（白髪ねぎ）。

❸ Aを合わせ、❶と❷を加えてあえる。（大越）

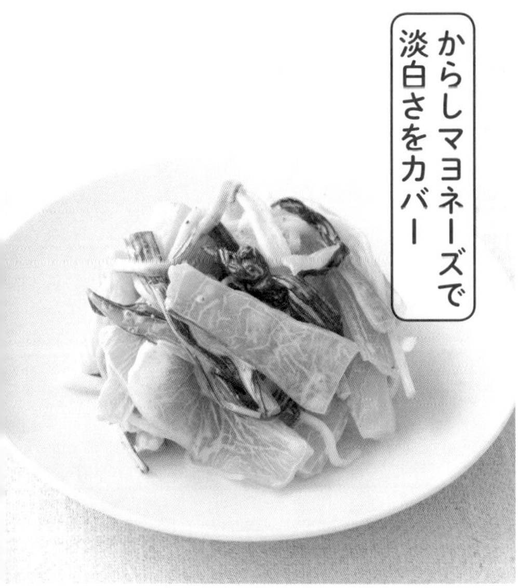

からしマヨネーズで
淡白さをカバー

チンゲンサイのかにかまマヨあえ

材料（1人分）

チンゲンサイ………60g
かに風味かまぼこ…1本
A
- マヨネーズ……………小さじ1
- ねりがらし………小さじ1/4
- こしょう………少々

作り方

❶ チンゲンサイは縦半分に切ってゆで、水けをしぼって一口大に切る。
❷ かに風味かまぼこはほぐす。
❸ Aをまぜ合わせ、❶と❷を加えてあえる。（大越）

エネルギー 50kcal　たんぱく質 1.9g
食塩相当量 0.5g　カリウム 120mg

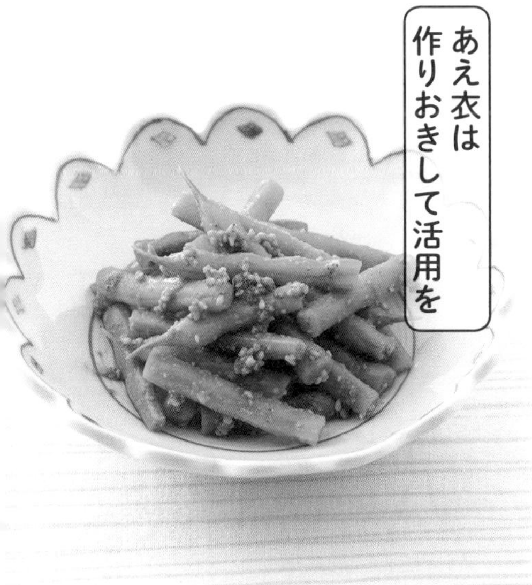

あえ衣は
作りおきして活用を

さやいんげんのごまあえ

材料（1人分）

さやいんげん………50g
いり白ごま……小さじ1
砂糖……………小さじ2/3
だし、しょうゆ……………各小さじ1/4

作り方

❶ いんげんはゆでて水けをきり、4cm長さに切る。
❷ ごまはすり鉢に入れてすり、砂糖を加えてさらにすりまぜ、だしわりしょうゆを加えてすりのばす。
❸ ❷に❶を加えてあえる。（岩﨑）

エネルギー 40kcal　たんぱく質 1.6g
食塩相当量 0.2g　カリウム 148mg

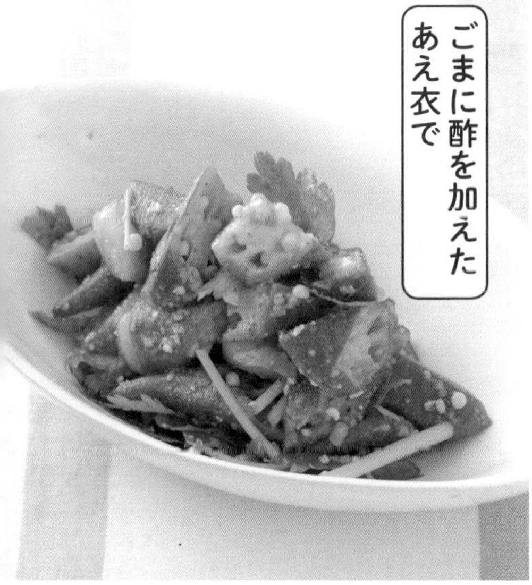

ごまに酢を加えた
あえ衣で

オクラのごま酢あえ

材料（1人分）

オクラ…………………………4本
三つ葉……………………20g
A
- すり黒ごま……………小さじ1
- 砂糖……小さじ1/2
- しょうゆ…………小さじ2/3
- 酢……………小さじ2

作り方

❶ オクラはゆでて小さめの乱切りにし、三つ葉は3～4cm長さに切る。
❷ Aをまぜ合わせ、❶を加えてあえる。（大越）

エネルギー 36kcal　たんぱく質 1.5g
食塩相当量 0.6g　カリウム 230mg

レンジなすの梅肉あえ

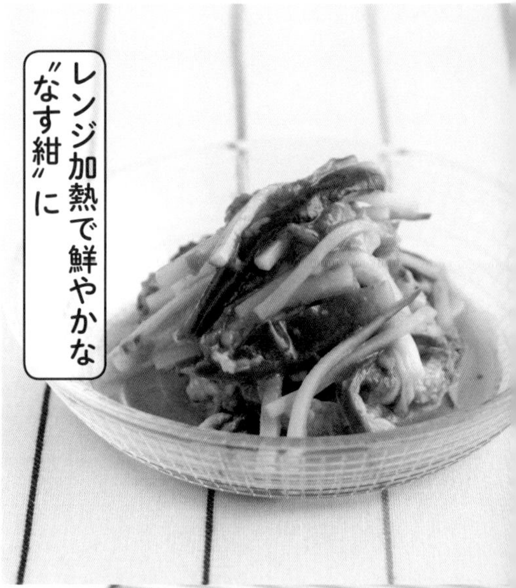
レンジ加熱で鮮やかな
“なす紺”に

材料（1人分）

なす……1個
きゅうり……1/3本
A
- 梅肉……1/2個分
- ごま油……小さじ1/2
- みりん……小さじ1/2

作り方

1. なすはがくをとってラップに包み、電子レンジで1分30秒加熱する。あら熱がとれたら、縦に裂く。
2. きゅうりは細切りにする。
3. Aをまぜ合わせ、1と2をを加えてあえる。（大越）

エネルギー 43kcal　たんぱく質 1.1g
食塩相当量 0.5g　カリウム 200mg

アスパラのマヨしょうゆかけ

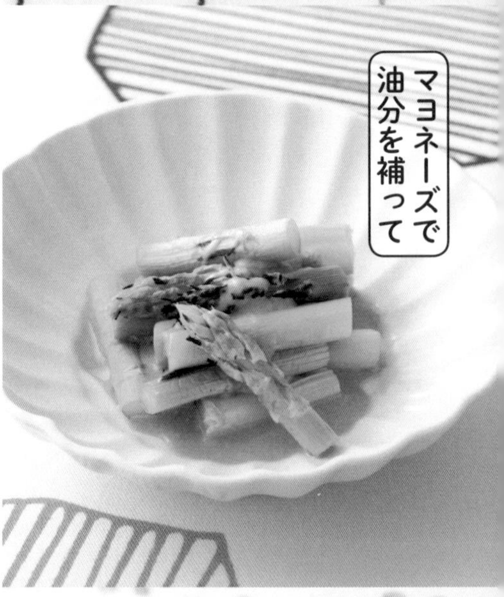
マヨネーズで
油分を補って

材料（1人分）

グリーンアスパラガス……40g
A
- マヨネーズ……小さじ3/4
- しょうゆ……小さじ1/4
- だし……少々（0.5g）

作り方

1. アスパラはかたい根元の皮をむき、色よくゆでて3～4cm長さに切る。
2. 器に盛り、Aをまぜ合わせてかける。（岩﨑）

エネルギー 28kcal　たんぱく質 1.2g
食塩相当量 0.4g　カリウム 108mg

きゅうりの酢の物

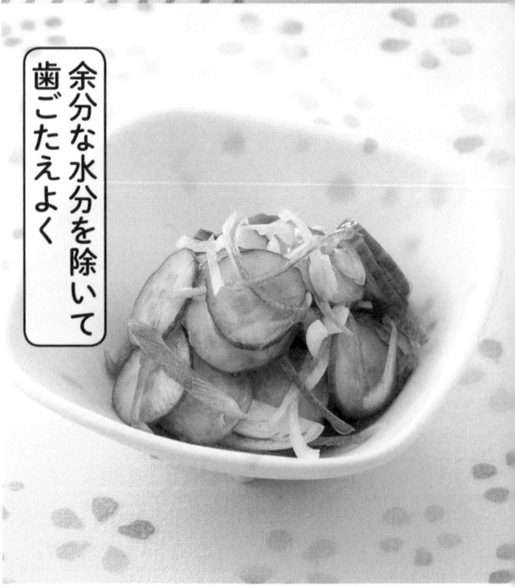
余分な水分を除いて
歯ごたえよく

材料（1人分）

きゅうり……50g
A
- 塩……少々（0.2g）
- 砂糖……小さじ1/3

みょうが……1個
B
- 酢……大さじ1/2
- だしわりしょうゆ……小さじ1/2
- 砂糖……小さじ2/3
- 塩……少々（0.2g）

作り方

1. きゅうりは薄い小口切りにし、Aを振り、しんなりしたら水けをきつくしぼる。
2. みょうがは縦半分に切り、斜め薄切りにする。
3. Bをまぜ合わせ、1と2を加えてあえる。（岩﨑）

エネルギー 25kcal　たんぱく質 0.6g
食塩相当量 0.6g　カリウム 127mg

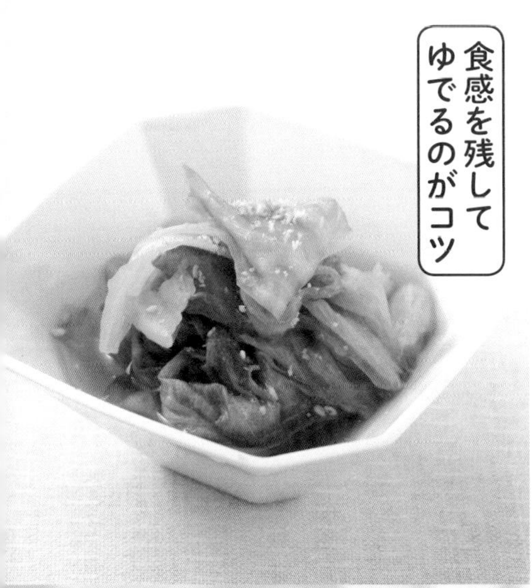
食感を残して
ゆでるのがコツ

レタスのごまびたし

材料（1人分）

レタス……3枚
A
- だし……1/4カップ
- 薄口しょうゆ……小さじ1/2
- みりん……小さじ1/3
- ラー油……少々

すり白ごま……小さじ1/4

作り方

1. ボウルにAをまぜておく。
2. レタスは大きめにちぎり、熱湯にさっとくぐらせる程度にゆでる。水けをきり、ゆでたてを❶に加えてあえる。
3. 器に盛り、ごまを振る。（大越）

エネルギー 27kcal　たんぱく質 0.8g
食塩相当量 0.5g　カリウム 140mg

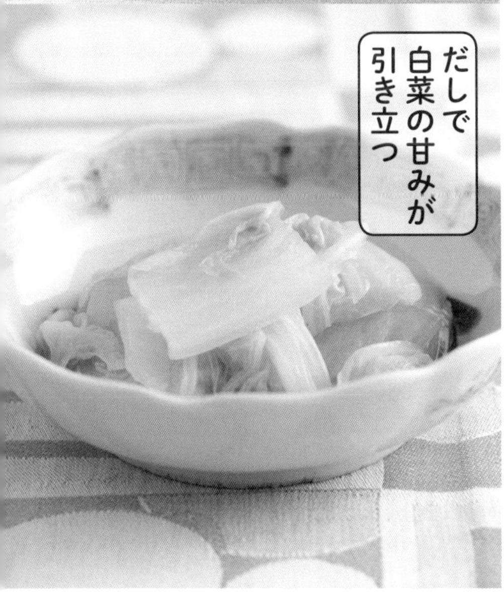
だしで
白菜の甘みが
引き立つ

白菜のあっさり蒸し煮

材料（1人分）

白菜……1枚（80g）
A
- だし……大さじ1
- しょうゆ……小さじ2/3
- みりん……小さじ2/3

作り方

1. 白菜は縦半分にして2～3cm幅のそぎ切りにし、軸と葉に分ける。
2. なべに白菜の軸、葉の順に入れ、Aを加えて蓋をし、弱火でしんなりするまで蒸し煮する。
3. 火を止め、そのままおいて味を含ませる。（貴堂）

エネルギー 22kcal　たんぱく質 1.0g
食塩相当量 0.6g　カリウム 140mg

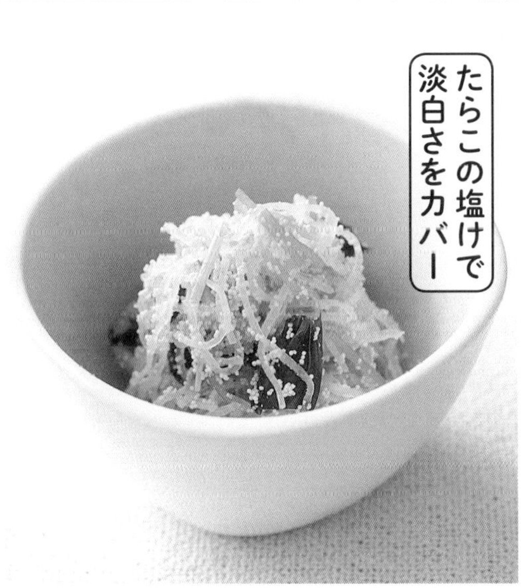
たらこの塩けで
淡白さをカバー

しらたきのたらこあえ

材料（1人分）

しらたき……40g
たらこ（生食用）……10g
酒……小さじ1
三つ葉（ざく切り）……5g

作り方

1. しらたきは5～6cm長さに切り、なべに入れてからいりし、水けをとばす。
2. たらこは薄皮をとって身をほぐし、酒を加えてのばす。
3. ❶と❷を合わせてまぜ、三つ葉も加えてあえる。（伊藤）

エネルギー 23kcal　たんぱく質 2.6g
食塩相当量 0.5g　カリウム 67mg

**野菜だけの煮物はうまみが乏しくなりがち。
乾物のうまみ、油のコクなどを活用しましょう。
乾物は水でもどしたら、水けをきってカリウム減に。**

切り干し大根の煮物

しみじみとおいしい常備菜

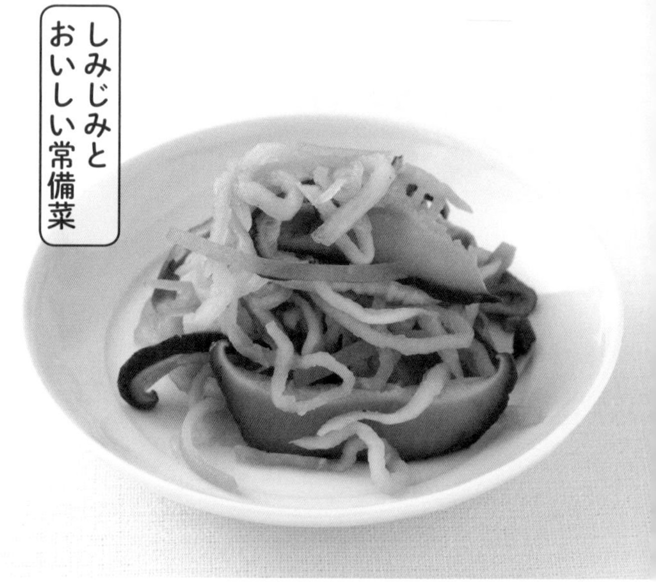

材料（作りやすい分量・2人分）

切り干し大根……15g
干ししいたけ……3個
にんじん……40g
A［水……1/2カップ
　 めんつゆ（3倍濃縮）……大さじ1

作り方

1. 切り干し大根は水でもどし、水けをしぼる。しいたけは水1カップでもどし、薄切りにする。にんじんは細切りにする。
2. なべにAとしいたけのもどし汁を入れて火にかけ、煮立ったら1を加える。アクをとり、途中まぜながら中火で水分がなくなるまで10分ほど煮込む。（大越）

エネルギー 43kcal｜たんぱく質 1.8g
食塩相当量 0.8g｜カリウム 327mg

細切りこんぶときのこの含め煮

さつま揚げでうまみが出ます

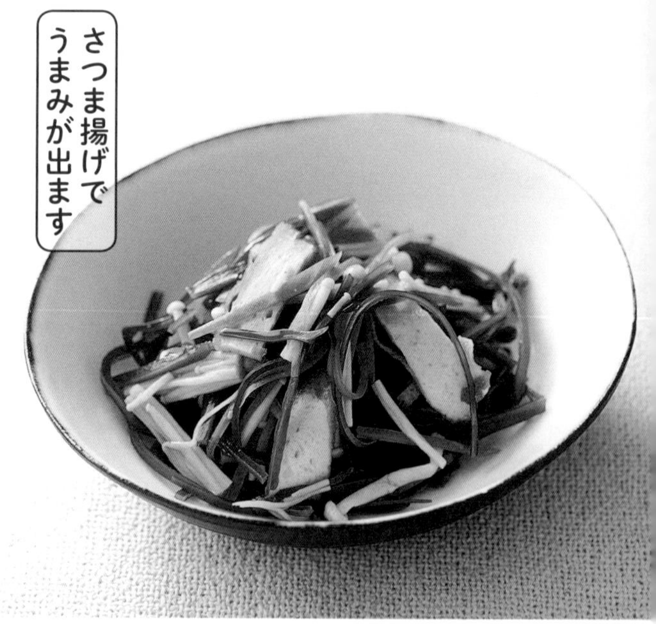

材料（1人分）

こんぶ（細切り・乾燥）……2g
えのきたけ……20g
にんじん……10g
さつま揚げ……5g
A［水……1/2カップ
　 めんつゆ（3倍濃縮）……小さじ1

作り方

1. こんぶは水につけてもどし、水けをきる。えのきは半分に切り、にんじんはせん切りにする。さつま揚げは熱湯をかけて油抜きし、薄く切る。
2. なべに1とAを入れて火にかけ、煮立ったら火を弱め、10分ほど煮含める。（伊藤）

エネルギー 22kcal｜たんぱく質 1.6g
食塩相当量 0.8g｜カリウム 224mg

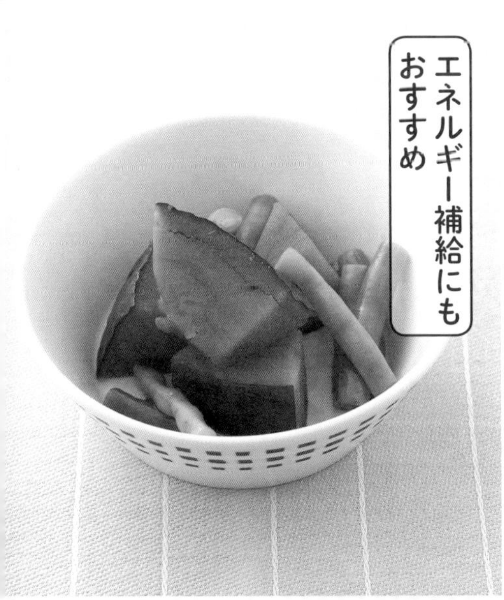

エネルギー補給にもおすすめ

かぼちゃの甘煮

材料（1人分）

- かぼちゃ……80g
- さやいんげん……20g
- A
  - 和風顆粒だし……小さじ1/2
  - 砂糖……小さじ2/3
  - だしわりしょうゆ……小さじ5/6

作り方

1. かぼちゃは一口大に切り、いんげんは半分に切る。
2. 小なべにかぼちゃを並べ入れ、水をひたひたに注ぎ、Aを加えて火にかける。
3. 煮立ったらいんげんを加え、火を弱め、7～8分煮含める。

（岩﨑）

エネルギー 90kcal	たんぱく質 2.4g
食塩相当量 1.0g	カリウム 426mg

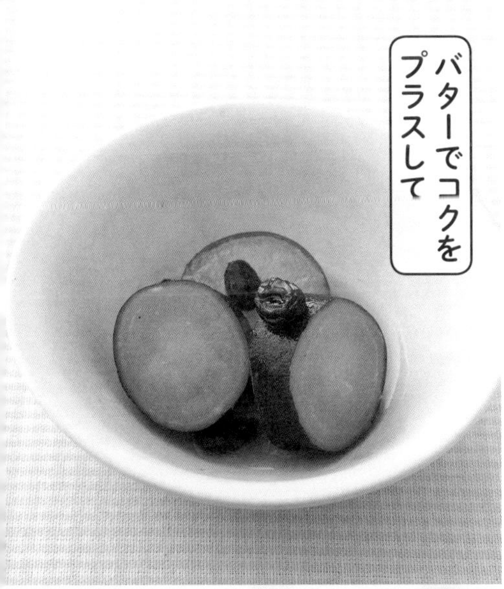

バターでコクをプラスして

さつまいものバター煮

材料（1人分）

- さつまいも……60g
- レーズン……3g
- A
  - バター……小さじ1と1/4
  - 砂糖……大さじ1/2強

作り方

1. さつまいもは皮つきのまま1cm厚さの輪切りにし、水にさらし、水けをふく。
2. 小なべにさつまいもとレーズンを入れ、水をひたひたに注ぎ、Aを加えて火にかける。
3. 煮立ったら火を弱め、蓋をして10分ほど煮含める。

（岩﨑）

エネルギー 74kcal	たんぱく質 0.3g
食塩相当量 0.1g	カリウム 126mg

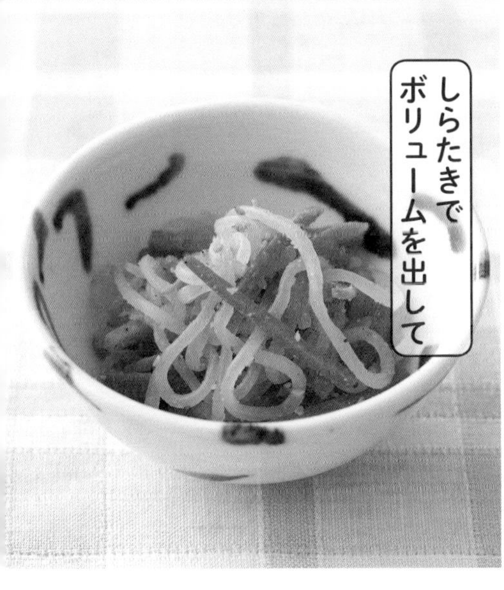

しらたきでボリュームを出して

しらたきとにんじんのごま煮

材料（作りやすい分量・2人分）

- したらき……100g
- にんじん……40g
- A
  - しょうゆ……小さじ1/2
  - みりん……小さじ1
  - すり白ごま……小さじ1と1/2

作り方

1. しらたきは水からゆでてアクをぬき、食べやすく切る。
2. にんじんはせん切りにする。
3. なべに①と②を入れ、Aを加えてまぜながら汁けがなくなるまでいり煮する。（岩﨑）

エネルギー 32kcal	たんぱく質 0.8g
食塩相当量 0.2g	カリウム 74mg

食材を揚げたり、いためることで淡白になりがちな野菜料理にもコクと香ばしさが加わり、食べごたえが出ます。

なすとオクラの揚げびたし

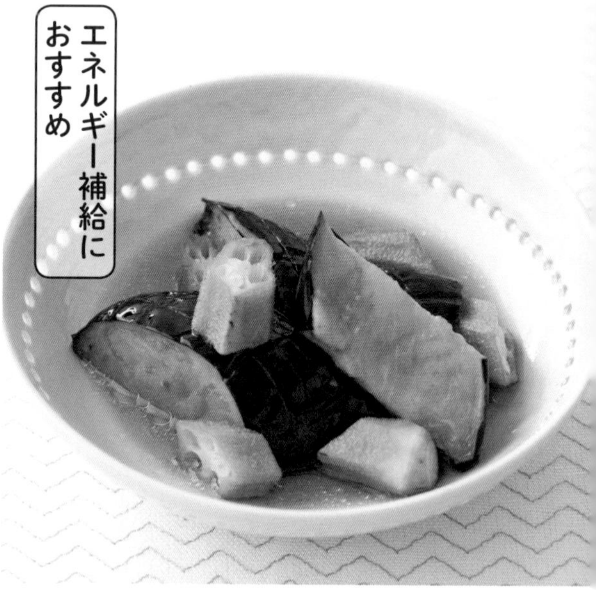
エネルギー補給におすすめ

材料（作りやすい分量・2人分）

なす……1個
オクラ……3本
揚げ油……適量
A
- だし……大さじ1と1/2
- みりん……小さじ1
- しょうゆ……小さじ2/3

作り方

1. なすは皮にこまかい切り目を入れ、一口大の乱切りにし、オクラはがくをむく。
2. Aはバットに合わせる。
3. 揚げ油を170度に熱し、1を入れてさっと揚げ、なすはそのまま、オクラは小口切りにしてから2に漬ける。（岩﨑）

＊食べるときは汁を残す。

エネルギー 87kcal	たんぱく質 0.8g
食塩相当量 0.2g	カリウム 119mg

れんこんとひじきのいため煮

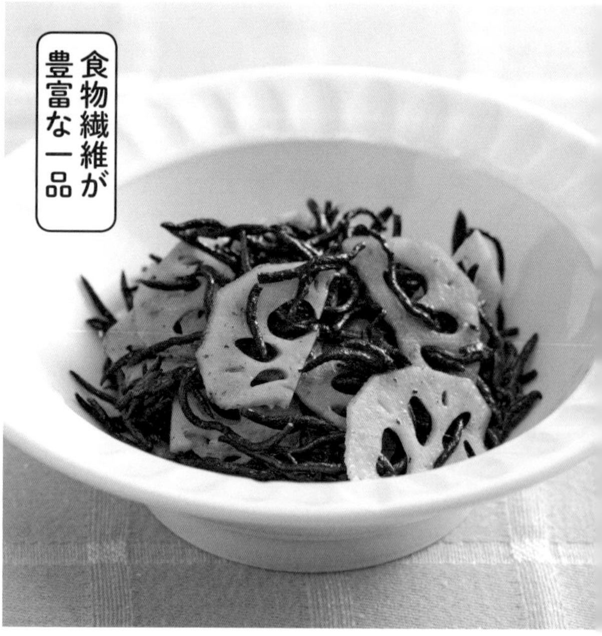
食物繊維が豊富な一品

材料（1人分）

れんこん……30g
ひじき（乾燥）……2g
植物油……小さじ1/2
A
- だし……25mℓ
- みりん……小さじ1/2
- しょうゆ……小さじ1/2

作り方

1. れんこんは薄い半月切りにする。ひじきは水でもどして水けをきり、長ければ切る。
2. なべに油を熱し、1を入れていためる。油が回ったらAを加え、煮立ったら弱火にして4〜5分煮る。（貴堂）

エネルギー 51kcal	たんぱく質 1.1g
食塩相当量 0.6g	カリウム 236mg

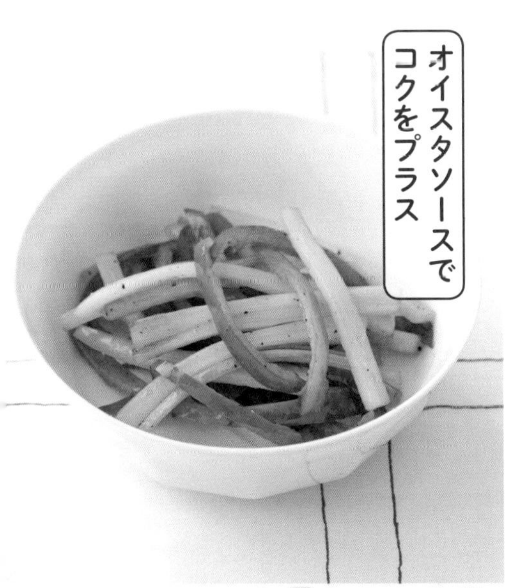

オイスターソースで
コクをプラス

セロリとピーマンの中華風きんぴら

材料（作りやすい分量・2人分）

セロリ……1/2本
ピーマン……1個
ごま油……小さじ1
A
オイスターソース……小さじ1/4
しょうゆ……小さじ1/4
こしょう……少々

作り方

❶ セロリは筋をそいで4cm長さの太めのせん切りにし、ピーマンも縦に細く切る。
❷ フライパンに油を熱し、❶を入れていため、油が回ったらAを加えていため合わせる。（岩﨑）

エネルギー 26kcal｜たんぱく質 0.5g
食塩相当量 0.2g｜カリウム 116mg

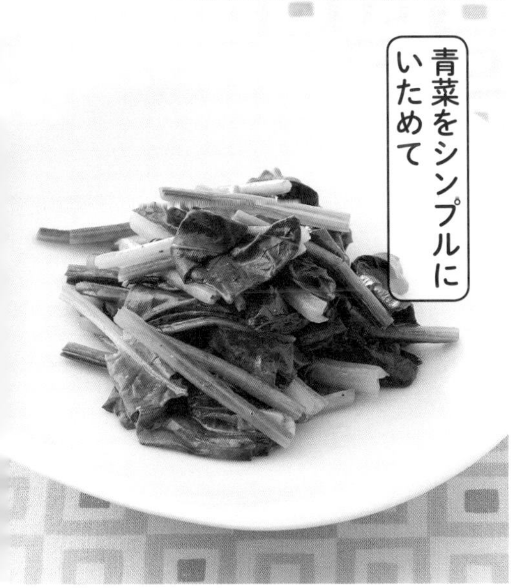

青菜をシンプルに
いためて

ほうれんそうのソテー

材料（1人分）

ほうれんそう……60g
オリーブ油……小さじ1
塩……少々(0.2g)
こしょう……少々

作り方

❶ ほうれんそうは4～5cm長さに切り、軸と葉に分ける。
❷ フライパンに油を熱し、ほうれんそうの軸、葉の順にいためる。しんなりしたら塩、こしょうを振る。（岩﨑）

＊カリウムを減らしたい場合は、ゆでてからいためる。

エネルギー 50kcal｜たんぱく質 1.3g
食塩相当量 0.2g｜カリウム 414mg

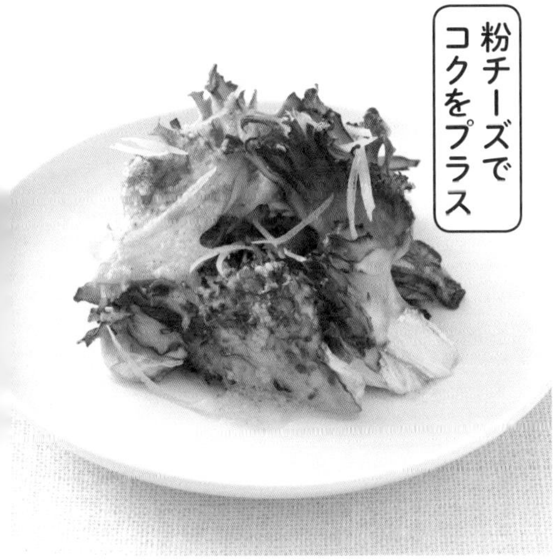

粉チーズで
コクをプラス

まいたけのグリル

材料（1人分）

まいたけ……80g
A
レモン汁（または酢）……大さじ1
オリーブ油……小さじ1/2
砂糖……小さじ1/3
粉チーズ……1g
レモンの皮（細切り）……少々
塩……0.5g
こしょう……少々

作り方

❶ まいたけはあらくほぐし、オーブントースターでこんがりと焼く。
❷ 器に盛り、Aをまぜ合わせてかける。（大越）

エネルギー 49kcal｜たんぱく質 2.2g
食塩相当量 0.5g｜カリウム 210mg

野菜はさらすとカリウム減に。さらに、洗ったら水けをふきとること。少ない塩でも味がつきやすくなります。

温野菜サラダ

材料（1人分）

グリーンアスパラガス……1本
かぶ……1/2個
にんじん……15g
白ワイン……小さじ1
A フレンチドレッシング（市販）……小さじ1
A 粒マスタード……小さじ1/3
A 黒こしょう……少々

作り方

❶ アスパラガスは斜め切りに、かぶは茎を少し残して4等分に切る。にんじんは縦薄切りにする。
❷ 耐熱皿に❶を均等にのせ、ワインを振り、ラップをかけて電子レンジで3分加熱する。
❸ ❷を器に盛り、Aと❷の蒸し汁をまぜてかける。

（大越）

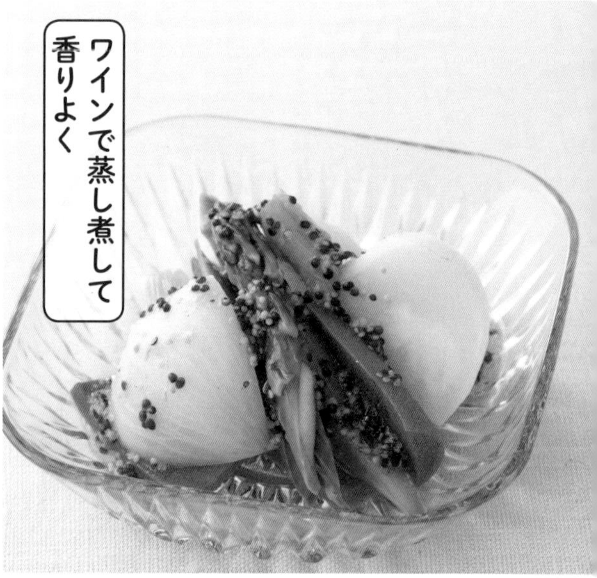
ワインで蒸し煮して
香りよく

エネルギー 43kcal | たんぱく質 1.0g
食塩相当量 0.2g | カリウム 175mg

ポテトサラダ

材料（1人分）

じゃがいも……50g
きゅうり……20g
にんじん……15g
玉ねぎ……15g
A マヨネーズ……大さじ1
A 塩……少々（0.2g）
A こしょう……少々

作り方

❶ じゃがいもは皮をむいて2〜3つに切り、にんじんときゅうりは薄い半月切り、玉ねぎは薄切りにする。
❷ なべにじゃがいもを入れて水からゆで、ゆで上がる前ににんじんも加えてゆでる。水けをきり、じゃがいもは熱いうちにつぶす。
❸ きゅうりと玉ねぎを加え、Aであえる。（岩﨑）

エネルギー 133kcal | たんぱく質 1.6g
食塩相当量 0.5g | カリウム 264mg

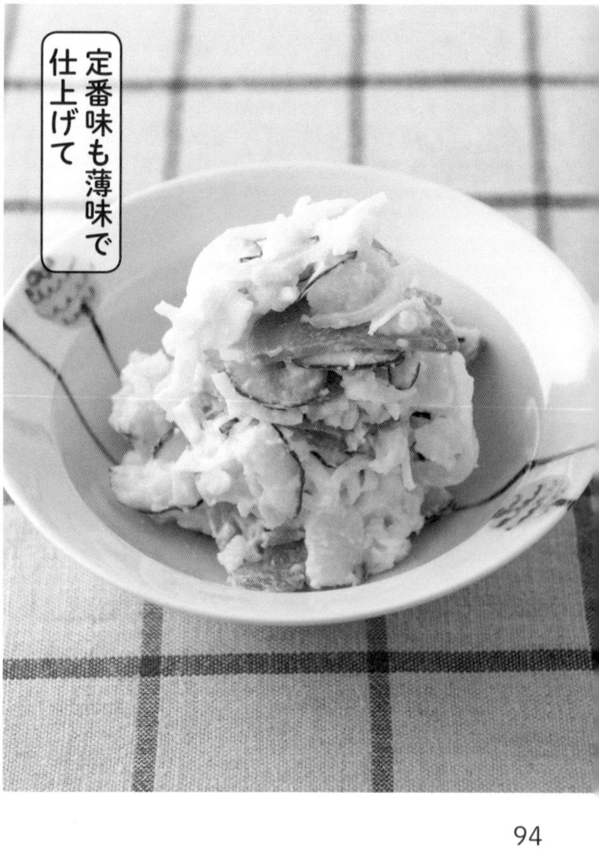
定番味も薄味で
仕上げて

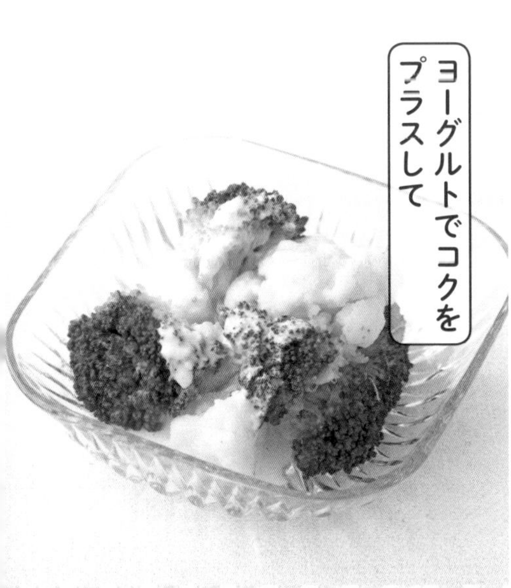
ヨーグルトでコクをプラスして

野菜のヨーグルトドレッシング

材料（1人分）

ブロッコリー……30g
カリフラワー……30g
A
- フレンチドレッシング（市販品）……小さじ1
- プレーンヨーグルト……小さじ1/2
- 黒こしょう……少々

作り方

❶ ブロッコリーとカリフラワーは小房に分け、2～3分ゆでる。湯をきり、器に盛る。
❷ Aをまぜ合わせ、❶にかける。（大越）

エネルギー 41kcal | たんぱく質 2.2g
食塩相当量 0.2g | カリウム 150mg

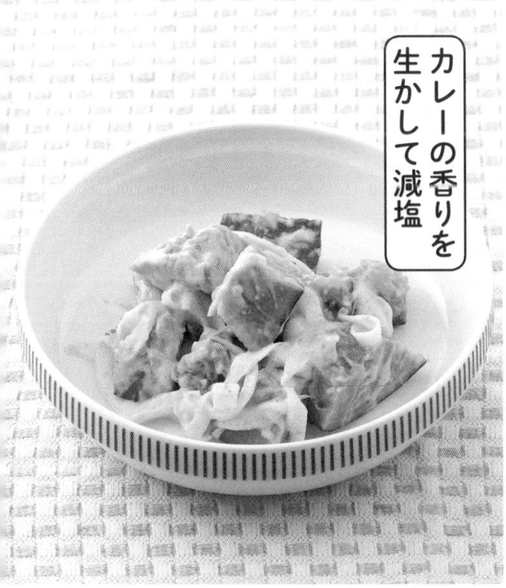
カレーの香りを生かして減塩

かぼちゃのサラダ

材料（1人分）

かぼちゃ……80g
玉ねぎ……5g
A
- マヨネーズ……小さじ2と1/2
- 塩……少々（0.1g）
- カレー粉……少々

作り方

❶ かぼちゃはラップで包み、電子レンジで1分30秒加熱する。あら熱をとり、一口大に切る。
❷ 玉ねぎは薄切りにして水にさらし、水けをきる。
❸ Aをまぜ合わせ、❶と❷を加えてあえる。（岩﨑）

エネルギー 150kcal | たんぱく質 1.8g
食塩相当量 0.3g | カリウム 387mg

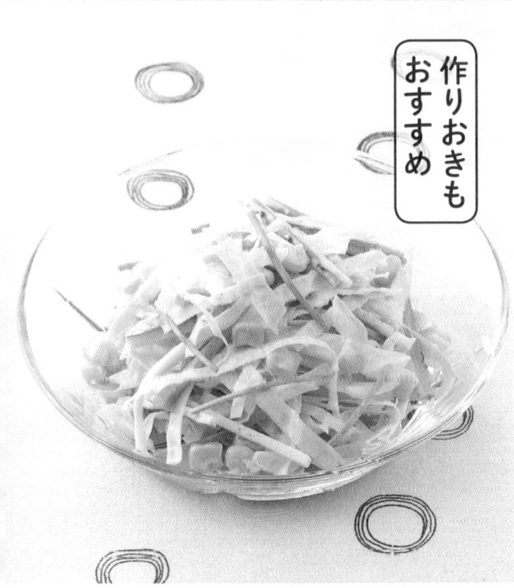
作りおきもおすすめ

コールスローサラダ

材料（1人分）

キャベツ……40g
きゅうり……20g
にんじん……5g
ホールコーン（冷凍）……30g
A
- マヨネーズ……大さじ2と1/2
- 酢……小さじ1/2

作り方

❶ キャベツ、きゅうり、にんじんはせん切りにし、コーンはさっとゆでて水けをきる。
❷ Aはまぜ合わせ、❶を加えてあえる。（岩﨑）

＊たんぱく質を控えたいときはコーンを除く。

エネルギー 110kcal | たんぱく質 2.0g
食塩相当量 0.2g | カリウム 187mg

浅漬けやマリネ、ピクルスもひと工夫で、薄塩でもおいしく仕上がります。

ミニトマトのマリネ

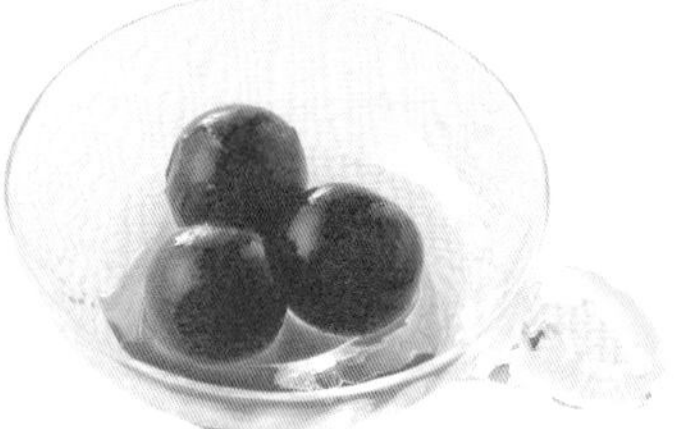

皮を
湯むきして
食べやすく

材料（1人分）と作り方

❶ ミニトマト3個は皮を湯むきする。
❷ 耐熱容器にはちみつ大さじ1弱と白ワイン大さじ1を合わせ、電子レンジで10秒加熱する。熱いうちに❶を入れてからめ、あら熱をとる。（岩﨑）

エネルギー 80kcal｜たんぱく質 0.4g
食塩相当量 0g｜カリウム 99mg

きゅうりのこんぶ漬け

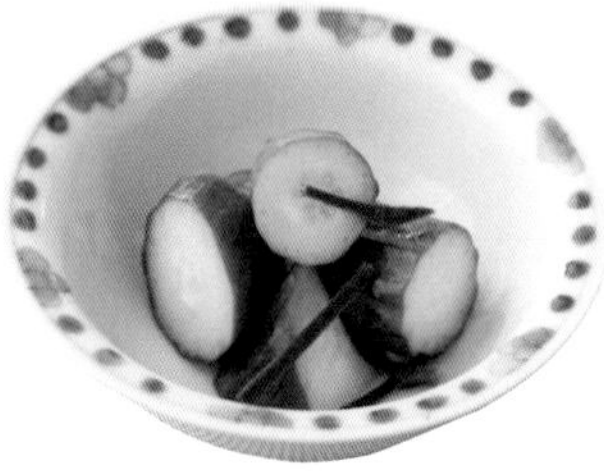

こんぶの
うまみで
おいしい

材料（1人分）と作り方

❶ きゅうり1本は小さめの乱切りにし、だしこんぶ3㎝角はせん切りにする。
❷ ポリ袋に❶と塩0.5gを入れてあえ、空気を抜いてしばり、1時間ほどおく。（岩﨑）

エネルギー 6kcal｜たんぱく質 0.4g
食塩相当量 0.2g｜カリウム 121mg

大根とにんじん、かぶのピクルス

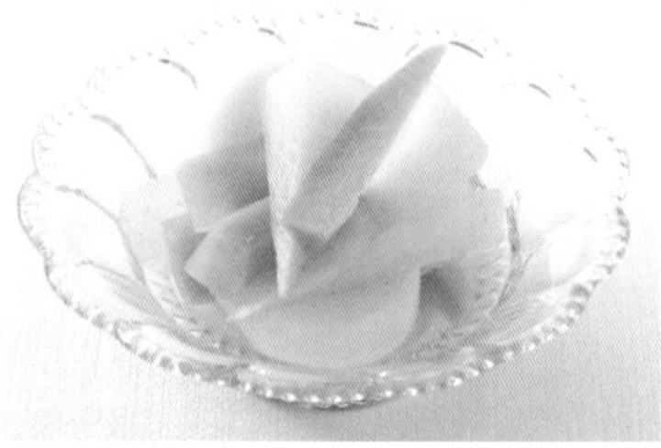

少量の
カレー粉で
風味づけ

材料（2人分）と作り方

❶ 大根70gとにんじん50gは乱切りにし、かぶ1個はくし形に切る。
❷ なべに水1/2カップ、りんご酢大さじ1、カレー粉・はちみつ各小さじ1/2、塩少々（0.2g）を入れて火にかけ、煮立ったら火からおろす。
❸ ❶の野菜をさっとゆで、熱いうちに❷に漬け込み、20分ほどおく。（大越）

エネルギー 31kcal｜たんぱく質 0.7g
食塩相当量 0.3g｜カリウム 255mg

かぶの甘酢漬け

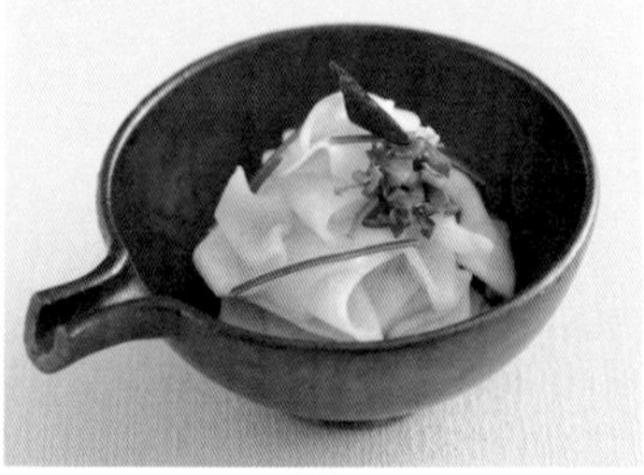

甘酢も
減塩レシピで

材料（2人分）と作り方

❶ かぶ1個は皮ごと薄い輪切りにし、かぶの葉10gは刻む。こんぶ3㎝角は水につけ、しんなりしたら引き上げてごく細く切る。
❷ こんぶのもどし汁小さじ1、酢小さじ1、しょうゆ小さじ1/2、砂糖小さじ1/4、赤とうがらし1/3本をまぜる。
❸ ❶をまぜて❷をかけてよくもみまぜ、しんなりするまでおく。（貴堂）

エネルギー 15kcal｜たんぱく質 0.6g
食塩相当量 0.2g｜カリウム 155mg

たれ・ドレッシング

たれやドレッシングは、手作りすると食塩量が正確に把握できるのがメリット。 ＊栄養価は全量分です。

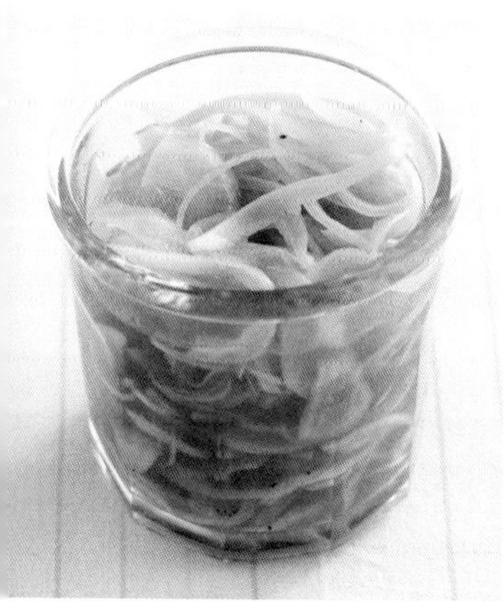

玉ねぎだれ

材料（約1カップ分）

玉ねぎ……1個
はちみつ……小さじ2
A
- オリーブ油……小さじ2
- しょうゆ……大さじ1
- 塩、黒こしょう……各少々

作り方

❶ 玉ねぎは薄切りにして耐熱皿に広げ、はちみつを回しかける。ラップをかけて電子レンジで2分加熱し、あら熱をとる。
❷ Aをまぜ、❶を加えてあえる。（大越）

＊保存　保存容器に移し、冷蔵庫で2～3日

エネルギー	148kcal	たんぱく質	2.5g
食塩相当量	2.8g	カリウム	250mg

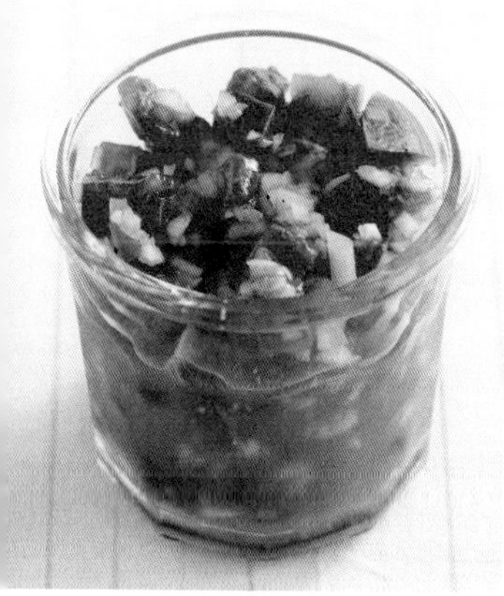

トマトだれ

材料（約1カップ分）

トマト……1個
A
- 玉ねぎ（あらみじん）……30g
- 植物油……小さじ1
- 砂糖……小さじ1
- レモン汁……大さじ1
- 塩、こしょう……各少々

作り方

❶ トマト1個はざく切りにする。
❷ Aとまぜ、❶を加えてまぜる。（大越）

＊保存　保存容器に移し、冷蔵庫で2～3日

エネルギー	92kcal	たんぱく質	1.4g
食塩相当量	0.8g	カリウム	370mg

中華風ピリ辛ドレッシング

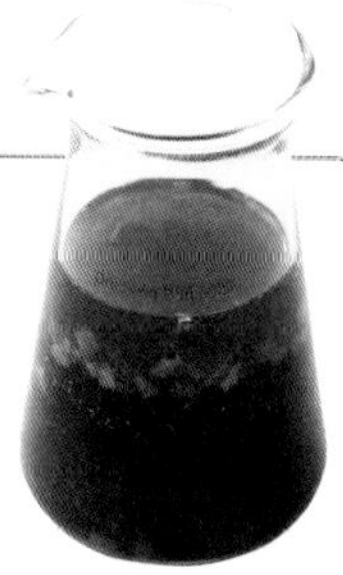

材料（大さじ3と1/2杯分）

A
- ごま油……大さじ1
- にんにく（あらみじん）……1/4かけ分
- ねぎ（あらみじん）……小さじ1

B
- しょうゆ……小さじ1
- 酢……小さじ2
- 赤とうがらし（小口切り）……1/2本分
- 水……大さじ1
- 砂糖……小さじ1/6

作り方

❶ フライパンにAを入れて中火できつね色にいため、冷ます。
❷ Bを合わせ、❶を加える。（岩﨑）

エネルギー	124kcal	たんぱく質	0.6g
食塩相当量	0.9g	カリウム	46mg

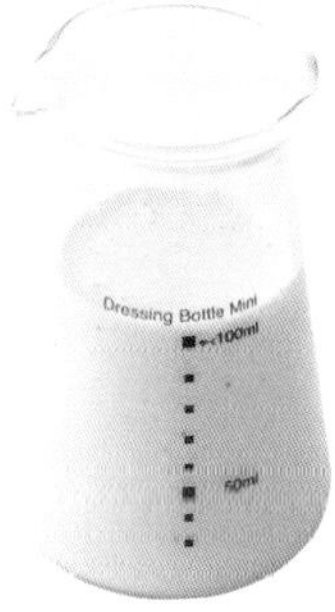

シーザードレッシング

材料（大さじ3と1/6杯分）

マヨネーズ……大さじ2
おろしにんにく……少々
粉チーズ……小さじ1/2
こしょう……少々
酢……小さじ1
オリーブ油……小さじ2

作り方

❶ 材料をよくまぜる。（岩﨑）

エネルギー	240kcal	たんぱく質	1.1g
食塩相当量	0.6g	カリウム	7mg

汁物は減塩が鍵。普通の6～7割程度に汁の量を減らし、天然のうまみがあるだしをきかせると、薄味でも満足感が得られます。

汁物

具だくさん汁

旬の野菜やきのこで具だくさん汁に。食材のうまみで、副菜なしでも満足できます。

根菜と桜えびのみそ汁

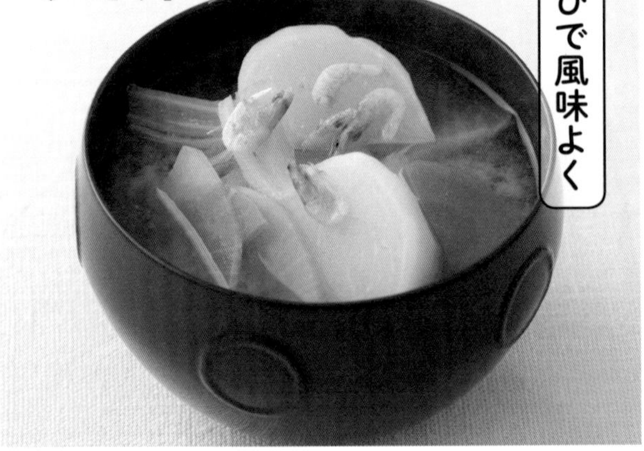
桜えびで風味よく

エネルギー 37kcal　たんぱく質 3.0g
食塩相当量 1.0g　カリウム 350mg

材料（1人分）

かぶ	1/2個
大根	50g
にんじん	20g
桜えび	3g
だし	180mℓ
みそ	小さじ1

作り方

1. かぶは茎を2cmほど残してくし形に、大根はいちょう切り、にんじんは半月切りにする。
2. なべにだしと大根、にんじん、桜えびを入れて火にかけ、煮立ったらかぶを加えて中火で7～8分煮る。
3. みそをとき入れ、火を止める。（大越）

にらとトマトの中華スープ

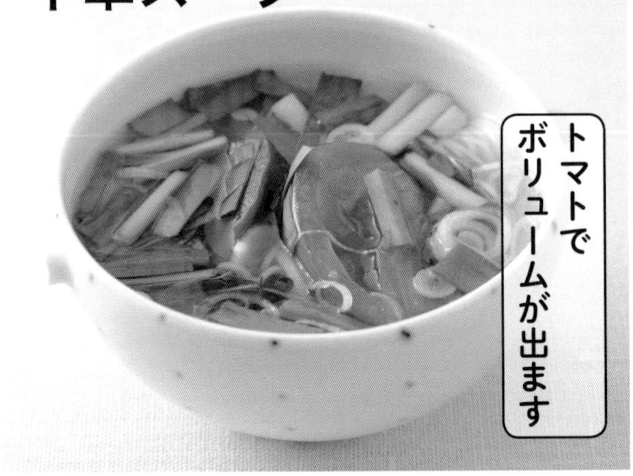
トマトでボリュームが出ます

エネルギー 32kcal　たんぱく質 1.2g
食塩相当量 0.9g　カリウム 297mg

材料（1人分）

にら	20g
トマト	1/2個
ねぎ	15g
A 鶏ガラスープのもと	小さじ1/4
A 水	180mℓ
塩、こしょう	各少々
ラー油	適宜

作り方

1. にらは3cm長さに切り、トマトはくし形に切る。ねぎは小口切りにする。
2. なべにAを入れて煮立て、1を加えてひと煮し、塩、こしょうで味をととのえる。
3. 器に盛り、好みでラー油をかける。（大越）

具だくさんみそ汁

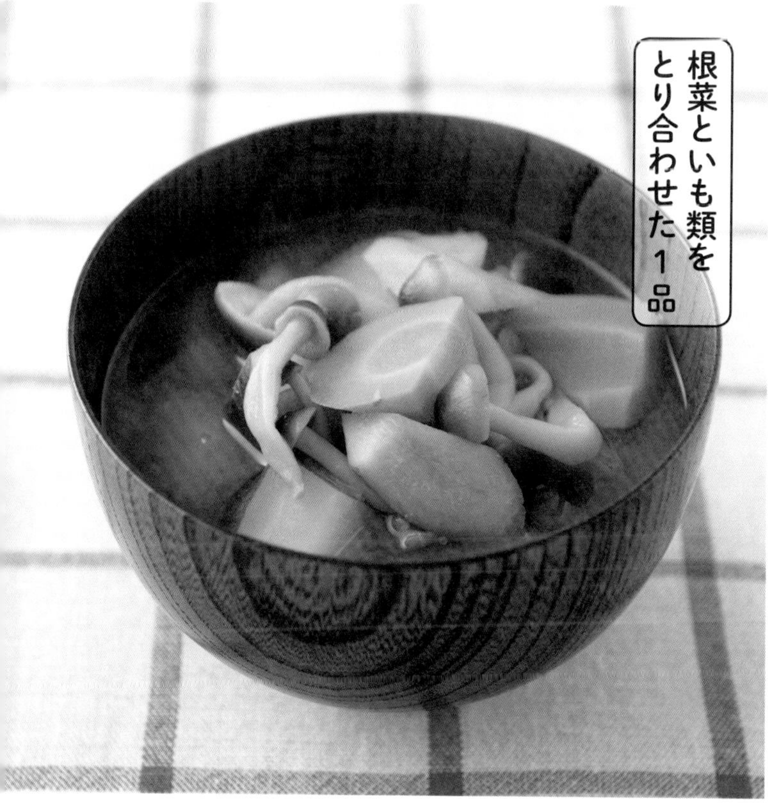
根菜といも類を
とり合わせた1品

材料（1人分）

- さつまいも……50g
- ごぼう……25g
- にんじん……15g
- しめじ……30g
- 植物油……小さじ1/2
- だし……180mℓ
- A
  - みそ……小さじ1
  - しょうゆ……小さじ1/2

作り方

1. さつまいも、ごぼう、にんじんは小さめの乱切りにし、さつまいもとごぼうはさっと洗う。
2. なべに油をなじませて1をいため、油が回ったらだしを加える。煮立ったら中火にして10分ほど煮る。
3. しめじをほぐして加え、1～2分煮て、Aで調味する。（岩﨑）

エネルギー 127kcal｜たんぱく質 3.2g
食塩相当量 1.3g｜カリウム 567mg

きのこのみぞれ汁

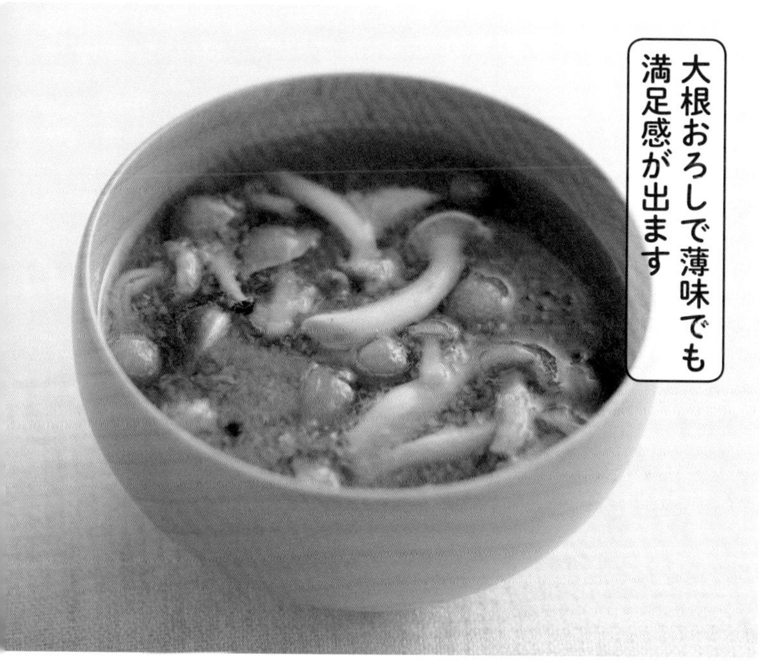
大根おろしで薄味でも
満足感が出ます

材料（1人分）

- しめじ……30g
- なめこ……30g
- 大根おろし（水けをしぼる）……60g
- A
  - だし……2/3カップ
  - 酒……小さじ1
  - しょうゆ……小さじ1

作り方

1. しめじは小房に分け、なめこは熱湯をかける。
2. なべにAを入れて温め、きのこ類を加えて1分ほど煮る。
3. 大根おろしを加え、さっと煮る。

エネルギー 31kcal｜たんぱく質 2.2g
食塩相当量 1.0g｜カリウム 331mg

**汁の量を普通の5割以下に減らした
食塩量が0.5g以下の小吸い物。
献立が物足りないときに重宝します。**

わかめスープ

ミネラル豊富なわかめで1品

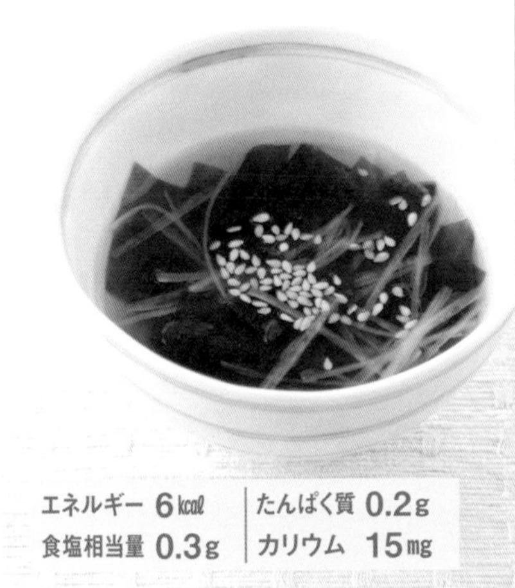

エネルギー 6kcal｜たんぱく質 0.2g
食塩相当量 0.3g｜カリウム 15mg

材料（1人分）

カットわかめ
……もどして5g
ねぎ（白い部分）……5g
こしょう……少々

A
- 鶏ガラスープのもと……小さじ1/4
- 水……90mℓ

いり白ごま……少々

作り方

1. わかめは水に浸してもどし、水けをきる。ねぎは縦にせん切りにする。
2. なべにAを煮立て、1を加えてさっと煮、こしょうで調味する。
3. 器に盛り、ごまを散らす。（岩﨑）

のりの小吸い物

焼きのりで手軽に作れます

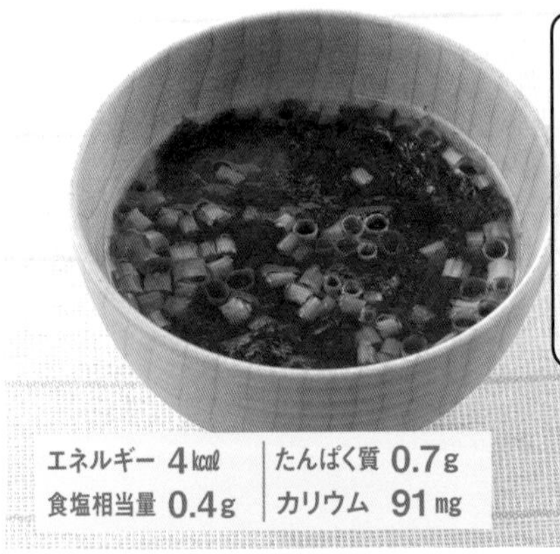

エネルギー 4kcal｜たんぱく質 0.7g
食塩相当量 0.4g｜カリウム 91mg

材料（1人分）

焼きのり……1/3枚（1g）
小ねぎ……3g
だし……90mℓ

A
- 塩……少々（0.3g）
- しょうゆ……1滴

作り方

1. のりはこまかくちぎり、小ねぎは小口切りにする。以上を器に入れる。
2. だしを煮立ててAで調味し、1に注ぐ。（岩﨑）

せん切り野菜のコンソメスープ

せん切り野菜を使えば簡単

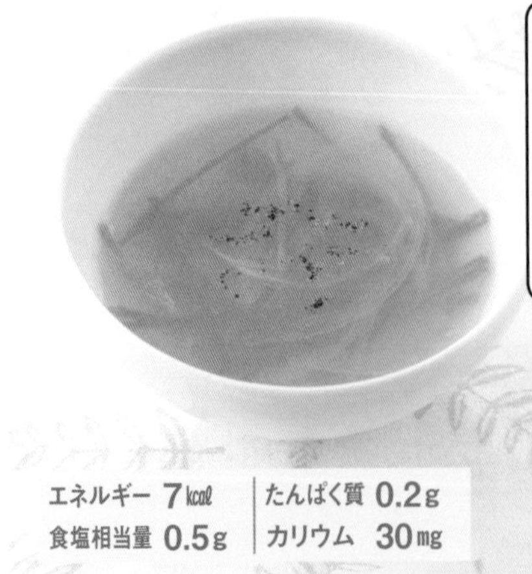

エネルギー 7kcal｜たんぱく質 0.2g
食塩相当量 0.5g｜カリウム 30mg

材料（1人分）

玉ねぎ……10g
にんじん……5g

A
- 顆粒コンソメ……小さじ1/6
- 塩……少々（0.3g）

あらびき黒こしょう
……少々

作り方

1. 玉ねぎは薄切りにし、にんじんはせん切りにする。
2. なべに水90mℓを煮立ててAで調味し、1を入れて弱火でさっと煮る。
3. 器に盛り、こしょうを振る。（岩﨑）

減塩につながるだしのとり方

煮物や汁物はだしをきかせると薄味でもおいしく仕上がります。こんぶとかつお節を使って基本のだしをマスターしましょう。

かつおだし（一番だし）

こんぶとかつお節でとった「一番だし」と呼ばれる、和風料理の基本だし。汁物や煮物のほか、刺し身用のしょうゆもだしで割れば減塩につながります。

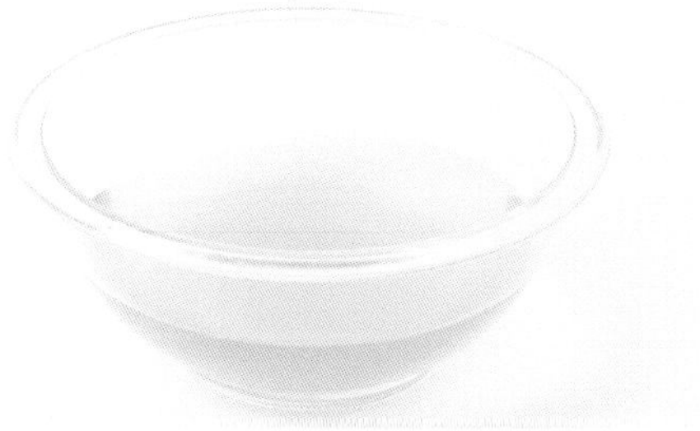

材料（作りやすい分量）

こんぶ……………………10×5cm角1枚
削りがつお……………………20～30ｇ

作り方

1. なべに1.2ℓとこんぶを入れ、1時間以上おく。弱火にかけ、こまかい泡が出てきたらこんぶをとり出す。
2. ❶に削りがつおを加えて中火にし、煮立ったら弱火で1分ほど煮る。火を止め、5分ほどおき、こす。

煮干しだし

煮干しのうまみで濃厚なだしに。みそ汁や和風の煮物はもちろん、エスニック料理にも合います。

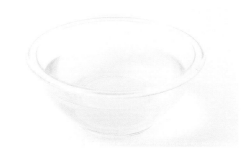

材料（作りやすい分量）

煮干し…………8～10尾（20～30g）
こんぶ……………………10cm角1枚

作り方

1. 煮干しは頭とはたわたをとり、こんぶは表面をふく。
2. なべに水1ℓ、❶を入れて火にかけ、煮立ったらアクをとり除き、煮立たない程度の弱火で10分ほど煮てこす。

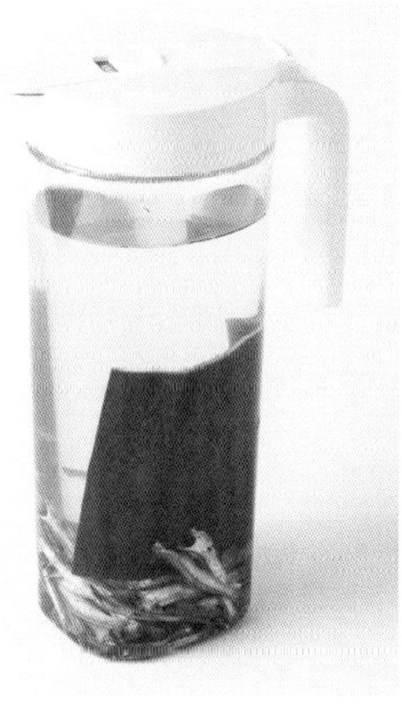

水だし

こんぶと煮干しを水につけておくだけ。忙しいときに便利なだしです。煮出すだしより、すっきりとした味わいになります。

材料（作りやすい分量）

煮干し…………8～10尾（20～30g）
こんぶ………10cm角1枚

作り方

1. 煮干しは頭とはたわたをとり、こんぶは表面をふく。
2. 水5ℓと❶をポット（麦茶用など）に入れ、冷蔵庫で2～3時間おく。

低たんぱくデザート

デザートはかんてんや粉飴、果物の缶詰めなどを活用して、低たんぱく、低カリウムを心がけましょう。

しょうがかん

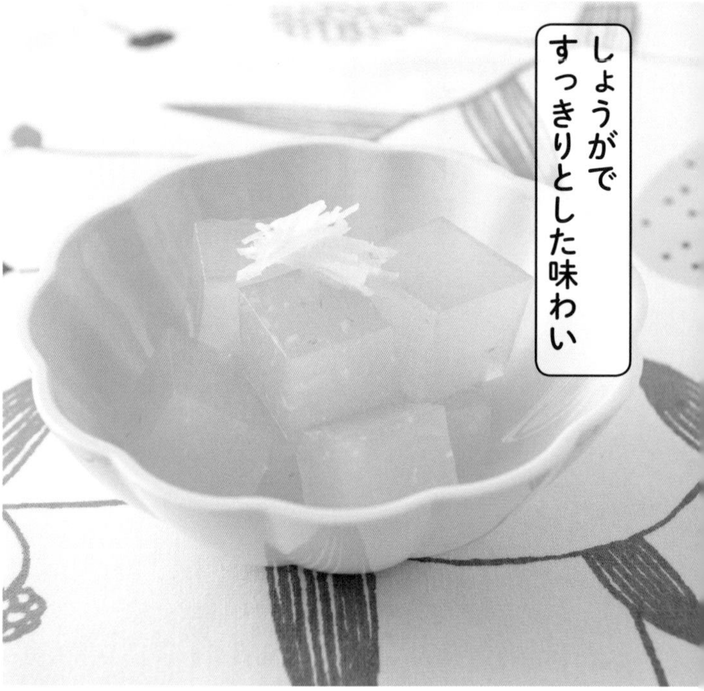
しょうがで
すっきりとした味わい

材料（作りやすい分量・8人分）

- A
  - 水……2と3/4カップ
  - 粉かんてん……4g（小1袋）
  - 砂糖……80g
- しょうが汁……大さじ3
- しょうが（せん切り）……少々

作り方

1. なべにAを合わせ、煮立ったら弱火にし、まぜながら2分煮てとかす。
2. しょうが汁を加え、バットに流して冷やし固める。
3. 食べやすく切り分けて器に盛り、しょうがを添える。（岩﨑）

エネルギー 41kcal　たんぱく質 0.1g
食塩相当量 0g　カリウム 17mg

甘納豆の茶巾かん

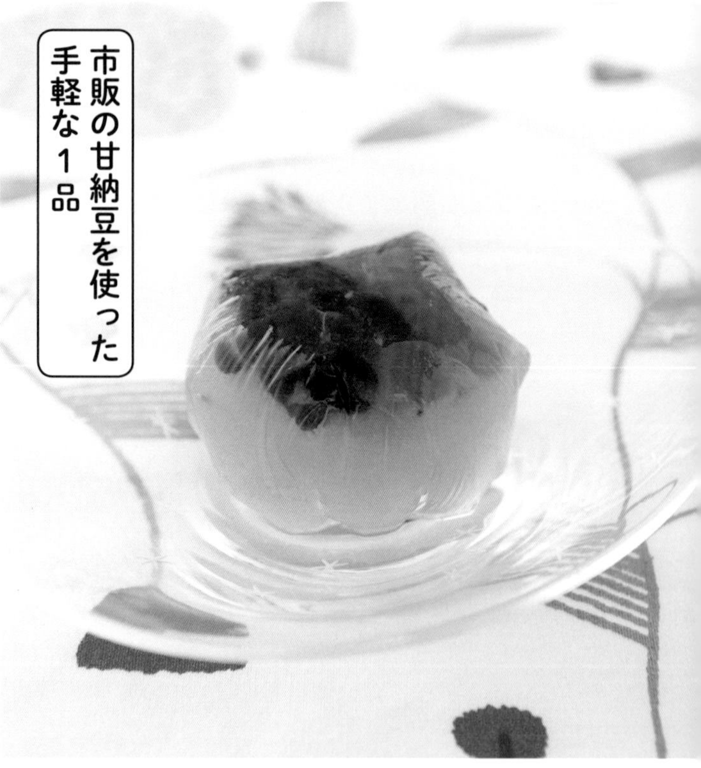
市販の甘納豆を使った
手軽な１品

材料（作りやすい分量・8人分）

- A
  - 水……2と1/2カップ
  - 粉かんてん……4g（小1袋）
  - 砂糖……80g
- ミックス甘納豆（市販品）……120g

作り方

1. なべにAを合わせ、煮立ったら弱火にし、まぜながら2分煮てとかす。あら熱がとれたら甘納豆を加えてまぜる。
2. 1/8量が入るくらいの小さな容器にラップを広げ、1の1/8量を流し入れ、茶巾状に包む。口を輪ゴムなどで縛り、氷水につける。
3. 固まったらラップをはずす。（岩﨑）

エネルギー 65kcal　たんぱく質 0.8g
食塩相当量 0g　カリウム 17mg

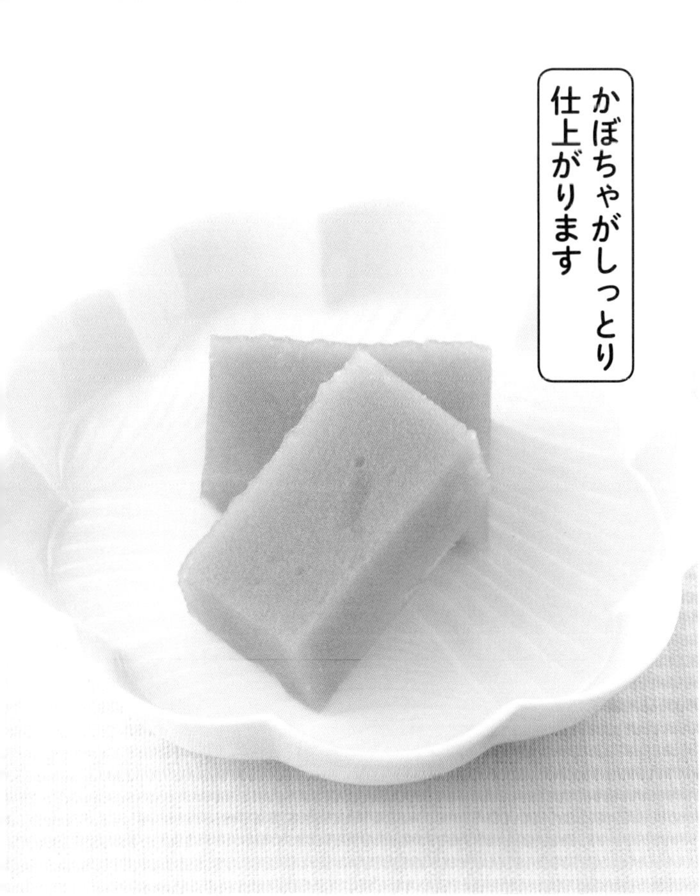

かぼちゃがしっとり
仕上がります

かぼちゃかん

材料（作りやすい分量・4人分）

かぼちゃ（皮をむいて）……200g
A 水……1/2カップ
A 粉かんてん……4g（小1袋）
砂糖……24g
粉飴……39g（小3袋）

作り方

1. かぼちゃは適当に切ってなべに入れ、ひたひたの水を加えてゆでる。水けをきり、熱いうちにフォークでなめらかにつぶす。
2. なべにAを合わせ、煮立ったら1分30秒煮てとかし、砂糖と粉飴を加えて30秒煮てとかす。
3. 1に2を加えてなめらかにまぜ、バットに流して固め、食べやすく切る。

（岩﨑）

エネルギー 105kcal｜たんぱく質 1.0g
食塩相当量 0g｜カリウム 225mg

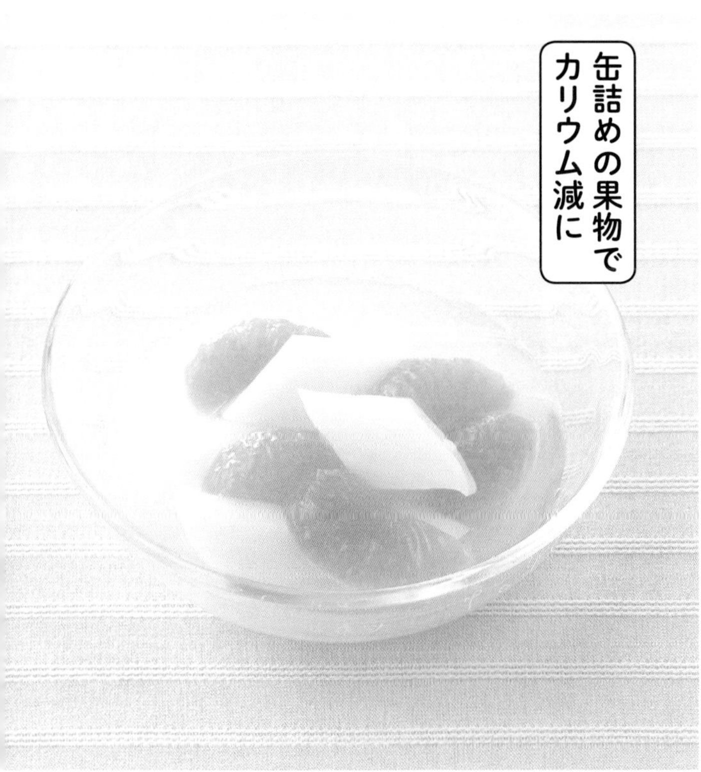

缶詰めの果物で
カリウム減に

杏仁豆腐

材料（1人分）

杏仁豆腐（缶詰め）……40g
みかん（缶詰め）……30g
A みかん缶の缶汁……大さじ1と1/3
A 粉飴……26g（小2袋）
A レモン果汁……小さじ1/2

作り方

1. ボウルにAを合わせてよくまぜ、粉飴をとかす。
2. 杏仁豆腐は缶汁をきり、みかんと器に盛り、1をかける。

（岩﨑）

エネルギー 155kcal｜たんぱく質 0.4g
食塩相当量 0g｜カリウム 47mg

デザートやおやつのとり方

エネルギー補給のためにデザートを手作りするのは理想ですが、食事療法は毎日のこと、市販のたんぱく質やエネルギーを調整した食品を活用しましょう。たんぱく質が控えめの菓子、甘みが少なく高エネルギーを得られる粉飴を使った菓子や飲料などさまざまなものがあり、カリウムやリンの含有量も少ないので安心です。

ヘム鉄入り 水ようかん 1個 65g

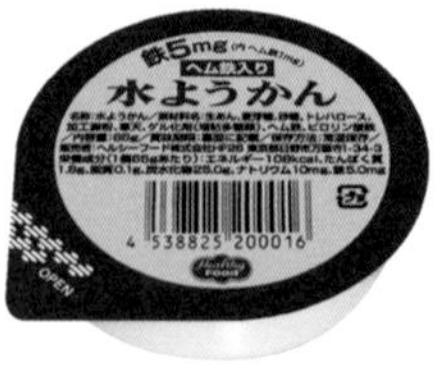

エネルギー	108kcal
たんぱく質	1.8g
食塩相当量	0.03g
カリウム	7mg
リン	20mg
水分	38g

ヘルシーフード

越後のラスク ココア 1袋30g

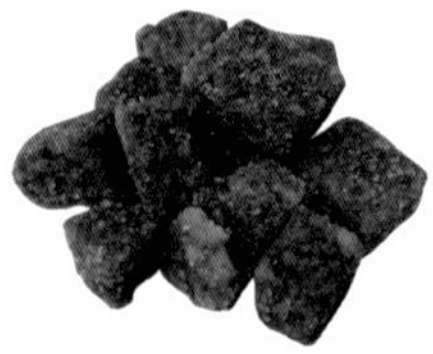

エネルギー	167kcal
たんぱく質	0.19g
食塩相当量	0.2g
カリウム	19mg
リン	5mg
水分	—

バイオテックジャパン

カルシウムどら焼き 1個 21.5g

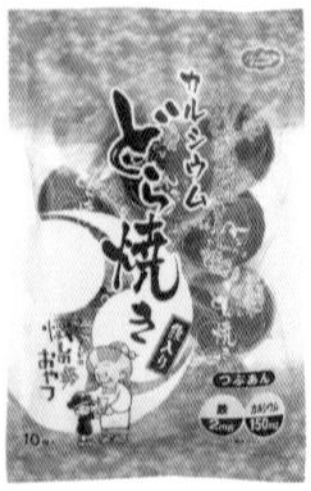

エネルギー	63kcal
たんぱく質	1.4g
食塩相当量	0.08g
カリウム	26mg
リン	23mg
水分	6.3g

ヘルシーフード

やさしくラクケア クリーミープリン (たん白質0g) チーズケーキ風味 1個 63g

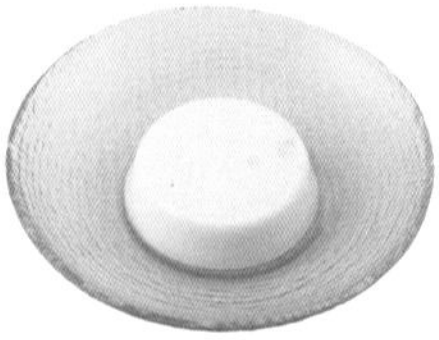

エネルギー	150kcal
たんぱく質	0g
食塩相当量	0.041g
カリウム	6.9mg
リン	10mg
水分	36.1g

ハウス食品

たんぱく質調整 純米せんべい (甘醤油味) 3枚 約10g

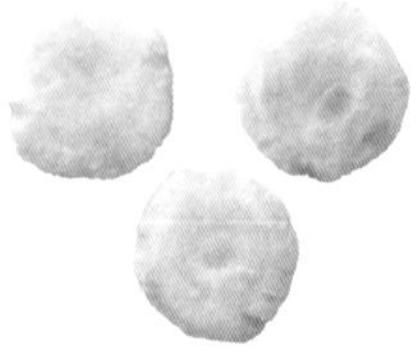

エネルギー	59kcal
たんぱく質	0.09g
食塩相当量	0.02g
カリウム	1.2mg
リン	2.8mg
水分	—

木徳神糧

(1袋65g入り。3枚あたりは参考値)

ニューマクトン クッキー バナナ風味 1袋2枚 18.6g

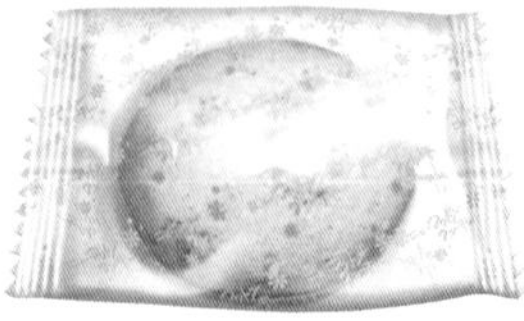

エネルギー	50kcal
たんぱく質	0.3g
食塩相当量	0.01g
カリウム	4mg
リン	3mg
水分	0.3g

キッセイ薬品工業

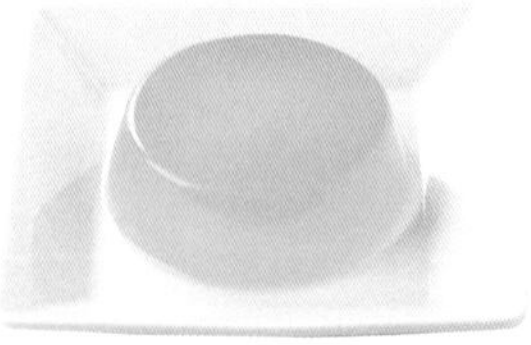

粉飴ゼリー りんご味 1個 82g

エネルギー	160kcal	炭水化物	42.8g	食塩相当量	0.015g
たんぱく質	0g	ー 糖質	37.8g	カリウム	0～3mg
脂質	0g	ー 食物繊維	5g	リン	0～1mg

H プラス B ライフサイエンス

穀類
肉類
魚介類
海藻類
卵・乳類
豆類
野菜・いも類
きのこ類
種実類
果実類
飲料類
菓子類
調味料・油脂

第4章 栄養データ・食材編

日常よく使う
食材の栄養が
ひと目でわかる！

日常でよく使う食品576品を選び、栄養データを掲載。食材は1個、1尾という「めやす量」で栄養価がわかるので、計算の必要もありません。毎日の食事作りに活用してください。

＊栄養成分値は「日本食品標準成分表2015年版（七訂）＊追補2016年、2017年、2018年に準拠」をもとに算出。成分値は品種や産地、季節などの条件によって異なります。平均的な数字ですので、めやすとしてください。

栄養価
エネルギー、たんぱく質、食塩相当量、糖質、カリウム、リン、水分を表示。いずれも成分値はめやす量を示しています。また、低たんぱく食品などの市販品は、メーカーのホームページやパッケージに掲載されているデータの表示桁で記載しています。

いわし（まいわし） 中1尾100g
（正味 40g）

68kcal

たんぱく質	7.7g	カリウム	108mg
食塩相当量	0.1g	リン	92mg
糖質	0.1g	水分	27.6g

めやす量
1個、1尾、1束など、日常よく使われる単位であらわした量です。廃棄分（魚の骨、野菜の皮や根など、捨てる分）がある場合は、その重量も含みます。

正味量
実際に食べる量で、全体量から廃棄分（魚の骨、野菜の皮や根など、捨てる分）の重量を引いた量です。

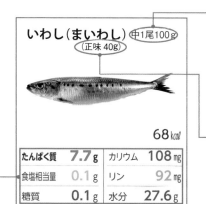

ご飯(精白米) 茶碗1杯 150g

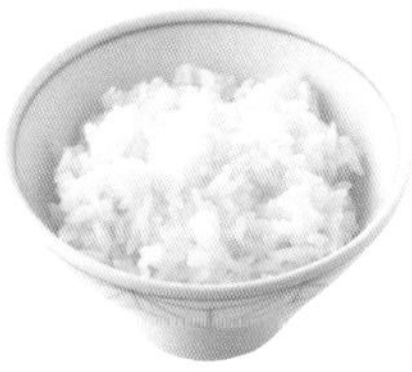

252kcal

たんぱく質	3.8g	カリウム	44mg
食塩相当量	0g	リン	51mg
糖質	53.4g	水分	90.0g

ご飯(玄米) 茶碗1杯 180g

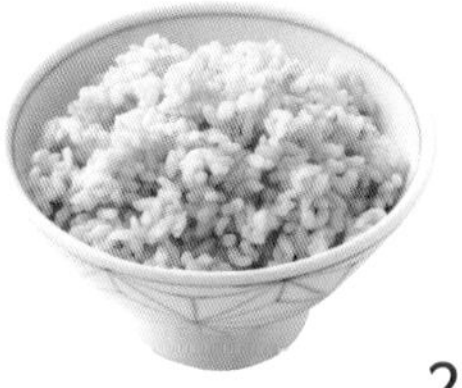

297kcal

たんぱく質	5.0g	カリウム	171mg
食塩相当量	0g	リン	234mg
糖質	61.6g	水分	108.0g

ご飯(精白米) 茶碗1杯 180g

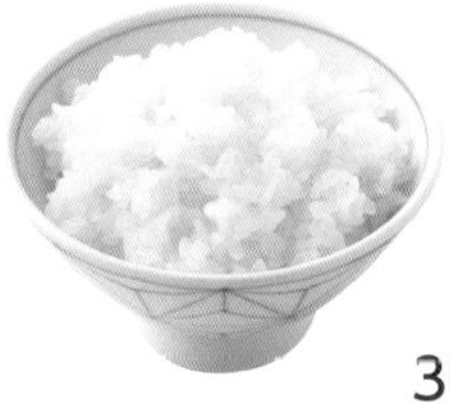

302kcal

たんぱく質	4.5g	カリウム	52mg
食塩相当量	0g	リン	61mg
糖質	64.1g	水分	108.0g

ご飯(胚芽精米) 茶碗1杯 150g

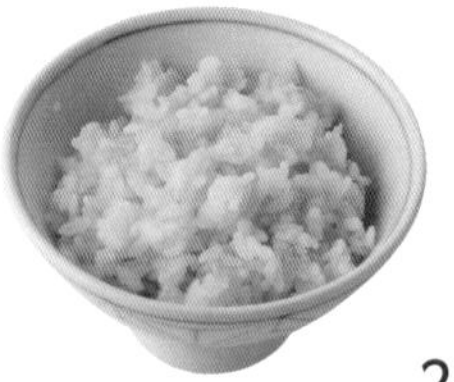

251kcal

たんぱく質	4.1g	カリウム	77mg
食塩相当量	0g	リン	102mg
糖質	53.4g	水分	90.0g

ご飯(押し麦入り) 茶碗1杯 150g

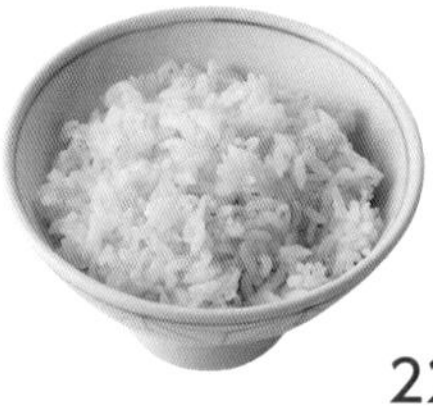

229kcal

たんぱく質	4.0g	カリウム	79mg
食塩相当量	0g	リン	66mg
糖質	45.8g	水分	88.4g

ご飯(玄米) 茶碗1杯 150g

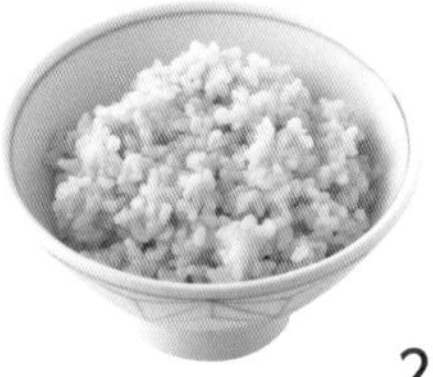

248kcal

たんぱく質	4.2g	カリウム	143mg
食塩相当量	0g	リン	195mg
糖質	51.3g	水分	90.0g

切りもち 1個 50g

117kcal

たんぱく質	2.0g	カリウム	16mg
食塩相当量	0g	リン	11mg
糖質	25.2g	水分	22.3g

全がゆ(精白米) 茶碗1杯 220g

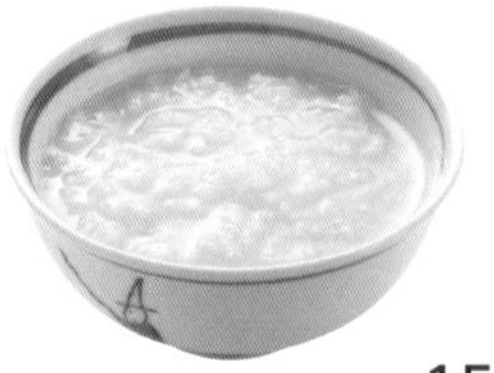

156kcal

たんぱく質	2.4g	カリウム	26mg
食塩相当量	0g	リン	31mg
糖質	34.3g	水分	182.6g

ご飯(雑穀入り) 茶碗1杯 150g

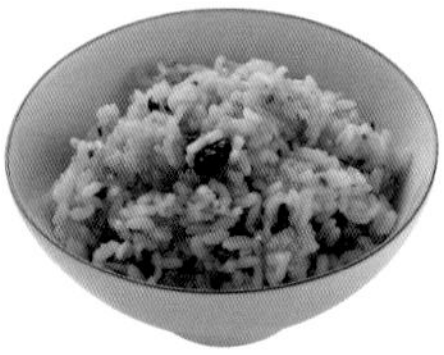

233kcal

たんぱく質	4.3g	カリウム	75mg
食塩相当量	0g	リン	70mg
糖質	49.4g	水分	83.5g

ライスペーパー 1枚 10g

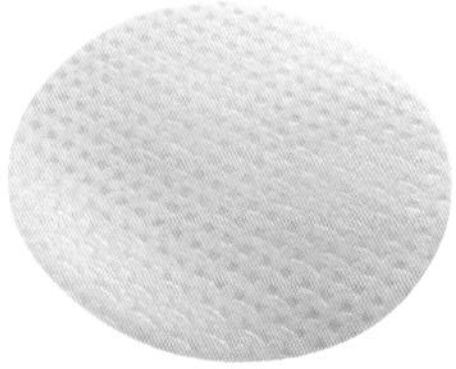

34kcal

たんぱく質	0.1g	カリウム	2mg
食塩相当量	0.2g	リン	1mg
糖質	8.4g	水分	1.3g

フォー 1袋 105g

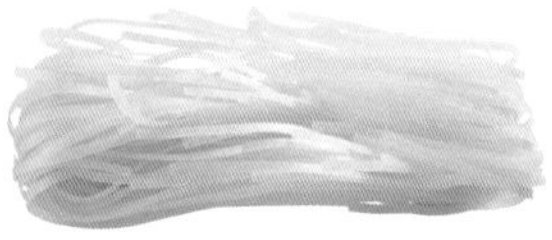

278kcal

たんぱく質	3.8g	カリウム	45mg
食塩相当量	0.1g	リン	59mg
糖質	60.4g	水分	38.9g

ビーフン(乾燥) 1袋 150g

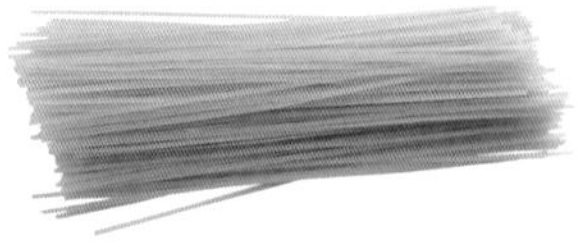

566kcal

たんぱく質	10.5g	カリウム	50mg
食塩相当量	0g	リン	89mg
糖質	118.5g	水分	16.7g

●パン、シリアル

バターロール 小1個 30g

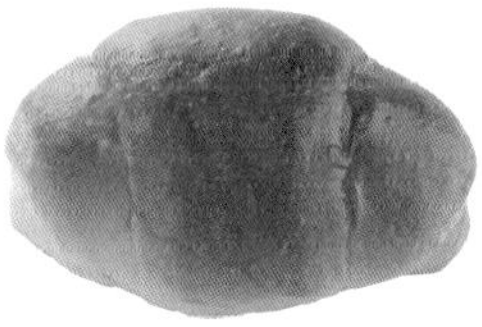

95kcal

たんぱく質	3.0g	カリウム	33mg
食塩相当量	0.4g	リン	29mg
糖質	14.0g	水分	9.2g

食パン 8枚切り 1枚 45g

117kcal

たんぱく質	4.1g	カリウム	40mg
食塩相当量	0.5g	リン	31mg
糖質	19.9g	水分	17.5g

食パン 6枚切り 1枚 60g

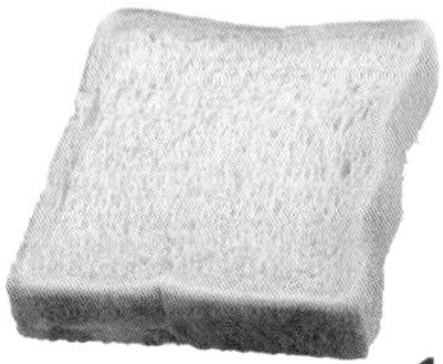

156kcal

たんぱく質	5.4g	カリウム	53mg
食塩相当量	0.7g	リン	41mg
糖質	26.6g	水分	23.3g

ライ麦パン 1枚（厚さ1.2cm）60g

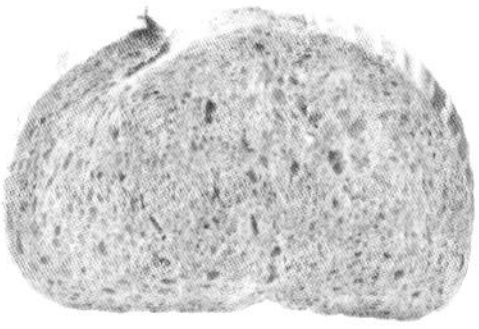

ライ麦粉50%のもの

158kcal

たんぱく質	5.0g	カリウム	114mg
食塩相当量	0.7g	リン	78mg
糖質	28.2g	水分	21.0g

クロワッサン 1個 40g

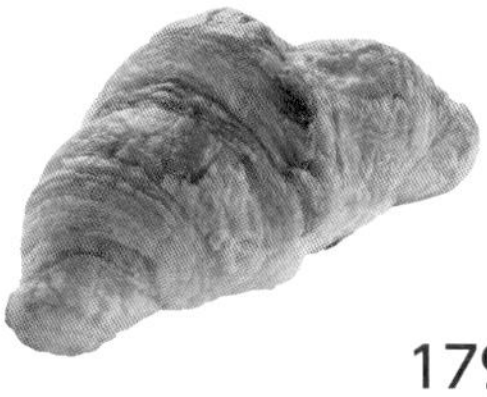

179kcal

たんぱく質	3.2g	カリウム	36mg
食塩相当量	0.5g	リン	27mg
糖質	16.8g	水分	8.0g

フランスパン 1切れ（厚さ4cm）30g

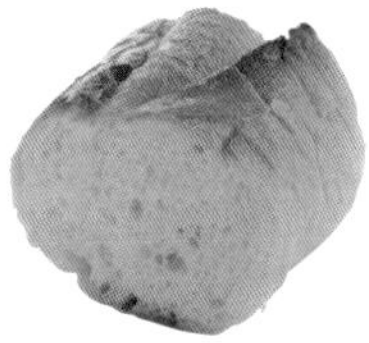

84kcal

たんぱく質	2.8g	カリウム	33mg
食塩相当量	0.5g	リン	22mg
糖質	16.4g	水分	9.0g

ベーグル 1個 90g

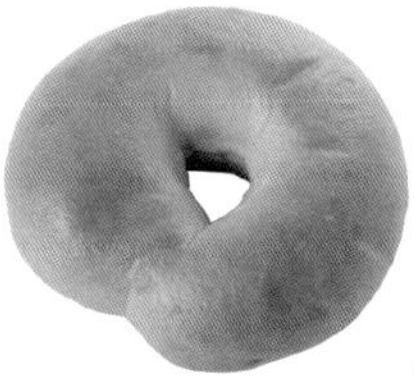

248kcal

たんぱく質	8.6g	カリウム	87mg
食塩相当量	1.1g	リン	73mg
糖質	46.9g	水分	29.1g

バンズ用パン 1個 90g

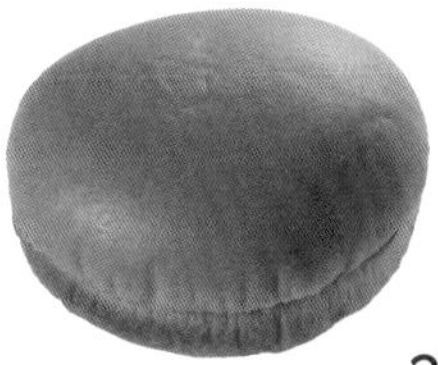

239kcal

たんぱく質	7.7g	カリウム	86mg
食塩相当量	1.2g	リン	68mg
糖質	42.4g	水分	33.3g

イングリッシュマフィン 1個 65g

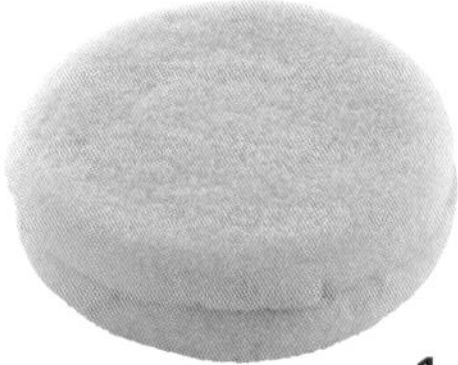

148kcal

たんぱく質	5.3g	カリウム	55mg
食塩相当量	0.8g	リン	62mg
糖質	25.7g	水分	29.9g

コーンフレーク 1食分 40g

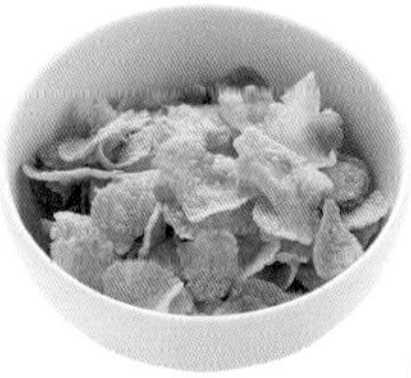

152kcal

たんぱく質	3.1g	カリウム	38mg
食塩相当量	0.8g	リン	18mg
糖質	32.5g	水分	1.8g

ナン 1枚（24cm長さ）72g

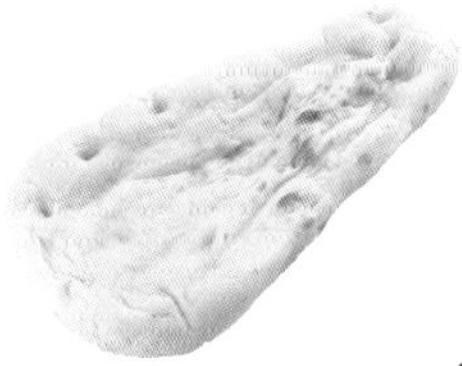

189kcal

たんぱく質	7.4g	カリウム	70mg
食塩相当量	0.9g	リン	55mg
糖質	32.8g	水分	26.8g

ぶどうパン 6枚切り 1枚 60g

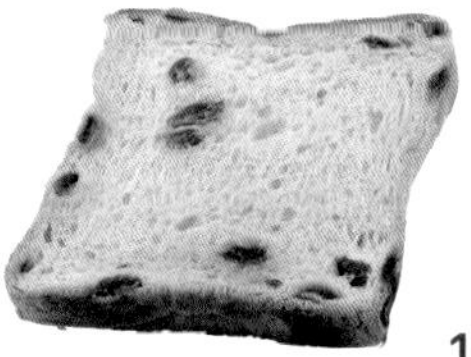

161kcal

たんぱく質	4.9g	カリウム	126mg
食塩相当量	0.6g	リン	52mg
糖質	29.3g	水分	21.4g

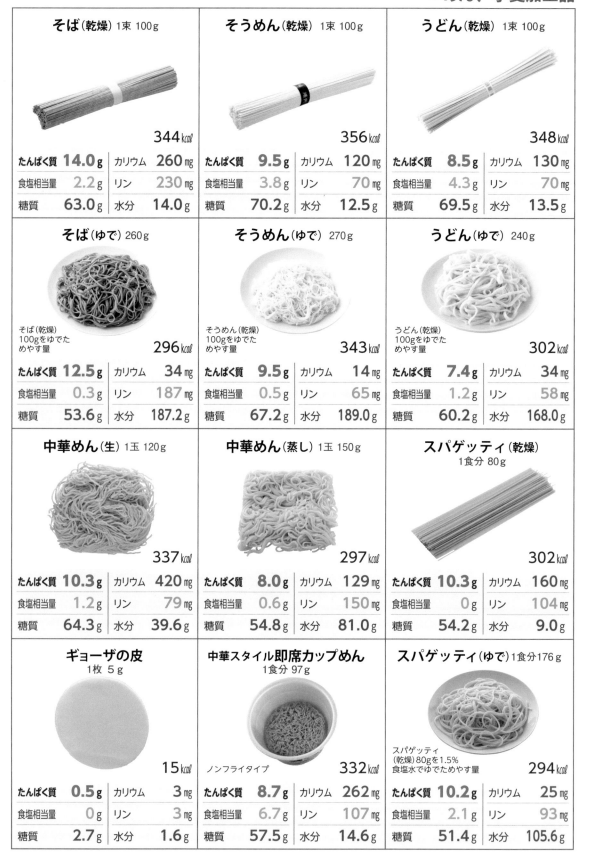

そば（乾燥） 1束 100g

344kcal

たんぱく質	14.0g	カリウム	260mg
食塩相当量	2.2g	リン	230mg
糖質	63.0g	水分	14.0g

そうめん（乾燥） 1束 100g

356kcal

たんぱく質	9.5g	カリウム	120mg
食塩相当量	3.8g	リン	70mg
糖質	70.2g	水分	12.5g

うどん（乾燥） 1束 100g

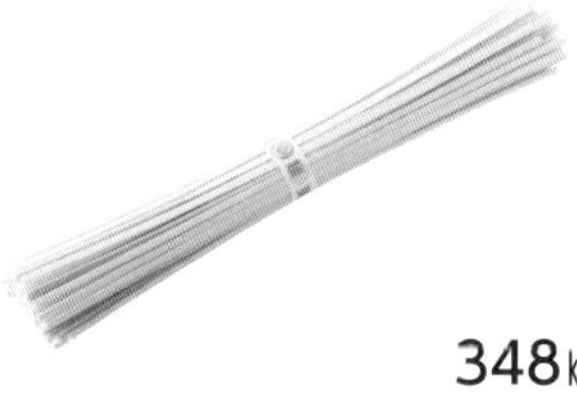

348kcal

たんぱく質	8.5g	カリウム	130mg
食塩相当量	4.3g	リン	70mg
糖質	69.5g	水分	13.5g

そば（ゆで） 260g

そば（乾燥）
100gをゆでた
めやす量

296kcal

たんぱく質	12.5g	カリウム	34mg
食塩相当量	0.3g	リン	187mg
糖質	53.6g	水分	187.2g

そうめん（ゆで） 270g

そうめん（乾燥）
100gをゆでた
めやす量

343kcal

たんぱく質	9.5g	カリウム	14mg
食塩相当量	0.5g	リン	65mg
糖質	67.2g	水分	189.0g

うどん（ゆで） 240g

うどん（乾燥）
100gをゆでた
めやす量

302kcal

たんぱく質	7.4g	カリウム	34mg
食塩相当量	1.2g	リン	58mg
糖質	60.2g	水分	168.0g

中華めん（生） 1玉 120g

337kcal

たんぱく質	10.3g	カリウム	420mg
食塩相当量	1.2g	リン	79mg
糖質	64.3g	水分	39.6g

中華めん（蒸し） 1玉 150g

297kcal

たんぱく質	8.0g	カリウム	129mg
食塩相当量	0.6g	リン	150mg
糖質	54.8g	水分	81.0g

スパゲッティ（乾燥） 1食分 80g

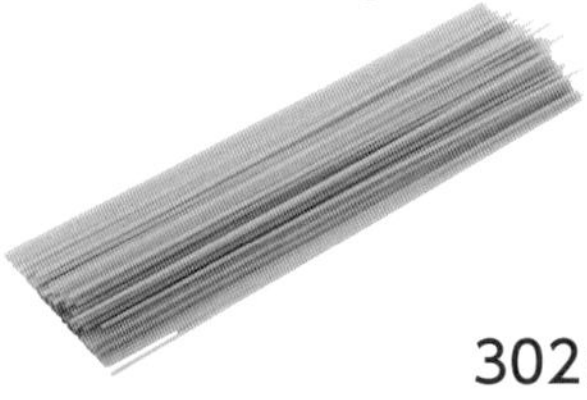

302kcal

たんぱく質	10.3g	カリウム	160mg
食塩相当量	0g	リン	104mg
糖質	54.2g	水分	9.0g

ギョーザの皮 1枚 5g

15kcal

たんぱく質	0.5g	カリウム	3mg
食塩相当量	0g	リン	3mg
糖質	2.7g	水分	1.6g

中華スタイル即席カップめん 1食分 97g

ノンフライタイプ

332kcal

たんぱく質	8.7g	カリウム	262mg
食塩相当量	6.7g	リン	107mg
糖質	57.5g	水分	14.6g

スパゲッティ（ゆで） 1食分176g

スパゲッティ
（乾燥）80gを1.5%
食塩水でゆでためやす量

294kcal

たんぱく質	10.2g	カリウム	25mg
食塩相当量	2.1g	リン	93mg
糖質	51.4g	水分	105.6g

たんぱく質調整食品(米・ご飯、パン、めん)

越後ごはん 1/12.5
ご飯 180g

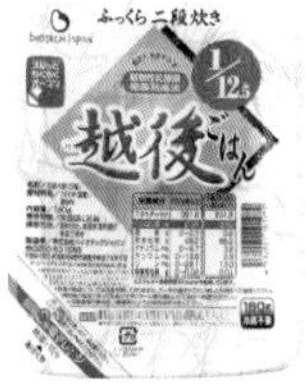

(栄養計算のめやす)

エネルギー	281.8kcal
たんぱく質	0.36g
食塩相当量	0～0.02g
カリウム	0～13.9mg
リン	0～29.1mg
水分	―

越後ごはん 1/25
180g

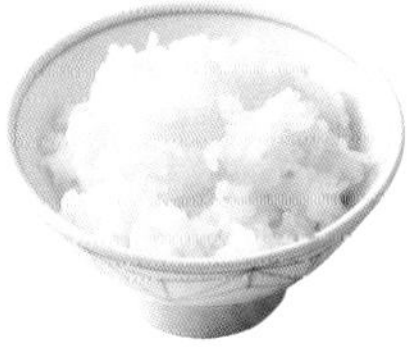

エネルギー	292kcal
たんぱく質	0.18g
食塩相当量	0.005～0.009g
カリウム	0mg
リン	23mg
水分	―

越後米粒 1/12.5
(米粒タイプ) 1合 150g

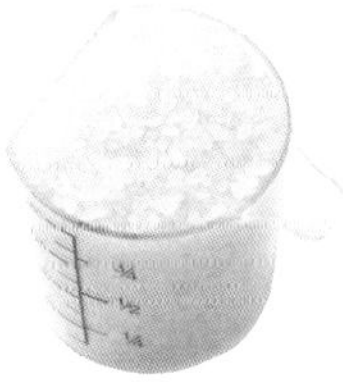

エネルギー	449.3kcal
たんぱく質	0.57g
食塩相当量	0～0.03g
カリウム	0～10.7mg
リン	1.8～33.0mg
水分	―

真粒米 1/25
(米粒タイプ) 1合 150g

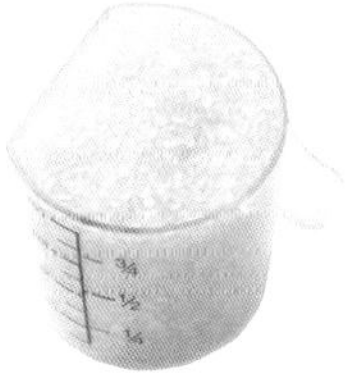

エネルギー	543kcal
たんぱく質	0.3g
食塩相当量	0g
カリウム	0mg
リン	61.5mg
水分	―

※製品はいずれも木徳神糧。米粒タイプは100gあたりの数値を1合150gに換算しためやす量です

越後のバーガーパン
1個 80g

エネルギー	233kcal
たんぱく質	0.27g
食塩相当量	0.3g
カリウム	8mg
リン	15mg
水分	34.7g

バイオテックジャパン

生活日記パン
1個 50g

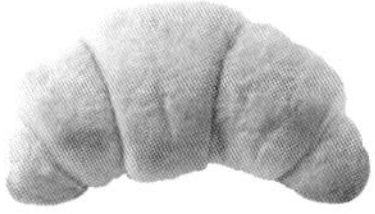

エネルギー	221kcal
たんぱく質	1.9g
食塩相当量	0.3g
カリウム	33mg
リン	17.5mg
水分	8.75g

ニュートリー

ゆめベーカリー たんぱく質調整食パン
1枚 100g

エネルギー	260kcal
たんぱく質	0.5g
食塩相当量	0.07g
カリウム	15.8mg
リン	25.0mg
水分	41.4g

キッセイ薬品工業

越後の食パン
1枚 50g

エネルギー	134kcal
たんぱく質	0.19g
食塩相当量	0.4g
カリウム	7mg
リン	3mg
水分	19.3g

バイオテックジャパン

アプロテン たんぱく調整 スパゲティタイプ
100g

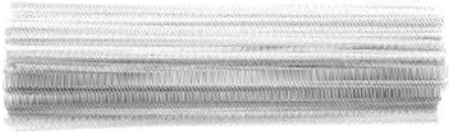

エネルギー	357kcal
たんぱく質	0.4g
食塩相当量	0.05g
カリウム	15mg
リン	19mg
水分	11.6g

ハインツ日本

ジンゾウ先生の でんぷんノンフライ麺
1袋 85g

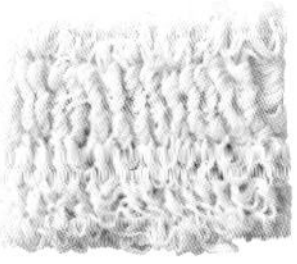

エネルギー	305kcal
たんぱく質	0.3g
食塩相当量	0.1g
カリウム	18mg
リン	56mg
水分	10g

オトコーポレーション

げんたそば
乾・100g

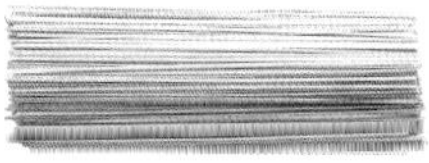

エネルギー	352kcal
たんぱく質	2.4g
食塩相当量	0.01～0.02g
カリウム	93mg
リン	51.5mg
水分	―

キッセイ薬品工業

そらまめ食堂 たんぱく質調整うどん
乾・1束 80g

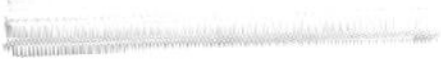

エネルギー	295kcal
たんぱく質	0.24g
食塩相当量	0.03g
カリウム	18mg
リン	35mg
水分	9.6g

ヘルシーネットワーク

※アプロテンは消費者庁許可の特別用途食品ではありません

鶏胸肉（皮つき） 1枚 200g

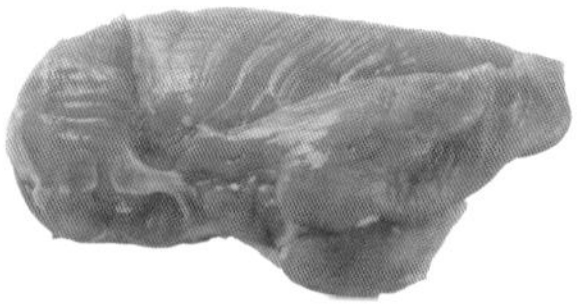

290kcal

たんぱく質	42.6g	カリウム	680mg
食塩相当量	0.2g	リン	400mg
糖質	0.2g	水分	145.2g

鶏もも肉（皮なし） 1枚 180g

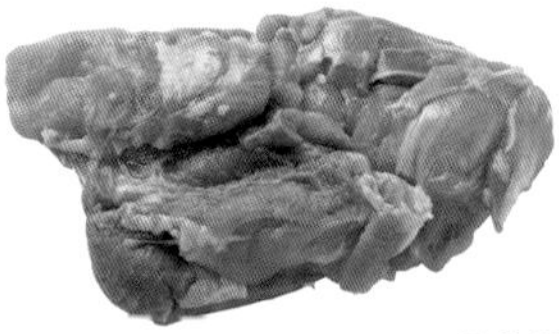

229kcal

たんぱく質	34.2g	カリウム	576mg
食塩相当量	0.4g	リン	342mg
糖質	0g	水分	137.0g

鶏もも肉（皮つき） 1枚 250g

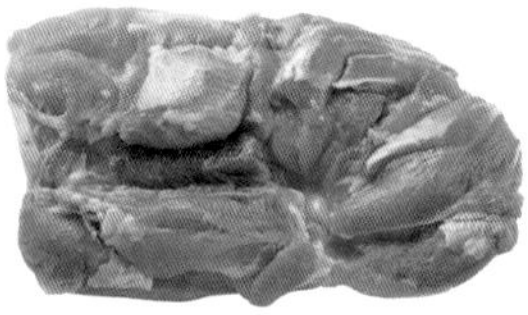

510kcal

たんぱく質	41.5g	カリウム	725mg
食塩相当量	0.5g	リン	425mg
糖質	0g	水分	171.3g

鶏胸肉（皮つき） 1/4枚 50g

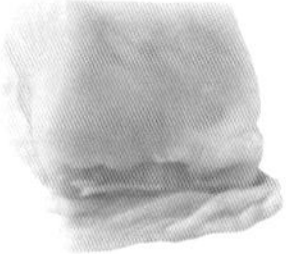

73kcal

たんぱく質	10.7g	カリウム	170mg
食塩相当量	0.1g	リン	100mg
糖質	0.1g	水分	36.3g

鶏もも肉（皮なし） 1/4枚 50g

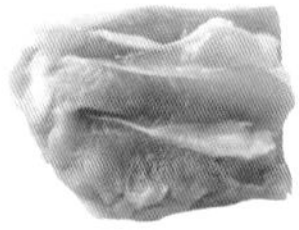

64kcal

たんぱく質	9.5g	カリウム	160mg
食塩相当量	0.1g	リン	95mg
糖質	0g	水分	38.1g

鶏もも肉（皮つき） 1/5枚 50g

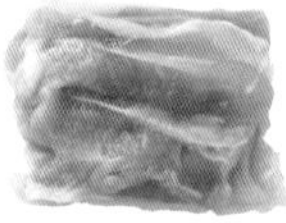

102kcal

たんぱく質	8.3g	カリウム	145mg
食塩相当量	0.1g	リン	85mg
糖質	0g	水分	34.3g

鶏もも肉（骨つき） 1本 300g
（正味 210g）

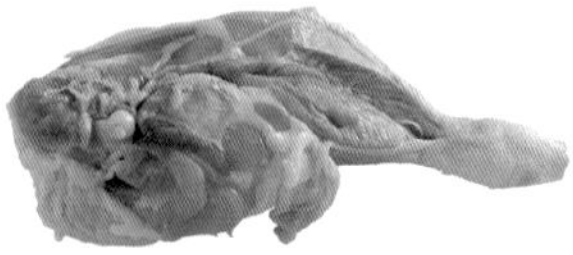

428kcal

たんぱく質	34.9g	カリウム	609mg
食塩相当量	0.4g	リン	357mg
糖質	0g	水分	143.9g

鶏胸肉（皮なし） 50g

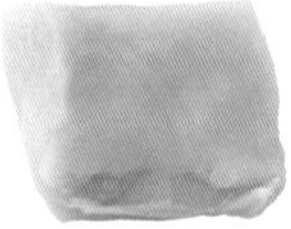

58kcal

たんぱく質	11.7g	カリウム	185mg
食塩相当量	0.1g	リン	110mg
糖質	0.1g	水分	37.3g

鶏胸肉（皮なし） 1枚 170g

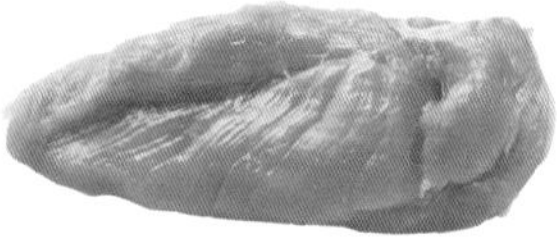

197kcal

たんぱく質	39.6g	カリウム	629mg
食塩相当量	0.2g	リン	374mg
糖質	0.2g	水分	126.8g

鶏ささ身 1本 40g
（正味 38g）

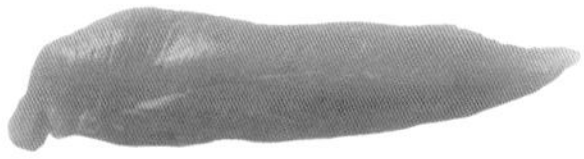

41kcal

たんぱく質	9.1g	カリウム	156mg
食塩相当量	微	リン	91mg
糖質	微	水分	28.5g

鶏手羽先 1本 70g
（正味 42g）

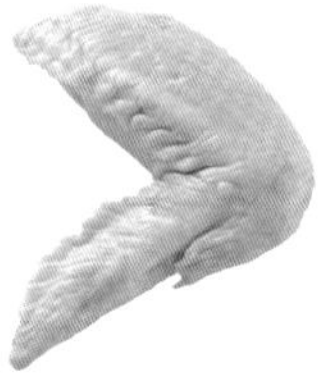

95kcal

たんぱく質	7.3g	カリウム	88mg
食塩相当量	0.1g	リン	59mg
糖質	0g	水分	28.2g

鶏手羽元 1本 60g
（正味 42g）

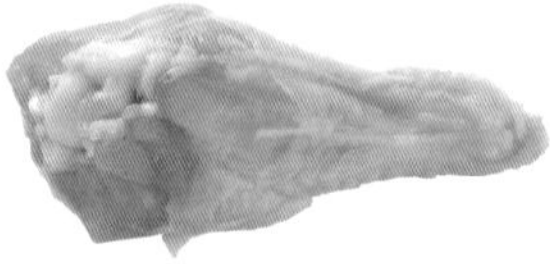

83kcal

たんぱく質	7.6g	カリウム	97mg
食塩相当量	0.1g	リン	63mg
糖質	0g	水分	28.9g

●牛肉、豚肉

牛バラ（カルビ）
焼き肉用1枚 25g

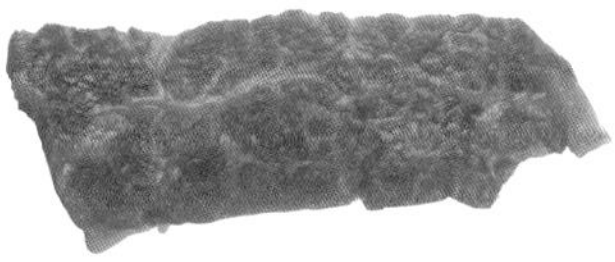

107kcal

たんぱく質	3.2g	カリウム	48mg
食塩相当量	微	リン	28mg
糖質	0.1g	水分	11.9g

牛肩ロース（脂身つき）
5cm角1個 50g

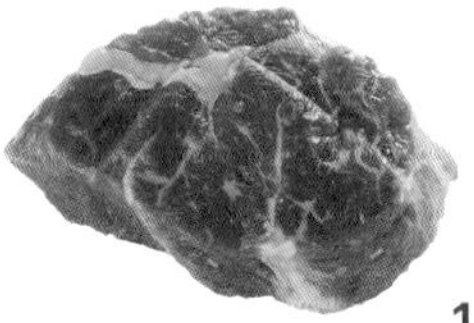

159kcal

たんぱく質	8.1g	カリウム	130mg
食塩相当量	0.1g	リン	70mg
糖質	0.1g	水分	28.2g

牛肩ロース（脂身つき）
薄切り1枚 20g

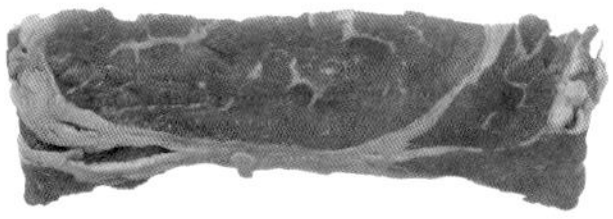

64kcal

たんぱく質	3.2g	カリウム	52mg
食塩相当量	微	リン	28mg
糖質	微	水分	11.3g

牛サーロイン（脂身つき）
1cm厚さ1枚 150g

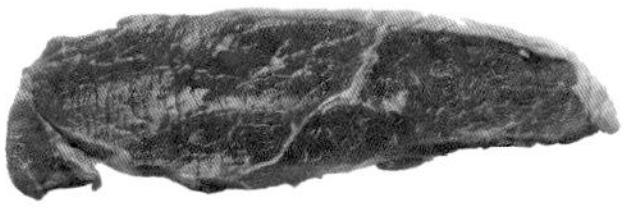

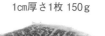

501kcal

たんぱく質	24.8g	カリウム	405mg
食塩相当量	0.2g	リン	225mg
糖質	0.6g	水分	81.6g

牛ヒレ
5cm角 125g

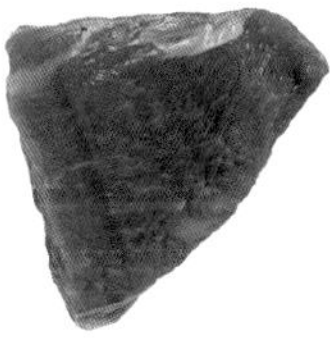

244kcal

たんぱく質	26.0g	カリウム	475mg
食塩相当量	0.1g	リン	250mg
糖質	0.6g	水分	84.1g

牛もも（脂身つき）
薄切り1枚 50g

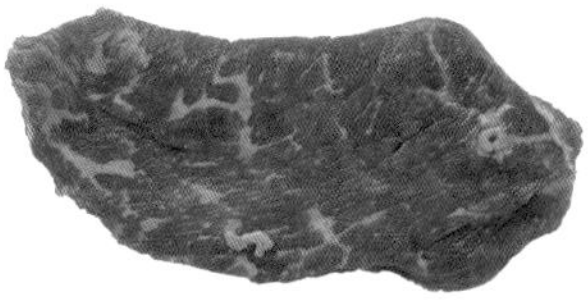

105kcal

たんぱく質	9.8g	カリウム	165mg
食塩相当量	0.1g	リン	90mg
糖質	0.2g	水分	32.9g

牛カルビ
ステーキ用1枚 200g

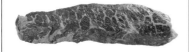

852kcal

たんぱく質	25.6g	カリウム	380mg
食塩相当量	0.2g	リン	220mg
糖質	0.6g	水分	94.8g

牛すね肉
1個 90g

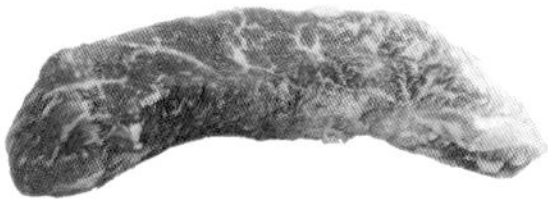

牛すじ（ゆで）と同じ成分値で計測

140kcal

たんぱく質	25.5g	カリウム	17mg
食塩相当量	0.2g	リン	21mg
糖質	0g	水分	59.9g

牛リブロース（脂身つき）
1cm厚さ1枚 150g

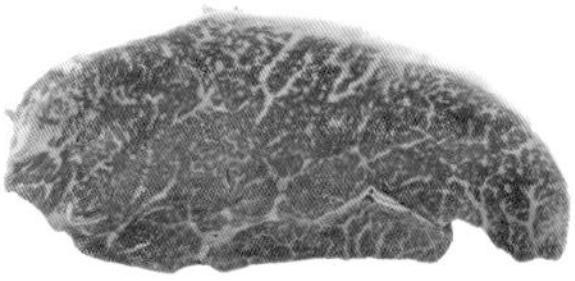

614kcal

たんぱく質	21.2g	カリウム	345mg
食塩相当量	0.2g	リン	180mg
糖質	0.3g	水分	71.9g

豚ロース（脂身つき）
しゃぶしゃぶ用薄切り1枚 12g

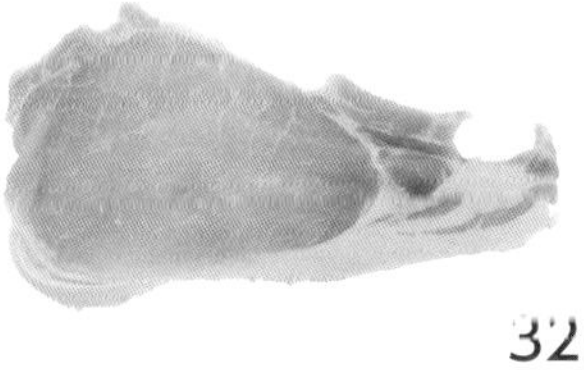

32kcal

たんぱく質	2.3g	カリウム	37mg
食塩相当量	微	リン	22mg
糖質	微	水分	7.2g

豚ロース（脂身つき）
しょうが焼き用薄切り1枚 25g

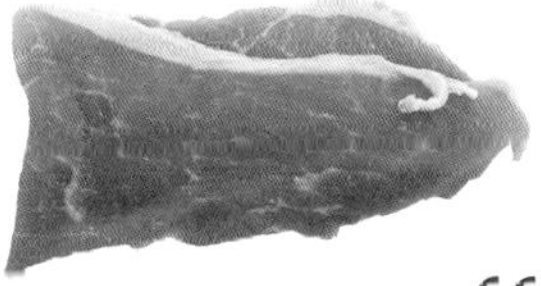

66kcal

たんぱく質	4.8g	カリウム	78mg
食塩相当量	微	リン	45mg
糖質	0.1g	水分	15.1g

豚肩ロース（脂身つき）
薄切り1枚 20g

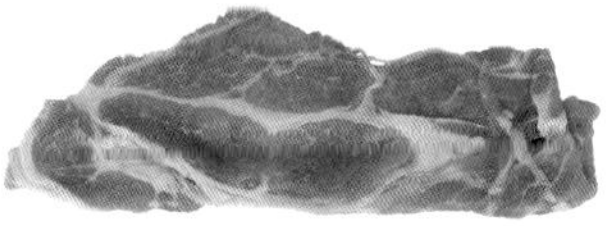

51kcal

たんぱく質	3.4g	カリウム	60mg
食塩相当量	微	リン	32mg
糖質	微	水分	12.5g

豚ヒレ 一口カツ用1枚 80g

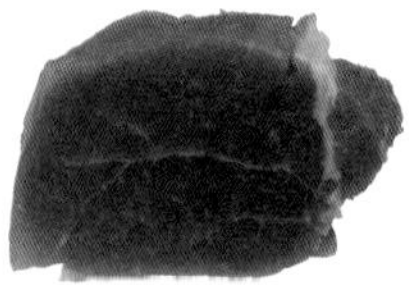

104kcal

たんぱく質	17.8g	カリウム	344mg
食塩相当量	0.1g	リン	184mg
糖質	0.2g	水分	58.7g

豚もも（脂身なし） 一口カツ用ブロック150g

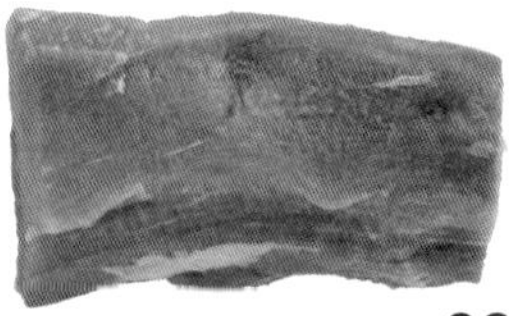

222kcal

たんぱく質	32.3g	カリウム	540mg
食塩相当量	0.2g	リン	315mg
糖質	0.3g	水分	106.8g

豚もも（脂身つき） ソテー用1枚 90g

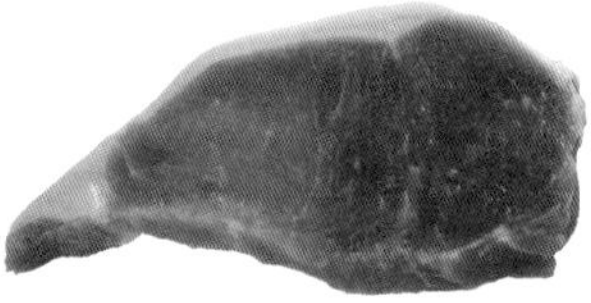

165kcal

たんぱく質	18.5g	カリウム	315mg
食塩相当量	0.1g	リン	180mg
糖質	0.2g	水分	61.3g

豚スペアリブ 1本105g（正味84g）

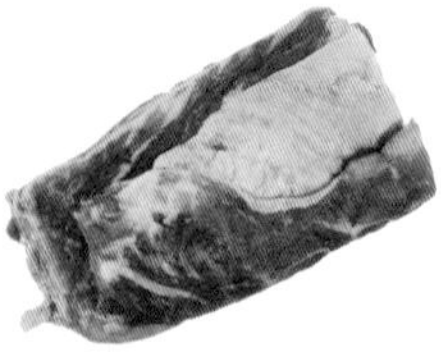

332kcal

たんぱく質	12.1g	カリウム	202mg
食塩相当量	0.1g	リン	109mg
糖質	微	水分	41.5g

豚バラ 薄切り1枚 20g

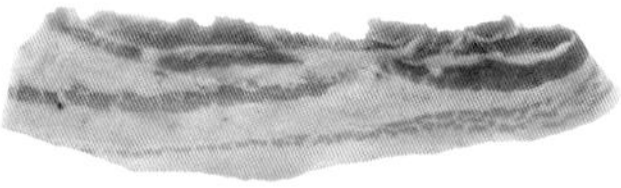

79kcal

たんぱく質	2.9g	カリウム	48mg
食塩相当量	微	リン	26mg
糖質	0g	水分	9.9g

豚バラ 3cm角1個 45g

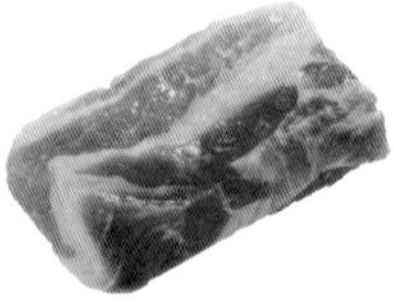

178kcal

たんぱく質	6.5g	カリウム	108mg
食塩相当量	微	リン	59mg
糖質	微	水分	22.2g

鶏ひき肉 卵大ひとかたまり 30g

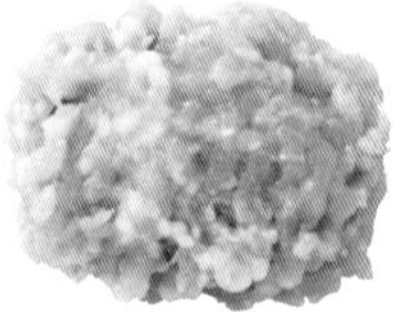

56kcal

たんぱく質	5.3g	カリウム	75mg
食塩相当量	微	リン	33mg
糖質	0g	水分	21.1g

豚ひき肉 卵大ひとかたまり 30g

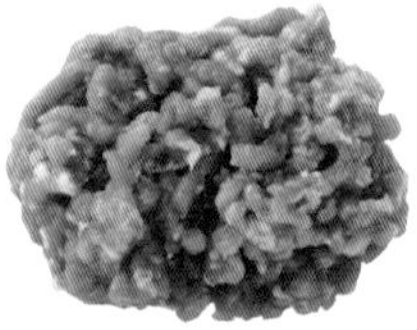

71kcal

たんぱく質	5.3g	カリウム	87mg
食塩相当量	微	リン	36mg
糖質	微	水分	19.4g

牛ひき肉 卵大ひとかたまり 30g

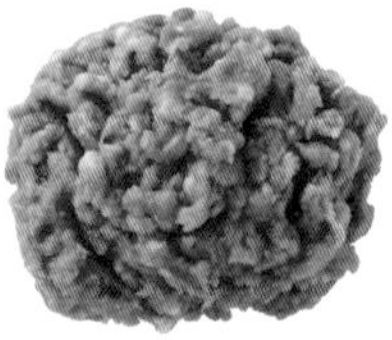

82kcal

たんぱく質	5.1g	カリウム	78mg
食塩相当量	0.1g	リン	30mg
糖質	0.1g	水分	18.4g

鶏レバー 30g

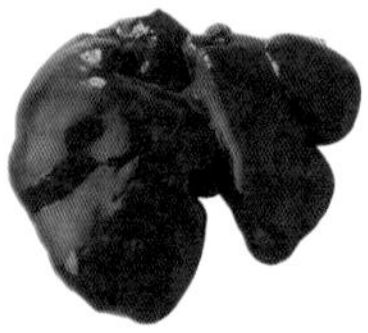

33kcal

たんぱく質	5.7g	カリウム	99mg
食塩相当量	0.1g	リン	90mg
糖質	0.2g	水分	22.7g

豚レバー 薄切り2切れ 30g

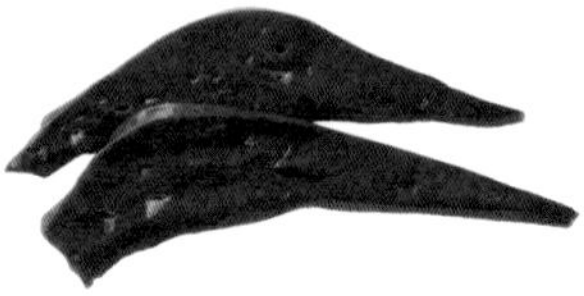

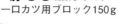

38kcal

たんぱく質	6.1g	カリウム	87mg
食塩相当量	微	リン	102mg
糖質	0.8g	水分	21.6g

牛レバー 薄切り2切れ 45g

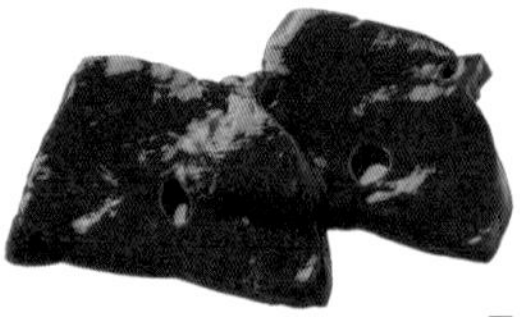

59kcal

たんぱく質	8.8g	カリウム	135mg
食塩相当量	微	リン	149mg
糖質	1.7g	水分	32.2g

●その他の肉、肉加工品

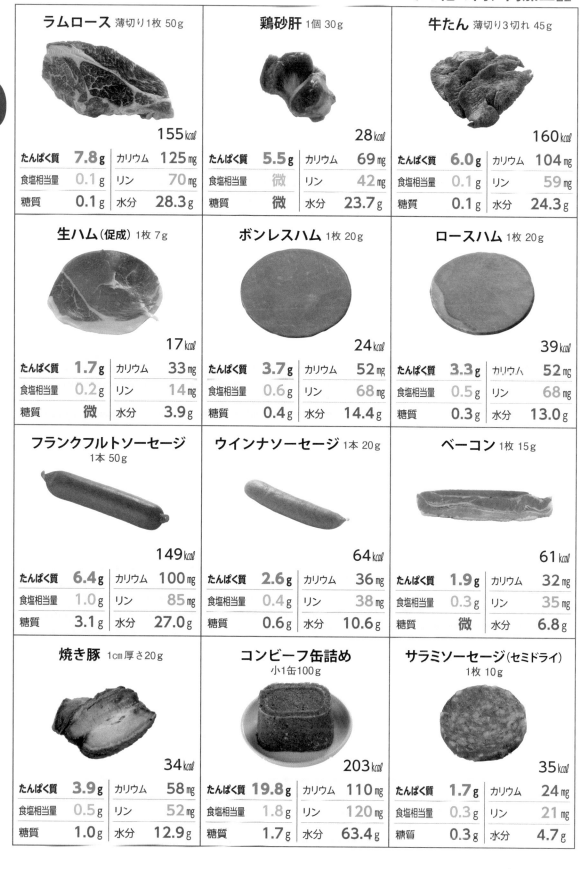

ラムロース 薄切り1枚 50g

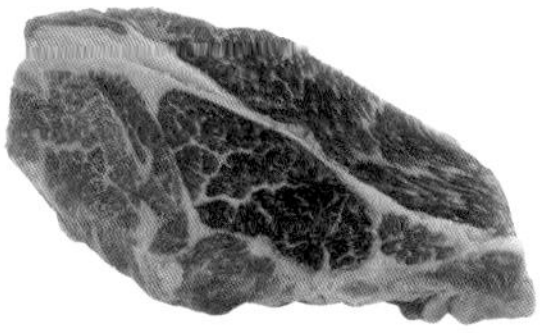

155kcal

たんぱく質	7.8g	カリウム	125mg
食塩相当量	0.1g	リン	70mg
糖質	0.1g	水分	28.3g

鶏砂肝 1個 30g

28kcal

たんぱく質	5.5g	カリウム	69mg
食塩相当量	微	リン	42mg
糖質	微	水分	23.7g

牛たん 薄切り3切れ 45g

160kcal

たんぱく質	6.0g	カリウム	104mg
食塩相当量	0.1g	リン	59mg
糖質	0.1g	水分	24.3g

生ハム(促成) 1枚 7g

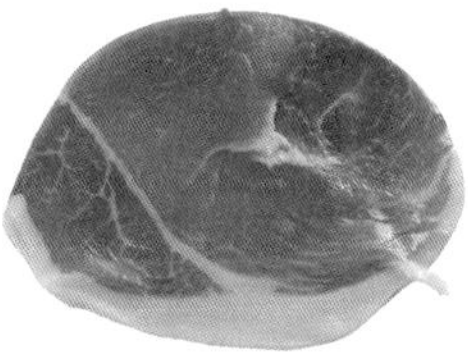

17kcal

たんぱく質	1.7g	カリウム	33mg
食塩相当量	0.2g	リン	14mg
糖質	微	水分	3.9g

ボンレスハム 1枚 20g

24kcal

たんぱく質	3.7g	カリウム	52mg
食塩相当量	0.6g	リン	68mg
糖質	0.4g	水分	14.4g

ロースハム 1枚 20g

39kcal

たんぱく質	3.3g	カリウム	52mg
食塩相当量	0.5g	リン	68mg
糖質	0.3g	水分	13.0g

フランクフルトソーセージ 1本 50g

149kcal

たんぱく質	6.4g	カリウム	100mg
食塩相当量	1.0g	リン	85mg
糖質	3.1g	水分	27.0g

ウインナソーセージ 1本 20g

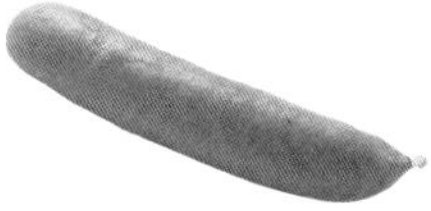

64kcal

たんぱく質	2.6g	カリウム	36mg
食塩相当量	0.4g	リン	38mg
糖質	0.6g	水分	10.6g

ベーコン 1枚 15g

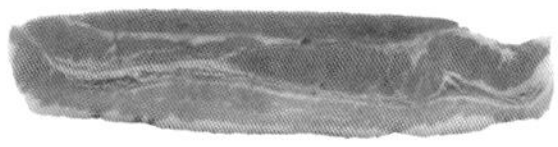

61kcal

たんぱく質	1.9g	カリウム	32mg
食塩相当量	0.3g	リン	35mg
糖質	微	水分	6.8g

焼き豚 1cm厚さ20g

34kcal

たんぱく質	3.9g	カリウム	58mg
食塩相当量	0.5g	リン	52mg
糖質	1.0g	水分	12.9g

コンビーフ缶詰め 小1缶100g

203kcal

たんぱく質	19.8g	カリウム	110mg
食塩相当量	1.8g	リン	120mg
糖質	1.7g	水分	63.4g

サラミソーセージ(セミドライ) 1枚 10g

35kcal

たんぱく質	1.7g	カリウム	24mg
食塩相当量	0.3g	リン	21mg
糖質	0.3g	水分	4.7g

いわし（まいわし） 中1尾100g（正味40g）

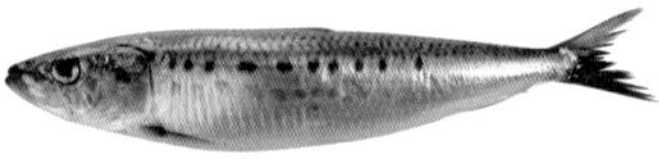

68kcal

たんぱく質	7.7g	カリウム	108mg
食塩相当量	0.1g	リン	92mg
糖質	0.1g	水分	27.6g

あゆ 1尾80g（正味40g）

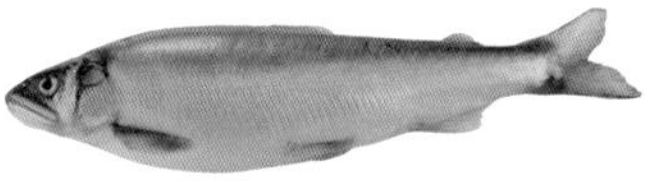

成分値は養殖のもの

61kcal

たんぱく質	7.1g	カリウム	144mg
食塩相当量	微	リン	128mg
糖質	0.2g	水分	28.8g

あじ 中1尾150g（正味68g）

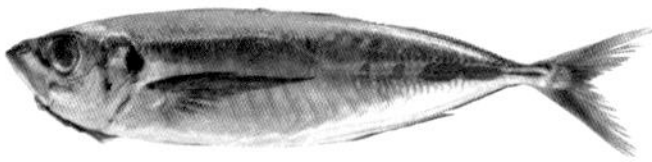

86kcal

たんぱく質	13.4g	カリウム	245mg
食塩相当量	0.2g	リン	156mg
糖質	0.1g	水分	51.1g

きす 1尾40g（正味18g）

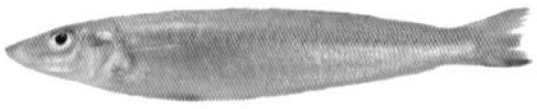

14kcal

たんぱく質	3.3g	カリウム	61mg
食塩相当量	0.1g	リン	32mg
糖質	0g	水分	14.5g

さんま 1尾150g（正味98g）

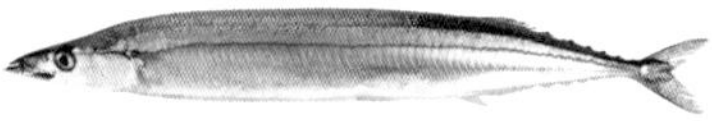

312kcal

たんぱく質	17.7g	カリウム	196mg
食塩相当量	0.4g	リン	176mg
糖質	0.1g	水分	54.5g

かたくちいわし 1尾15g（正味8g）

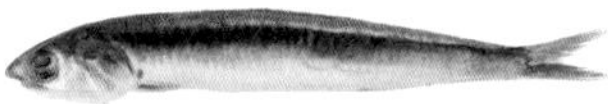

15kcal

たんぱく質	1.5g	カリウム	24mg
食塩相当量	微	リン	19mg
糖質	微	水分	5.5g

ぶり 1切れ80g

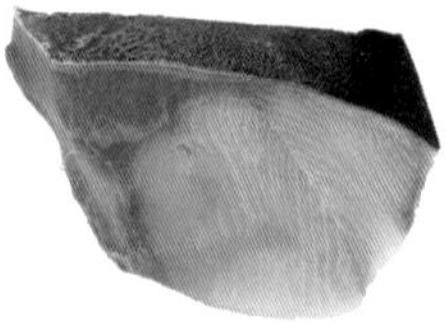

206kcal

たんぱく質	17.1g	カリウム	304mg
食塩相当量	0.1g	リン	104mg
糖質	0.2g	水分	47.7g

かつお刺し身用 3切れ60g

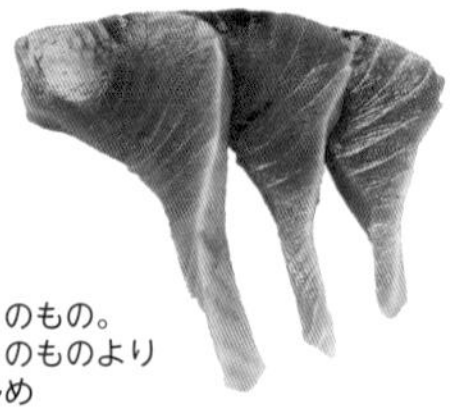

秋獲りのもの。
春獲りのものより
脂が多め

99kcal

たんぱく質	15.0g	カリウム	228mg
食塩相当量	0.1g	リン	156mg
糖質	0.1g	水分	40.4g

さば 1切れ120g

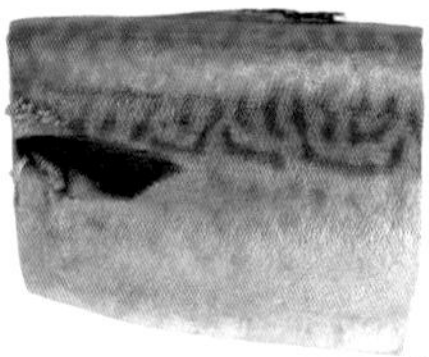

296kcal

たんぱく質	24.7g	カリウム	396mg
食塩相当量	0.4g	リン	264mg
糖質	0.4g	水分	74.5g

たい（まだい） 1切れ80g

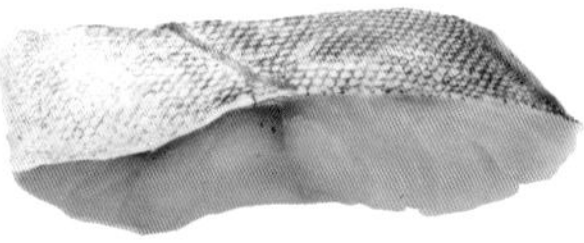

成分値は天然のもの

114kcal

たんぱく質	16.5g	カリウム	352mg
食塩相当量	0.1g	リン	176mg
糖質	0.1g	水分	57.8g

きんめだい 1切れ120g

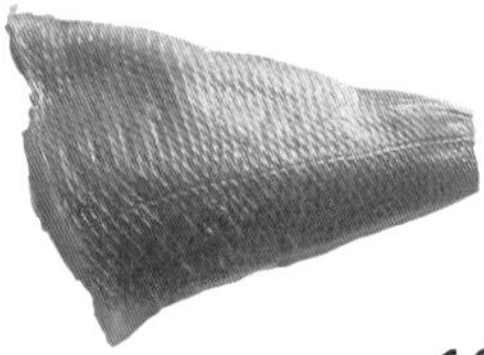

192kcal

たんぱく質	21.4g	カリウム	396mg
食塩相当量	0.1g	リン	588mg
糖質	0.1g	水分	86.5g

かじき（めかじき） 1切れ120g

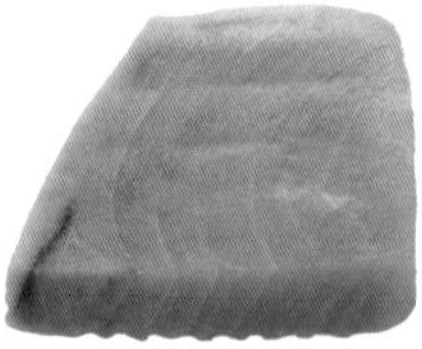

184kcal

たんぱく質	23.0g	カリウム	528mg
食塩相当量	0.2g	リン	312mg
糖質	0.1g	水分	86.6g

●切り身魚、いか、たこ、えび

鮭 1切れ 80g

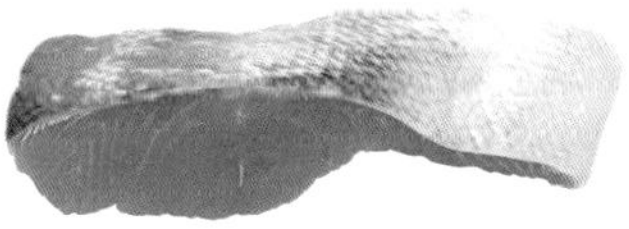

成分値はしろさけのもの

106kcal

たんぱく質	17.8g	カリウム	280mg
食塩相当量	0.2g	リン	192mg
糖質	0.1g	水分	57.8g

子持ちがれい 1切れ 170g（正味 102g）

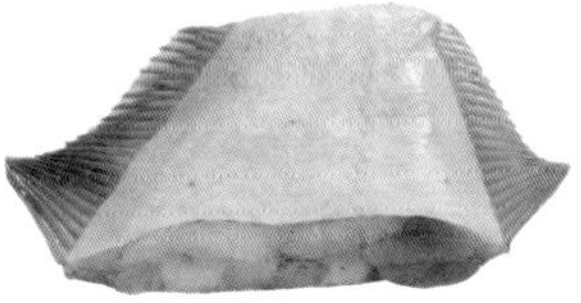

146kcal

たんぱく質	20.3g	カリウム	296mg
食塩相当量	0.2g	リン	204mg
糖質	0.1g	水分	74.2g

たら 1切れ 80g

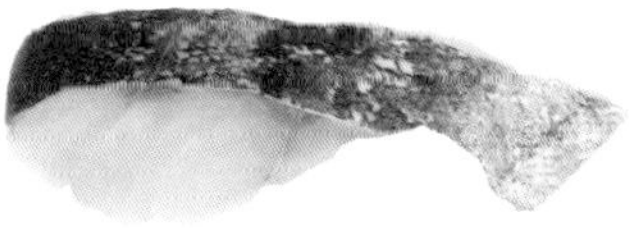

62kcal

たんぱく質	14.1g	カリウム	280mg
食塩相当量	0.2g	リン	184mg
糖質	0.1g	水分	64.7g

まぐろ・トロ 刺し身用3切れ 50g

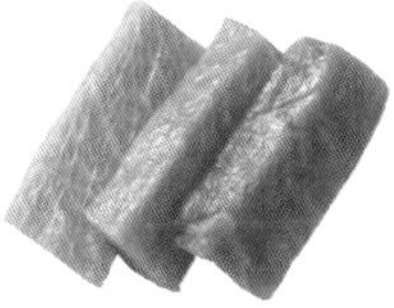

成分値はくろまぐろのもの

172kcal

たんぱく質	10.1g	カリウム	115mg
食塩相当量	0.1g	リン	90mg
糖質	0.1g	水分	25.7g

まぐろ・赤身 刺し身用3切れ 50g

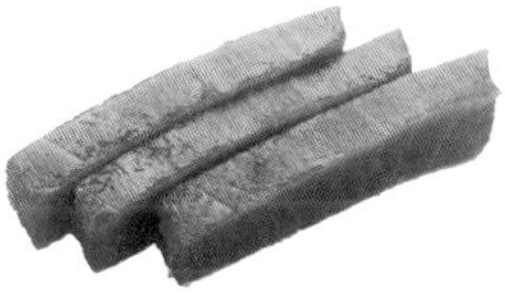

成分値はきはだまぐろのもの

56kcal

たんぱく質	12.2g	カリウム	225mg
食塩相当量	0.1g	リン	145mg
糖質	微	水分	37.0g

キングサーモン 1切れ100g

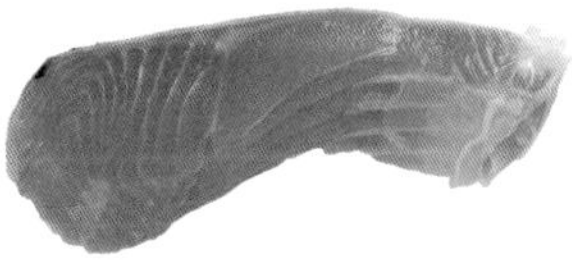

200kcal

たんぱく質	19.5g	カリウム	380mg
食塩相当量	0.1g	リン	250mg
糖質	微	水分	66.5g

ほたるいか 1ぱい 5g

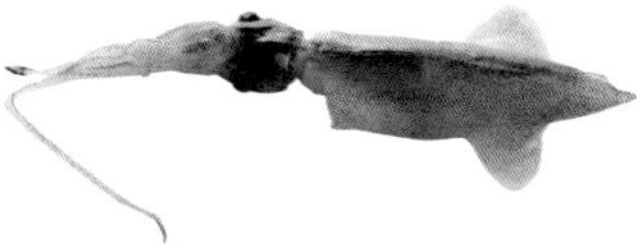

4kcal

たんぱく質	0.6g	カリウム	15mg
食塩相当量	微	リン	9mg
糖質	微	水分	4.2g

するめいか（胴・皮なし） 1/4 ぱい分 40g

34kcal

たんぱく質	7.4g	カリウム	136mg
食塩相当量	0.2g	リン	108mg
糖質	微	水分	31.6g

するめいか 1ぱい 300g（正味 210g）

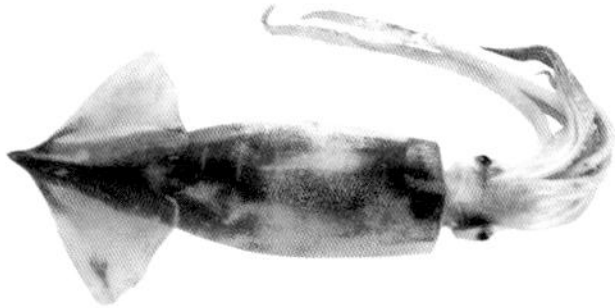

174kcal

たんぱく質	37.6g	カリウム	630mg
食塩相当量	1.1g	リン	525mg
糖質	0.2g	水分	168.4g

大正えび 小1尾 40g（正味 18g）

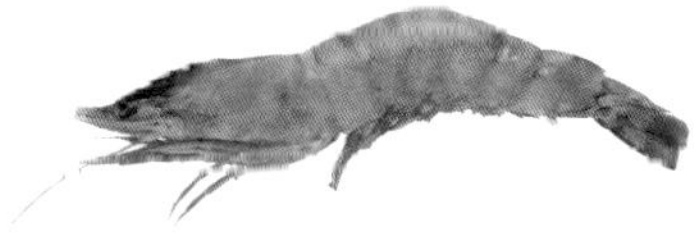

17kcal

たんぱく質	3.9g	カリウム	65mg
食塩相当量	0.1g	リン	54mg
糖質	微	水分	13.7g

ブラックタイガー 1尾 40g（正味 18g）

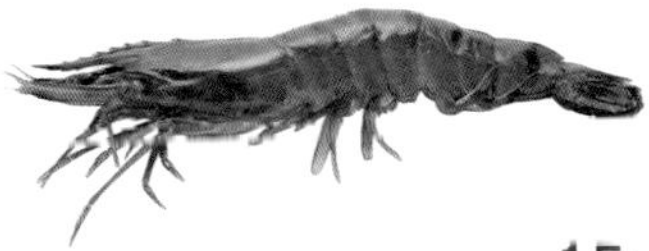

15kcal

たんぱく質	3.3g	カリウム	41mg
食塩相当量	0.1g	リン	38mg
糖質	0.1g	水分	14.4g

たこ（ゆで） 足1本 150g

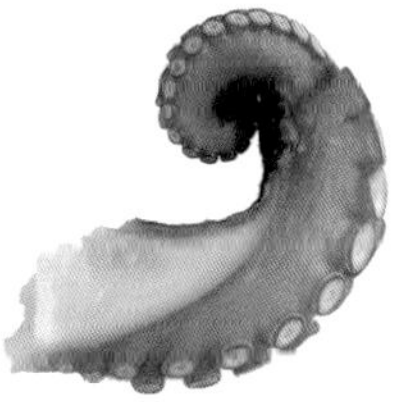

149kcal

たんぱく質	32.6g	カリウム	360mg
食塩相当量	0.9g	リン	180mg
糖質	0.2g	水分	114.3g

たらばがに（ゆで） 足1/4本 50g
（正味 20g）

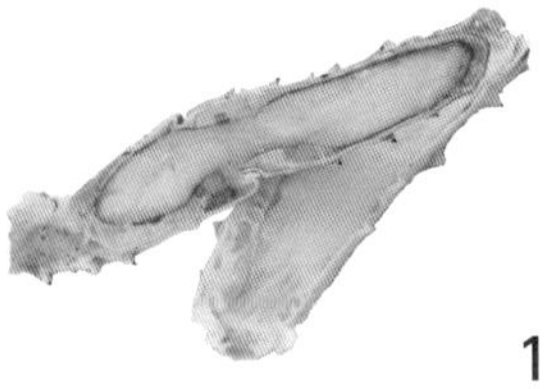

18kcal

たんぱく質	3.5g	カリウム	46mg
食塩相当量	0.2g	リン	38mg
糖質	0.1g	水分	16.0g

さくらえび（ゆで）
大さじ2杯 20g

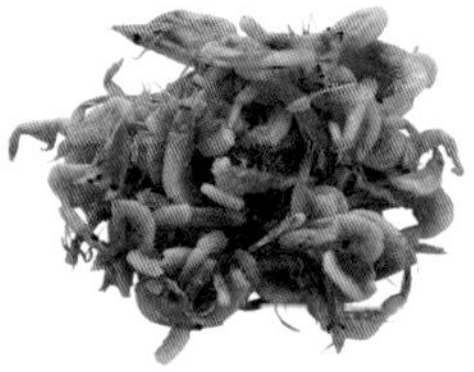

18kcal

たんぱく質	3.6g	カリウム	50mg
食塩相当量	0.4g	リン	72mg
糖質	微	水分	15.1g

甘えび 5尾 100g
（正味 35g）

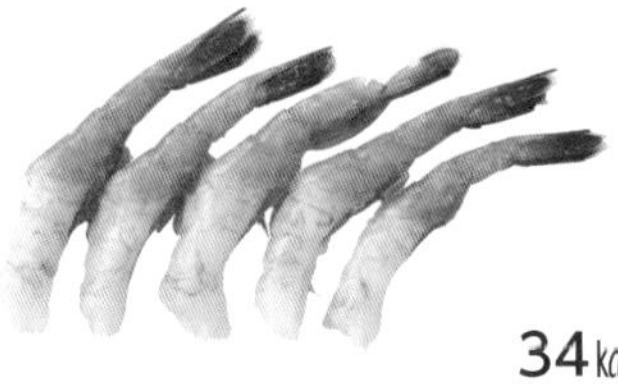

34kcal

たんぱく質	6.9g	カリウム	109mg
食塩相当量	0.3g	リン	84mg
糖質	微	水分	27.4g

しじみ 50個 150g
（正味 38g）

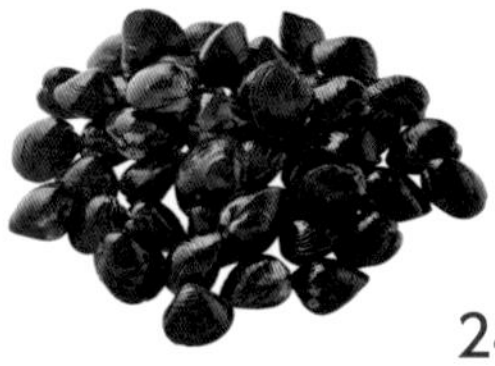

24kcal

たんぱく質	2.9g	カリウム	32mg
食塩相当量	0.2g	リン	46mg
糖質	1.7g	水分	32.7g

カキ 殻つき2個 100g
（正味 25g）

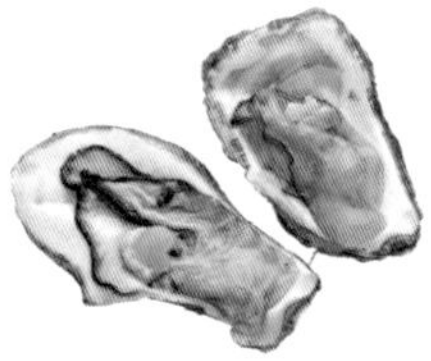

18kcal

たんぱく質	1.7g	カリウム	48mg
食塩相当量	0.3g	リン	25mg
糖質	1.2g	水分	21.3g

あさり 殻つき20個 200g
（正味 80g）

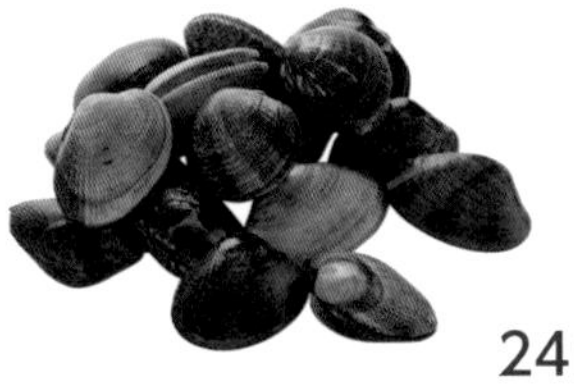

24kcal

たんぱく質	4.8g	カリウム	112mg
食塩相当量	1.8g	リン	68mg
糖質	0.3g	水分	72.2g

イクラ 大さじ 1杯 16g

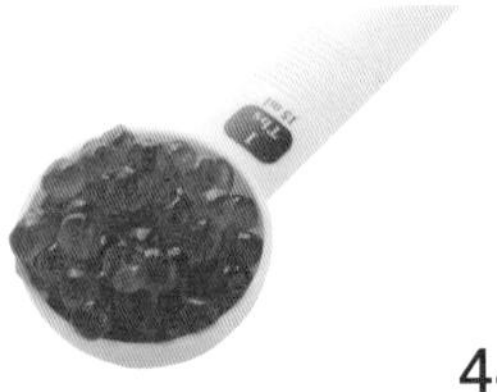

44kcal

たんぱく質	5.2g	カリウム	34mg
食塩相当量	0.4g	リン	85mg
糖質	微	水分	7.7g

ほたて貝柱 1個 30g

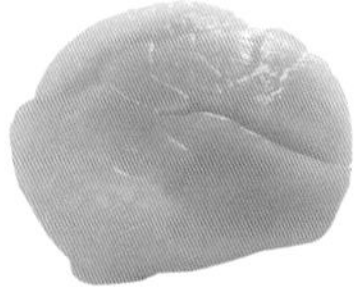

26kcal

たんぱく質	5.1g	カリウム	114mg
食塩相当量	0.1g	リン	69mg
糖質	1.1g	水分	23.5g

はまぐり 殻つき5個 150g
（正味 60g）

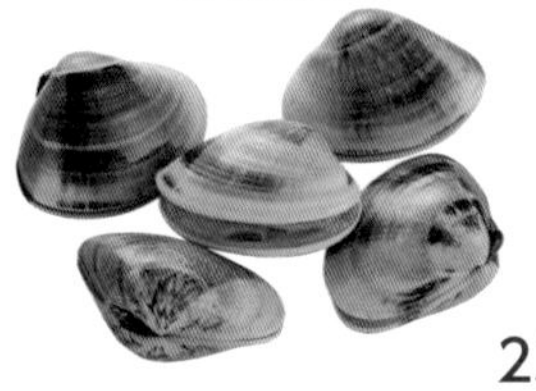

23kcal

たんぱく質	3.7g	カリウム	96mg
食塩相当量	1.2g	リン	58mg
糖質	1.1g	水分	53.3g

しらす干し（微乾燥品）
大さじ2杯 10g

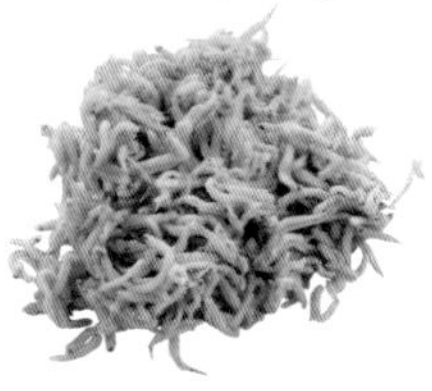

11kcal

たんぱく質	2.3g	カリウム	21mg
食塩相当量	0.4g	リン	47mg
糖質	微	水分	7.0g

辛子明太子 50g

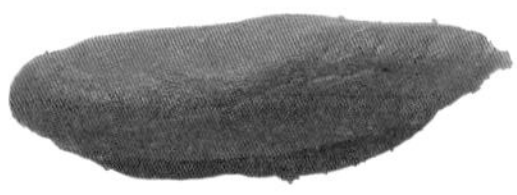

63kcal

たんぱく質	10.5g	カリウム	90mg
食塩相当量	2.8g	リン	145mg
糖質	1.5g	水分	33.3g

たらこ 50g

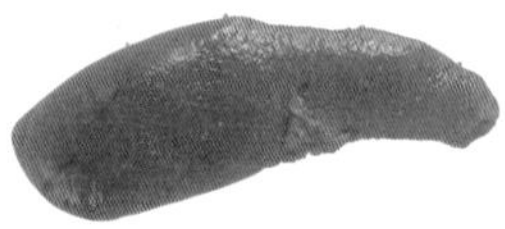

70kcal

たんぱく質	12.0g	カリウム	150mg
食塩相当量	2.3g	リン	195mg
糖質	0.2g	水分	32.6g

●魚介加工品

ほっけ開き干し（生干し）
1/2尾 150g（正味98g）

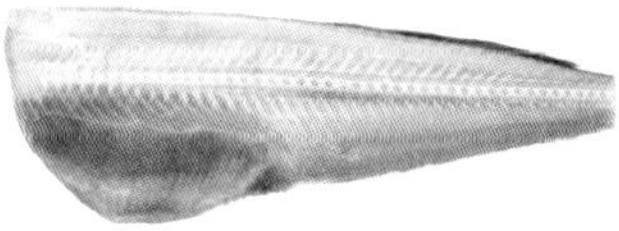

172kcal

たんぱく質	20.2g	カリウム	382mg
食塩相当量	1.8g	リン	323mg
糖質	0.1g	水分	65.7g

塩鮭 1切れ 80g

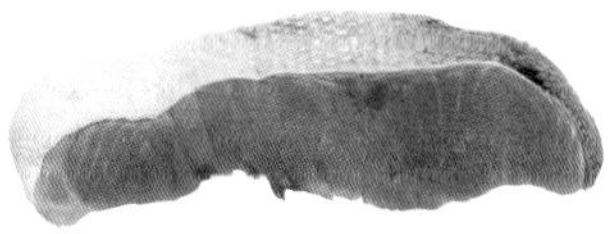

成分値はしろさけのもの

159kcal

たんぱく質	17.9g	カリウム	256mg
食塩相当量	1.4g	リン	216mg
糖質	0.1g	水分	50.9g

あじ開き干し 小1尾 80g
（正味 52g）

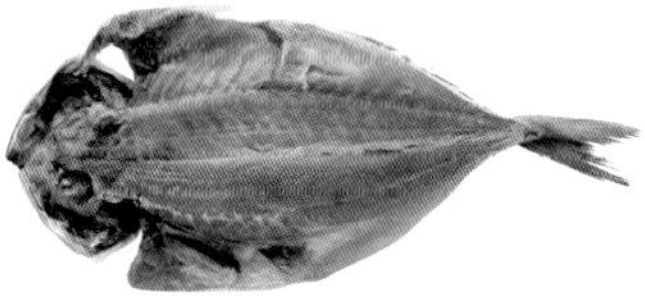

87kcal

たんぱく質	10.5g	カリウム	161mg
食塩相当量	0.9g	リン	114mg
糖質	0.1g	水分	35.6g

うなぎかば焼き
1/3尾 50g

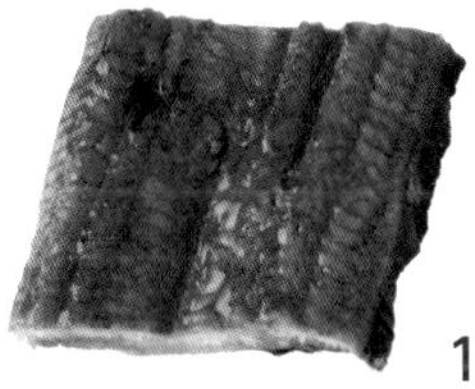

147kcal

たんぱく質	11.5g	カリウム	150mg
食塩相当量	0.7g	リン	150mg
糖質	1.6g	水分	25.3g

煮干し 5尾 10g

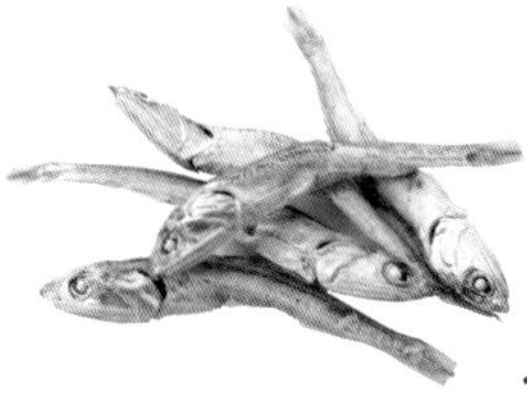

33kcal

たんぱく質	6.5g	カリウム	120mg
食塩相当量	0.4g	リン	150mg
糖質	微	水分	1.6g

ししゃも（生干し） 1尾 20g

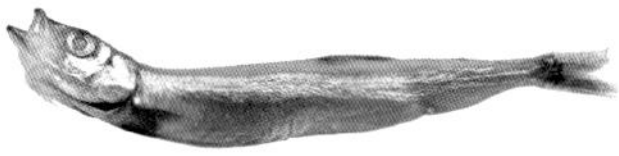

成分値は
カラフトししゃも（子持ち）のもの

35kcal

たんぱく質	3.1g	カリウム	40mg
食塩相当量	0.3g	リン	72mg
糖質	0.1g	水分	13.9g

かまぼこ（蒸し）
3切れ 50g

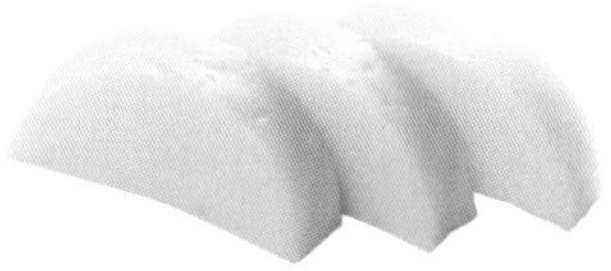

48kcal

たんぱく質	6.0g	カリウム	55mg
食塩相当量	1.3g	リン	30mg
糖質	4.9g	水分	37.2g

かに風味かまぼこ
1本 11g

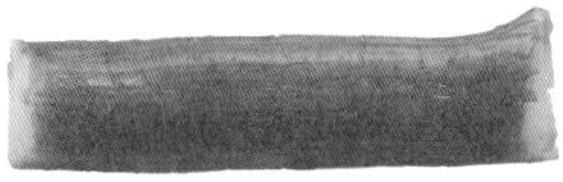

10kcal

たんぱく質	1.3g	カリウム	8mg
食塩相当量	0.2g	リン	8mg
糖質	1.0g	水分	8.3g

かつお節（削り節）
1パック 5g

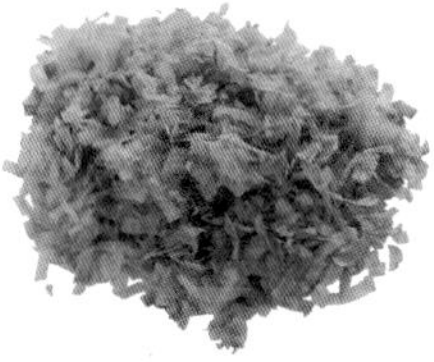

18kcal

たんぱく質	3.8g	カリウム	41mg
食塩相当量	0.1g	リン	34mg
糖質	微	水分	0.9g

はんぺん 1/2枚 50g

47kcal

たんぱく質	5.0g	カリウム	80mg
食塩相当量	0.8g	リン	55mg
糖質	5.7g	水分	37.9g

焼きちくわ 小1本 30g

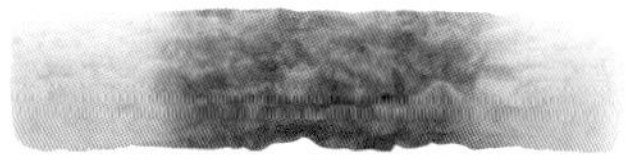

36kcal

たんぱく質	3.7g	カリウム	29mg
食塩相当量	0.6g	リン	33mg
糖質	4.1g	水分	21.0g

さつま揚げ 1枚 65g

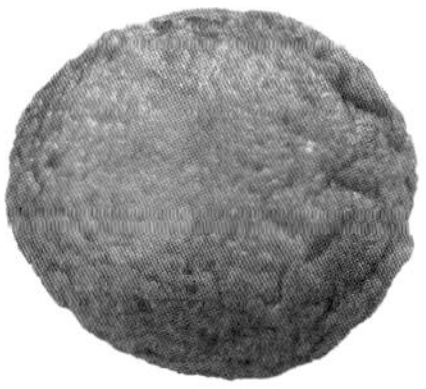

90kcal

たんぱく質	8.1g	カリウム	39mg
食塩相当量	1.2g	リン	46mg
糖質	9.0g	水分	43.9g

ツナ缶(油漬け)ホワイト(フレーク)
小1缶 80g

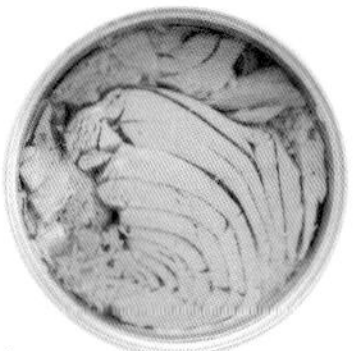

成分値は缶汁を含んだもの

230kcal

たんぱく質	15.0g	カリウム	152mg
食塩相当量	0.7g	リン	216mg
糖質	0.1g	水分	44.8g

ツナ缶(味つけ・フレーク) 小1缶 80g

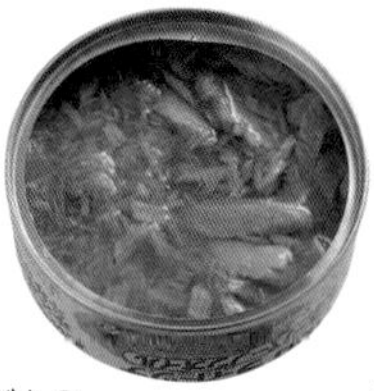

成分値は缶汁を含んだもの

109kcal

たんぱく質	15.2g	カリウム	224mg
食塩相当量	1.5g	リン	280mg
糖質	7.9g	水分	52.6g

魚肉ソーセージ
1本 70g

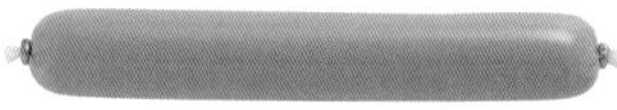

113kcal

たんぱく質	8.1g	カリウム	49mg
食塩相当量	1.5g	リン	140mg
糖質	8.8g	水分	46.3g

さんまかば焼き缶詰め
1缶 100g

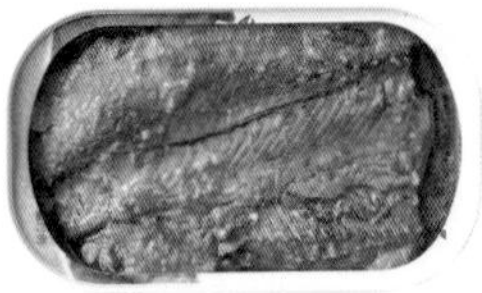

成分値は缶汁を含んだもの

225kcal

たんぱく質	17.4g	カリウム	250mg
食塩相当量	1.5g	リン	260mg
糖質	9.7g	水分	57.0g

さばみそ煮缶詰め 1缶 190g

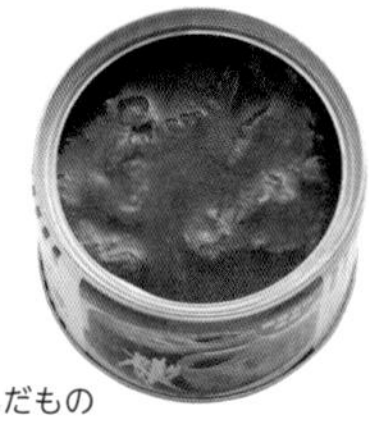

成分値は缶汁を含んだもの

412kcal

たんぱく質	31.0g	カリウム	475mg
食塩相当量	2.1g	リン	475mg
糖質	12.5g	水分	115.9g

さば水煮缶詰め 1缶 190g

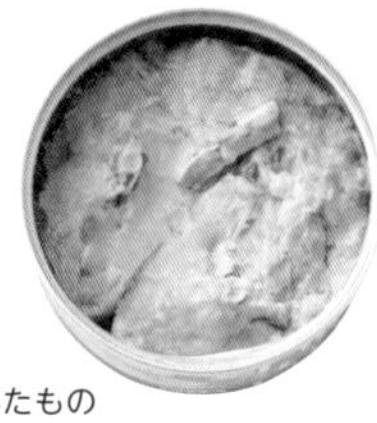

成分値は缶汁を除いたもの

361kcal

たんぱく質	39.7g	カリウム	494mg
食塩相当量	1.7g	リン	361mg
糖質	0.4g	水分	125.4g

鮭水煮缶詰め 1缶 220g

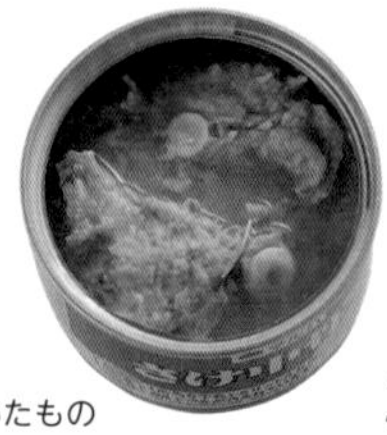

成分値は缶汁を除いたもの

374kcal

たんぱく質	46.6g	カリウム	638mg
食塩相当量	1.3g	リン	682mg
糖質	0.2g	水分	150.0g

かに水煮缶詰め 中1缶 110g

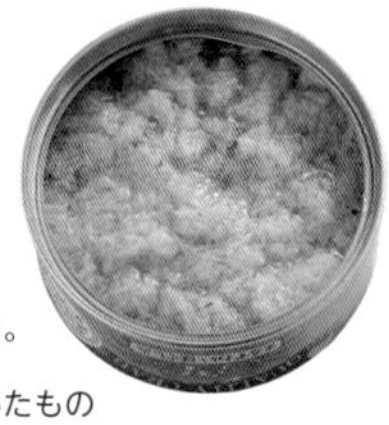

ずわいがに。成分値は缶汁を除いたもの

80kcal

たんぱく質	17.9g	カリウム	23mg
食塩相当量	1.9g	リン	132mg
糖質	0.1g	水分	89.2g

あさり水煮缶詰め 小1缶 45g

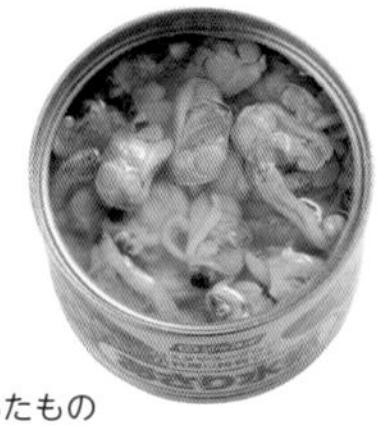

成分値は缶汁を除いたもの

51kcal

たんぱく質	9.1g	カリウム	4mg
食塩相当量	0.5g	リン	117mg
糖質	0.9g	水分	32.9g

アンチョビフィレ 1缶 50g

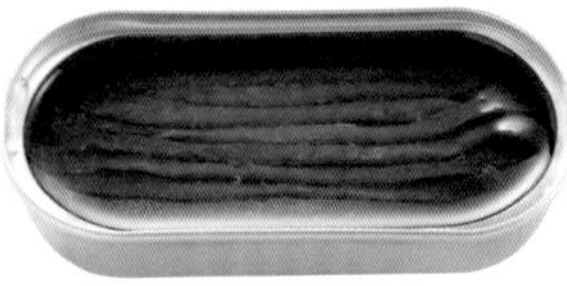

成分値は缶汁を除いたもの

79kcal

たんぱく質	12.1g	カリウム	70mg
食塩相当量	6.6g	リン	90mg
糖質	0.1g	水分	27.2g

オイルサーディン 1缶 105g

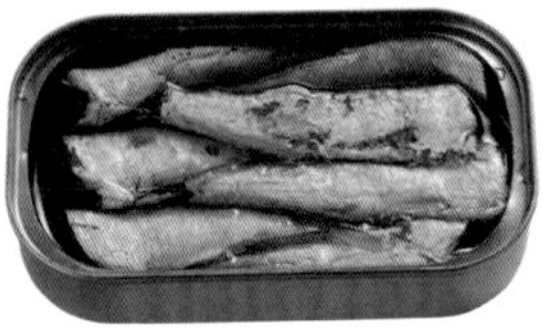

成分値は缶汁を含んだもの

377kcal

たんぱく質	21.3g	カリウム	294mg
食塩相当量	0.8g	リン	389mg
糖質	0.3g	水分	48.5g

ほたて貝柱水煮缶詰め 1缶 80g

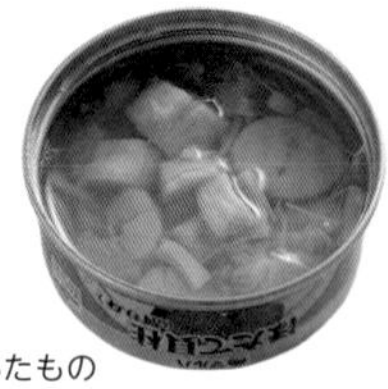

成分値は缶汁を除いたもの

75kcal

たんぱく質	15.6g	カリウム	200mg
食塩相当量	0.8g	リン	136mg
糖質	1.2g	水分	61.1g

●海藻・海藻加工品

こんぶ(素干し) 10cm角 4g

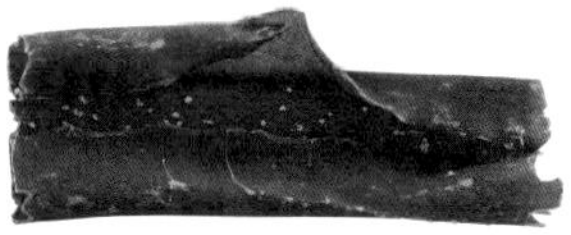

成分値は
みついしこんぶのもの

6kcal

たんぱく質	0.3g	カリウム	128mg
食塩相当量	0.3g	リン	9mg
糖質	1.2g	水分	0.4g

角寒天(乾燥) 棒寒天 1本 8g

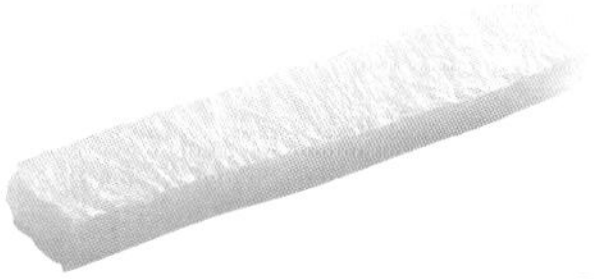

12kcal

たんぱく質	0.2g	カリウム	4mg
食塩相当量	微	リン	3mg
糖質	0g	水分	1.6g

あおのり(素干し・粉)
大さじ1杯 2g

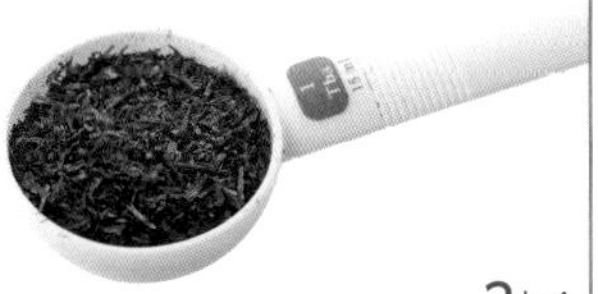

3kcal

たんぱく質	0.6g	カリウム	50mg
食塩相当量	0.2g	リン	8mg
糖質	0.1g	水分	0.1g

カットわかめ 2g

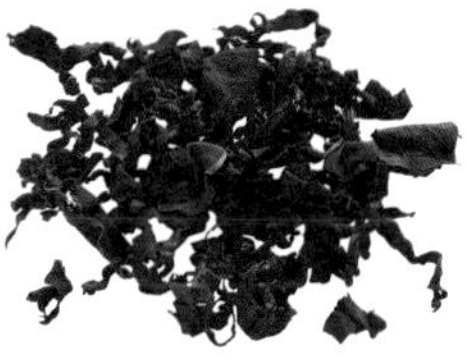

3kcal

たんぱく質	0.4g	カリウム	9mg
食塩相当量	0.5g	リン	6mg
糖質	0.1g	水分	0.2g

ところてん 1食 50g

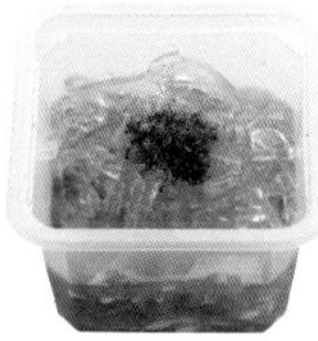

成分値には味つけの調味料は含まない

1kcal

たんぱく質	0.1g	カリウム	1mg
食塩相当量	0g	リン	1mg
糖質	0g	水分	49.6g

削りこんぶ 5g

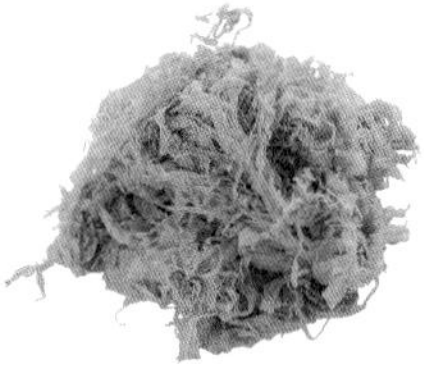

6kcal

たんぱく質	0.3g	カリウム	240mg
食塩相当量	0.3g	リン	10mg
糖質	1.1g	水分	1.2g

干しひじき 10g

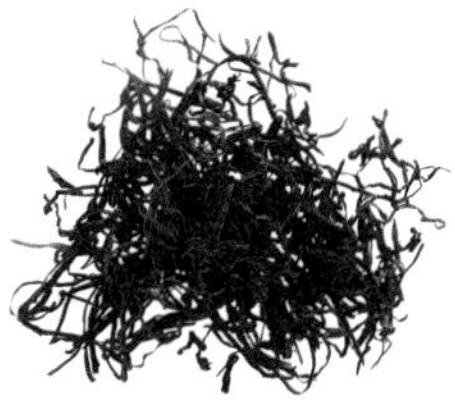

15kcal

たんぱく質	0.9g	カリウム	640mg
食塩相当量	0.5g	リン	9mg
糖質	0.7g	水分	0.7g

めかぶわかめ 1パック 50g

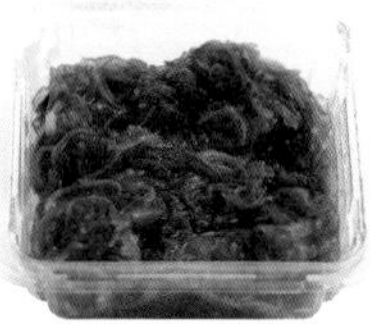

6kcal

たんぱく質	0.5g	カリウム	44mg
食塩相当量	0.2g	リン	13mg
糖質	0g	水分	47.1g

わかめ(湯通し塩蔵・塩抜き)
1人分 10g

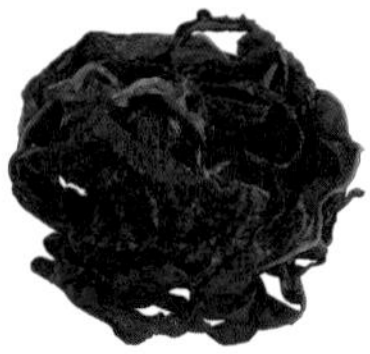

1kcal

たんぱく質	0.2g	カリウム	1mg
食塩相当量	0.1g	リン	3mg
糖質	0.1g	水分	9.3g

のりの佃煮
1食分 20g

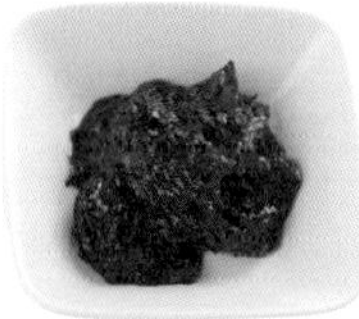

31kcal

たんぱく質	2.9g	カリウム	32mg
食塩相当量	1.2g	リン	13mg
糖質	3.4g	水分	11.3g

焼きのり 1枚分 3g

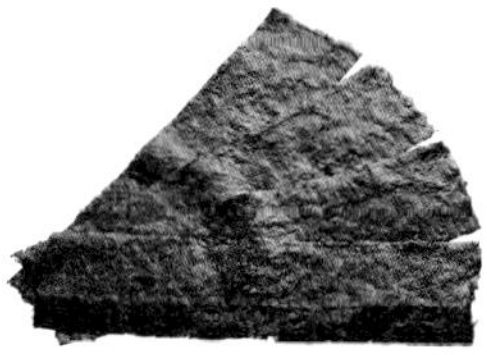

6kcal

たんぱく質	1.2g	カリウム	72mg
食塩相当量	微	リン	21mg
糖質	0.2g	水分	0.1g

もずく(塩蔵・塩抜き)
1パック 50g

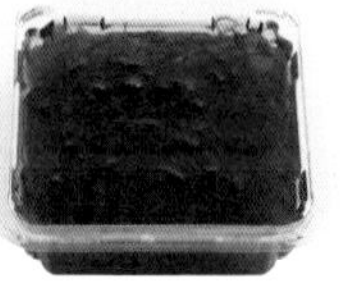

成分値には味つけの調味料は含まない

2kcal

たんぱく質	0.1g	カリウム	1mg
食塩相当量	0.1g	リン	1mg
糖質	0g	水分	48.9g

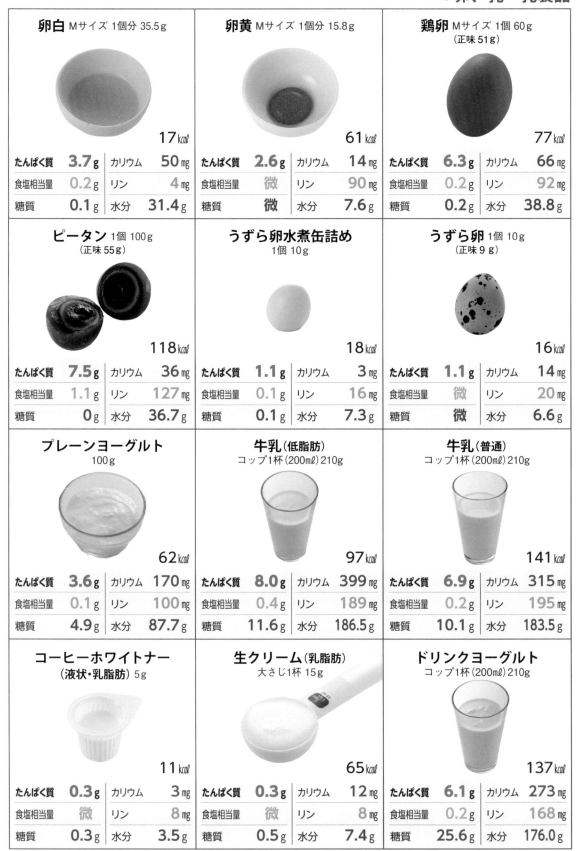

卵白 Mサイズ 1個分 35.5g

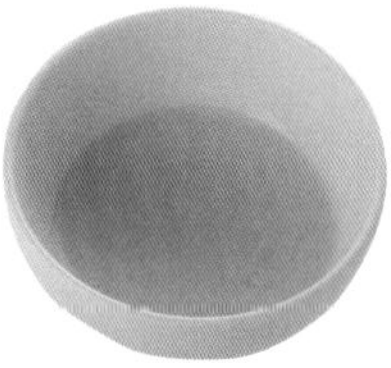

17kcal

たんぱく質	3.7g	カリウム	50mg
食塩相当量	0.2g	リン	4mg
糖質	0.1g	水分	31.4g

卵黄 Mサイズ 1個分 15.8g

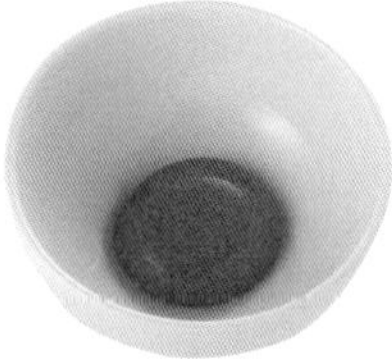

61kcal

たんぱく質	2.6g	カリウム	14mg
食塩相当量	微	リン	90mg
糖質	微	水分	7.6g

鶏卵 Mサイズ 1個 60g
（正味 51g）

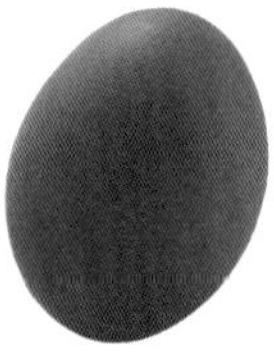

77kcal

たんぱく質	6.3g	カリウム	66mg
食塩相当量	0.2g	リン	92mg
糖質	0.2g	水分	38.8g

ピータン 1個 100g
（正味 55g）

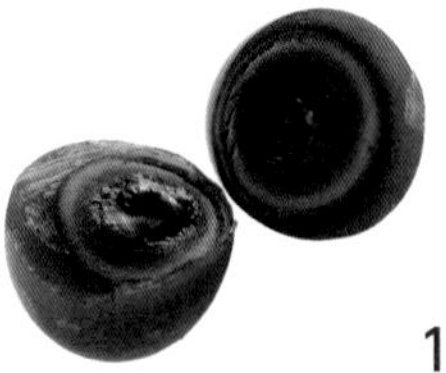

118kcal

たんぱく質	7.5g	カリウム	36mg
食塩相当量	1.1g	リン	127mg
糖質	0g	水分	36.7g

うずら卵水煮缶詰め
1個 10g

18kcal

たんぱく質	1.1g	カリウム	3mg
食塩相当量	0.1g	リン	16mg
糖質	0.1g	水分	7.3g

うずら卵 1個 10g
（正味 9 g）

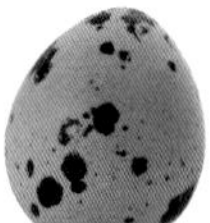

16kcal

たんぱく質	1.1g	カリウム	14mg
食塩相当量	微	リン	20mg
糖質	微	水分	6.6g

プレーンヨーグルト
100g

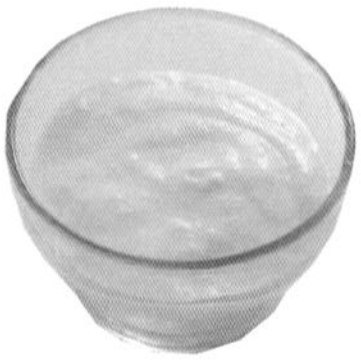

62kcal

たんぱく質	3.6g	カリウム	170mg
食塩相当量	0.1g	リン	100mg
糖質	4.9g	水分	87.7g

牛乳（低脂肪）
コップ1杯（200mℓ）210g

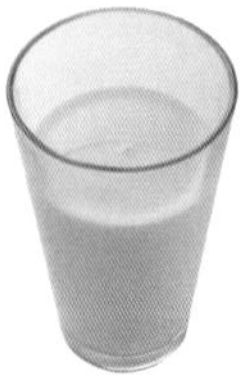

97kcal

たんぱく質	8.0g	カリウム	399mg
食塩相当量	0.4g	リン	189mg
糖質	11.6g	水分	186.5g

牛乳（普通）
コップ1杯（200mℓ）210g

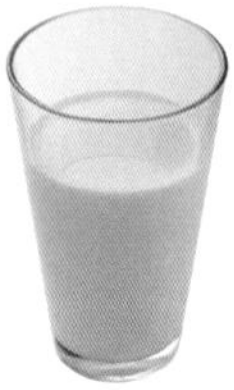

141kcal

たんぱく質	6.9g	カリウム	315mg
食塩相当量	0.2g	リン	195mg
糖質	10.1g	水分	183.5g

コーヒーホワイトナー
（液状・乳脂肪）5g

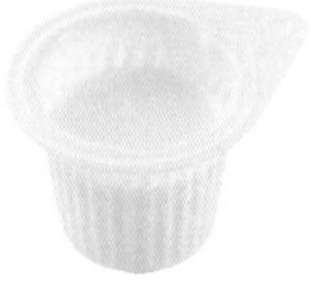

11kcal

たんぱく質	0.3g	カリウム	3mg
食塩相当量	微	リン	8mg
糖質	0.3g	水分	3.5g

生クリーム（乳脂肪）
大さじ1杯 15g

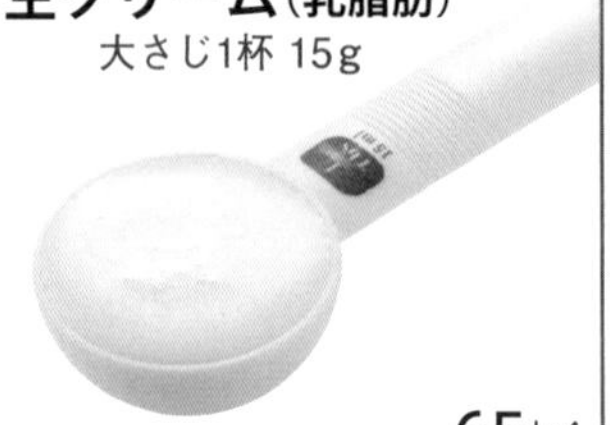

65kcal

たんぱく質	0.3g	カリウム	12mg
食塩相当量	微	リン	8mg
糖質	0.5g	水分	7.4g

ドリンクヨーグルト
コップ1杯（200mℓ）210g

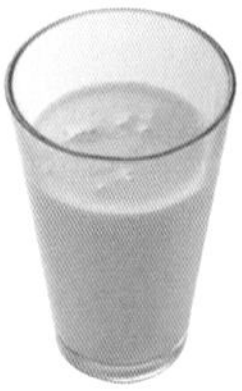

137kcal

たんぱく質	6.1g	カリウム	273mg
食塩相当量	0.2g	リン	168mg
糖質	25.6g	水分	176.0g

●乳製品

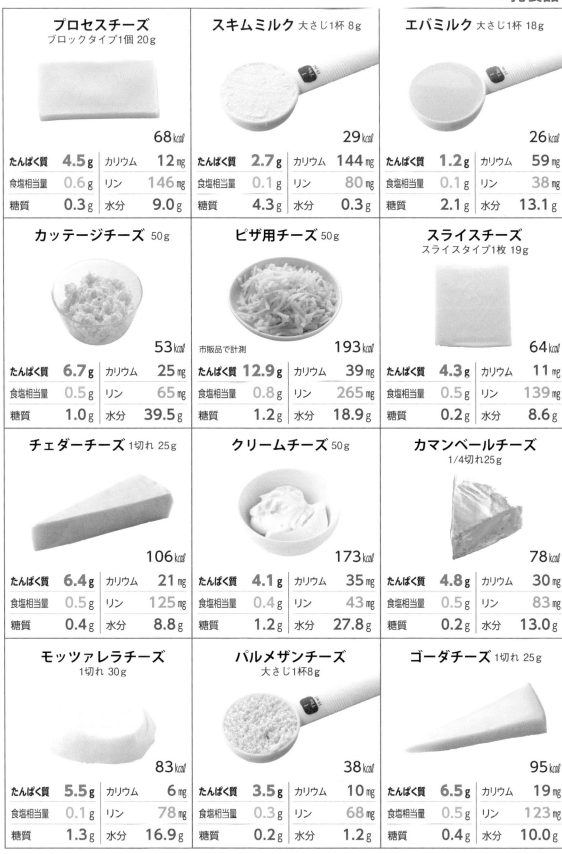

プロセスチーズ
ブロックタイプ1個 20g

68kcal

たんぱく質	4.5g	カリウム	12mg
食塩相当量	0.6g	リン	146mg
糖質	0.3g	水分	9.0g

スキムミルク 大さじ1杯 8g

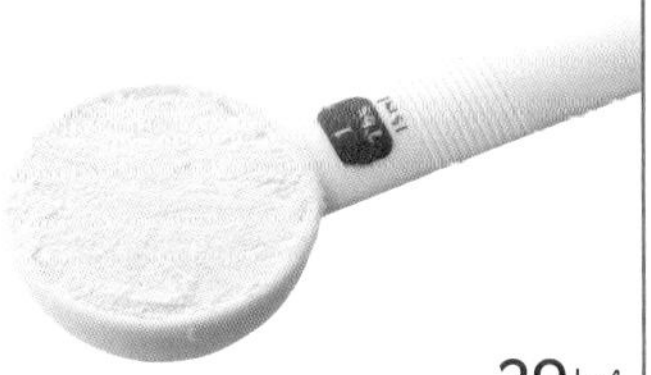

29kcal

たんぱく質	2.7g	カリウム	144mg
食塩相当量	0.1g	リン	80mg
糖質	4.3g	水分	0.3g

エバミルク 大さじ1杯 18g

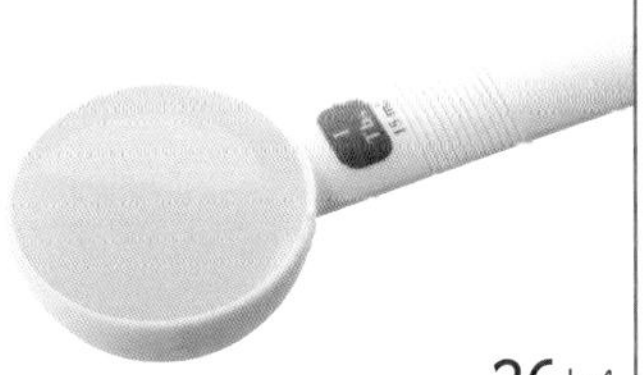

26kcal

たんぱく質	1.2g	カリウム	59mg
食塩相当量	0.1g	リン	38mg
糖質	2.1g	水分	13.1g

カッテージチーズ 50g

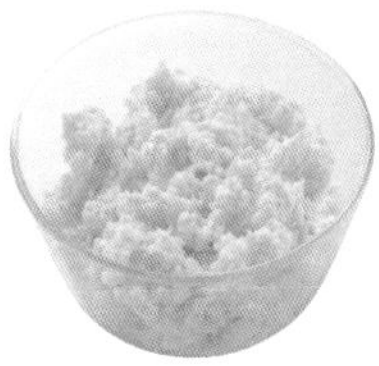

53kcal

たんぱく質	6.7g	カリウム	25mg
食塩相当量	0.5g	リン	65mg
糖質	1.0g	水分	39.5g

ピザ用チーズ 50g

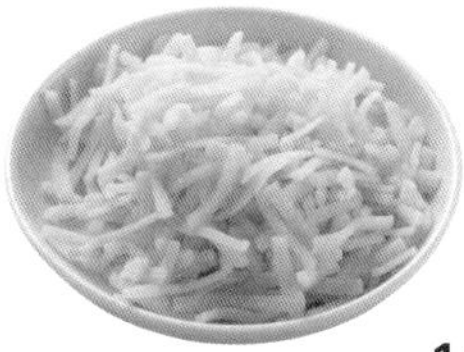

市販品で計測　193kcal

たんぱく質	12.9g	カリウム	39mg
食塩相当量	0.8g	リン	265mg
糖質	1.2g	水分	18.9g

スライスチーズ
スライスタイプ1枚 19g

64kcal

たんぱく質	4.3g	カリウム	11mg
食塩相当量	0.5g	リン	139mg
糖質	0.2g	水分	8.6g

チェダーチーズ 1切れ 25g

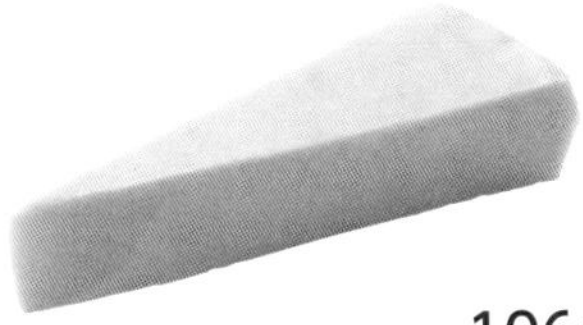

106kcal

たんぱく質	6.4g	カリウム	21mg
食塩相当量	0.5g	リン	125mg
糖質	0.4g	水分	8.8g

クリームチーズ 50g

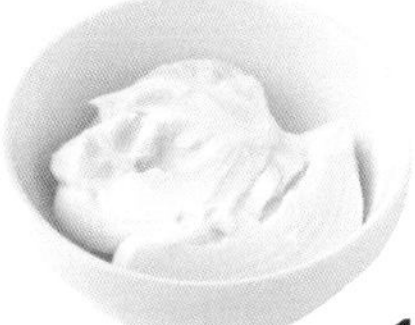

173kcal

たんぱく質	4.1g	カリウム	35mg
食塩相当量	0.4g	リン	43mg
糖質	1.2g	水分	27.8g

カマンベールチーズ
1/4切れ25g

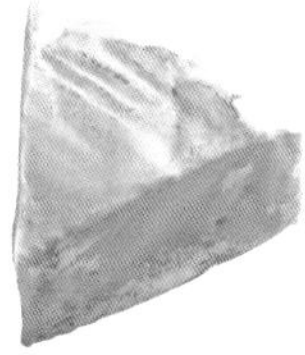

78kcal

たんぱく質	4.8g	カリウム	30mg
食塩相当量	0.5g	リン	83mg
糖質	0.2g	水分	13.0g

モッツァレラチーズ
1切れ 30g

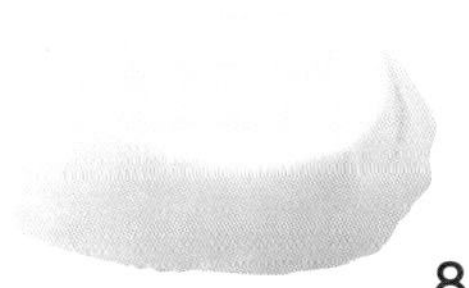

83kcal

たんぱく質	5.5g	カリウム	6mg
食塩相当量	0.1g	リン	78mg
糖質	1.3g	水分	16.9g

パルメザンチーズ
大さじ1杯8g

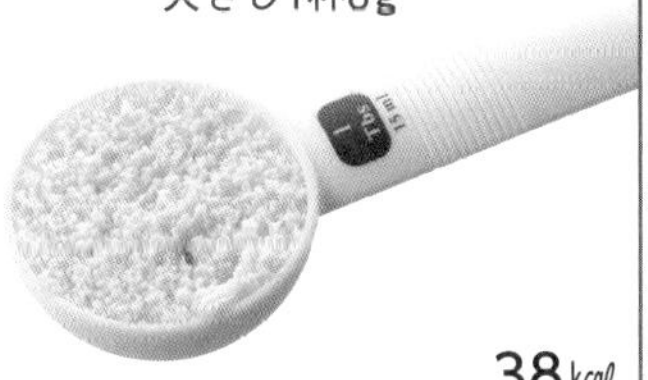

38kcal

たんぱく質	3.5g	カリウム	10mg
食塩相当量	0.3g	リン	68mg
糖質	0.2g	水分	1.2g

ゴーダチーズ 1切れ 25g

95kcal

たんぱく質	6.5g	カリウム	19mg
食塩相当量	0.5g	リン	123mg
糖質	0.4g	水分	10.0g

絹ごし豆腐 1丁 300g

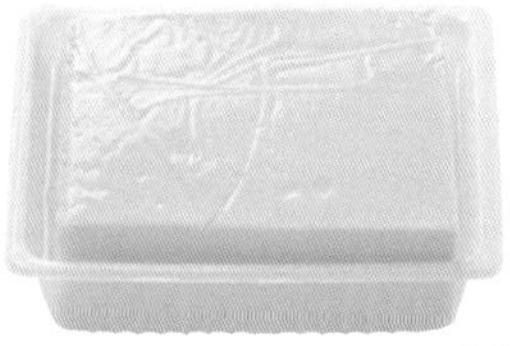

186kcal

たんぱく質	15.9g	カリウム	450mg
食塩相当量	0g	リン	204mg
糖質	3.3g	水分	265.5g

木綿豆腐 1丁 300g

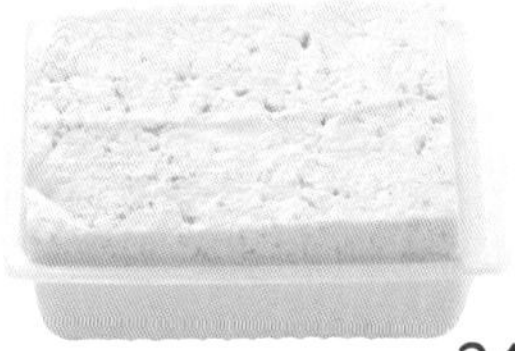

240kcal

たんぱく質	21.0g	カリウム	330mg
食塩相当量	0g	リン	264mg
糖質	1.2g	水分	257.7g

大豆（ゆで） 1/4カップ 30g

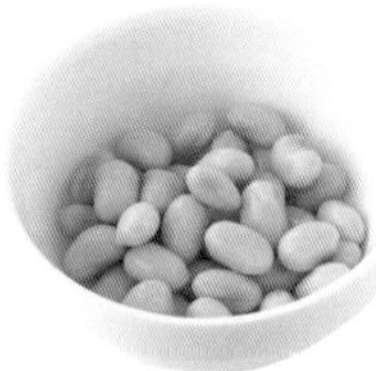

53kcal

たんぱく質	4.4g	カリウム	159mg
食塩相当量	0g	リン	57mg
糖質	0g	水分	19.6g

絹ごし豆腐 1/3丁 100g

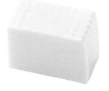

62kcal

たんぱく質	5.3g	カリウム	150mg
食塩相当量	0g	リン	68mg
糖質	1.1g	水分	88.5g

木綿豆腐 1/3丁 100g

80kcal

たんぱく質	7.0g	カリウム	110mg
食塩相当量	0g	リン	88mg
糖質	0.4g	水分	85.9g

大豆（水煮缶詰め） 1/4カップ 30g

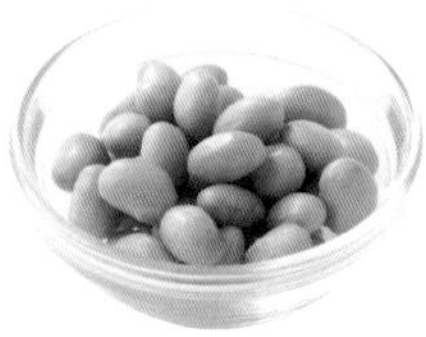

42kcal

たんぱく質	3.9g	カリウム	75mg
食塩相当量	0.2g	リン	51mg
糖質	0.3g	水分	21.5g

油揚げ 1/2枚 10g

41kcal

たんぱく質	2.3g	カリウム	9mg
食塩相当量	0g	リン	35mg
糖質	0g	水分	4.0g

厚揚げ 1/3枚 50g

75kcal

たんぱく質	5.4g	カリウム	60mg
食塩相当量	0g	リン	75mg
糖質	0.1g	水分	38.0g

焼き豆腐 1/3丁 100g

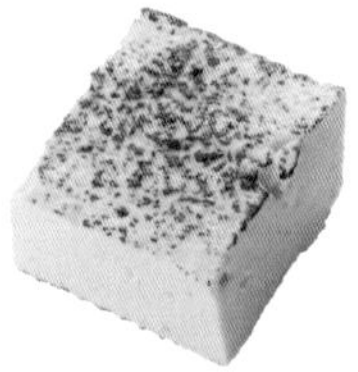

88kcal

たんぱく質	7.8g	カリウム	90mg
食塩相当量	0g	リン	110mg
糖質	0.5g	水分	84.8g

高野豆腐 1個 20g

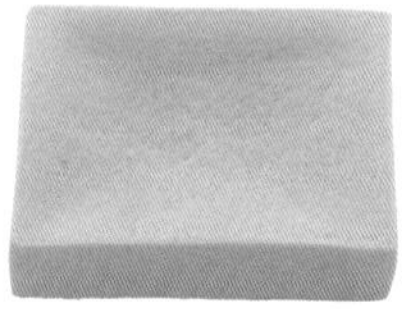

107kcal

たんぱく質	10.1g	カリウム	7mg
食塩相当量	0.2g	リン	164mg
糖質	0.3g	水分	1.4g

納豆 1パック 50g

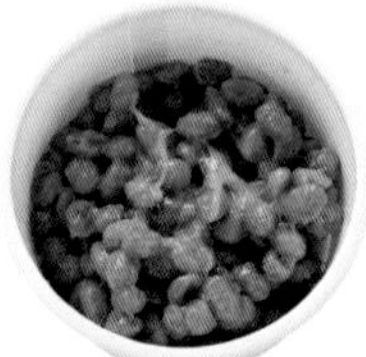

100kcal

たんぱく質	8.3g	カリウム	330mg
食塩相当量	0g	リン	95mg
糖質	2.7g	水分	29.8g

がんもどき 中1個 70g

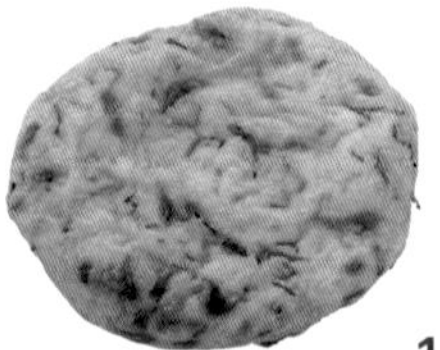

160kcal

たんぱく質	10.7g	カリウム	56mg
食塩相当量	0.4g	リン	140mg
糖質	0.1g	水分	44.5g

●大豆製品、大豆以外の豆

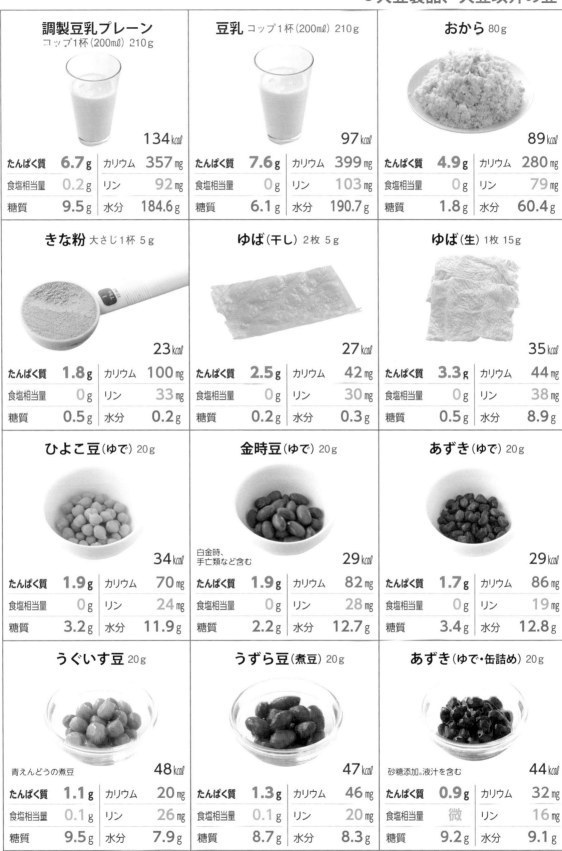

調製豆乳プレーン コップ1杯（200mℓ）210g

134kcal

たんぱく質	6.7g	カリウム	357mg
食塩相当量	0.2g	リン	92mg
糖質	9.5g	水分	184.6g

豆乳 コップ1杯（200mℓ）210g

97kcal

たんぱく質	7.6g	カリウム	399mg
食塩相当量	0g	リン	103mg
糖質	6.1g	水分	190.7g

おから 80g

89kcal

たんぱく質	4.9g	カリウム	280mg
食塩相当量	0g	リン	79mg
糖質	1.8g	水分	60.4g

きな粉 大さじ1杯 5g

23kcal

たんぱく質	1.8g	カリウム	100mg
食塩相当量	0g	リン	33mg
糖質	0.5g	水分	0.2g

ゆば（干し）2枚 5g

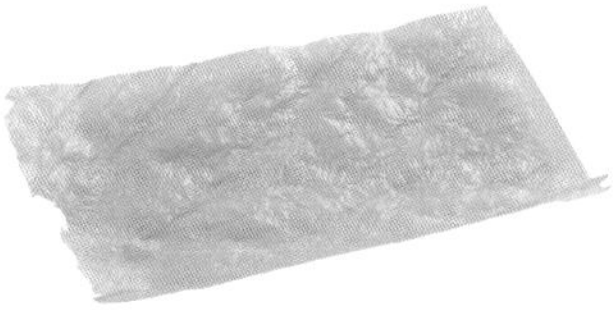

27kcal

たんぱく質	2.5g	カリウム	42mg
食塩相当量	0g	リン	30mg
糖質	0.2g	水分	0.3g

ゆば（生）1枚 15g

35kcal

たんぱく質	3.3g	カリウム	44mg
食塩相当量	0g	リン	38mg
糖質	0.5g	水分	8.9g

ひよこ豆（ゆで）20g

34kcal

たんぱく質	1.9g	カリウム	70mg
食塩相当量	0g	リン	24mg
糖質	3.2g	水分	11.9g

金時豆（ゆで）20g

白金時、
手亡類など含む

29kcal

たんぱく質	1.9g	カリウム	82mg
食塩相当量	0g	リン	28mg
糖質	2.2g	水分	12.7g

あずき（ゆで）20g

29kcal

たんぱく質	1.7g	カリウム	86mg
食塩相当量	0g	リン	19mg
糖質	3.4g	水分	12.8g

うぐいす豆 20g

青えんどうの煮豆

48kcal

たんぱく質	1.1g	カリウム	20mg
食塩相当量	0.1g	リン	26mg
糖質	9.5g	水分	7.9g

うずら豆（煮豆）20g

47kcal

たんぱく質	1.3g	カリウム	46mg
食塩相当量	0.1g	リン	20mg
糖質	8.7g	水分	8.3g

あずき（ゆで・缶詰め）20g

砂糖添加。液汁を含む

44kcal

たんぱく質	0.9g	カリウム	32mg
食塩相当量	微	リン	16mg
糖質	9.2g	水分	9.1g

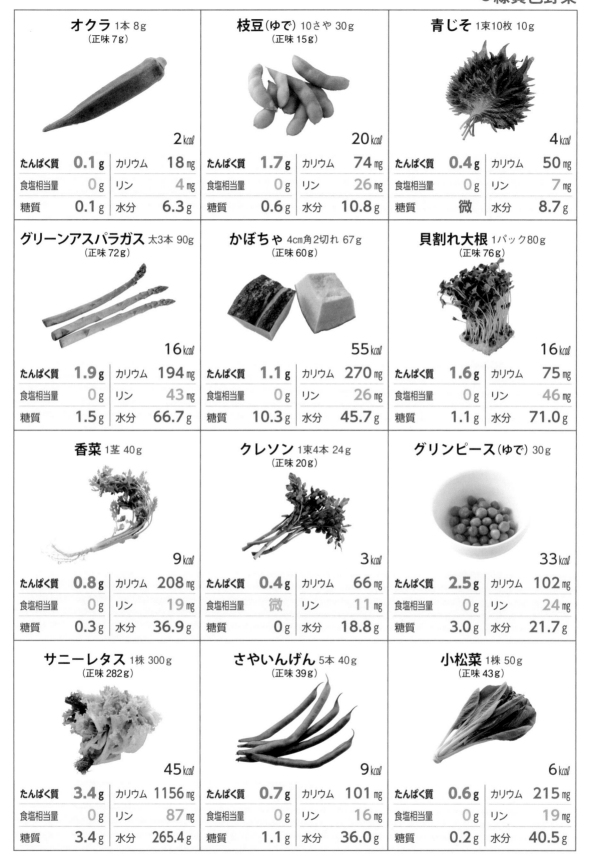

オクラ 1本 8g
（正味 7g）

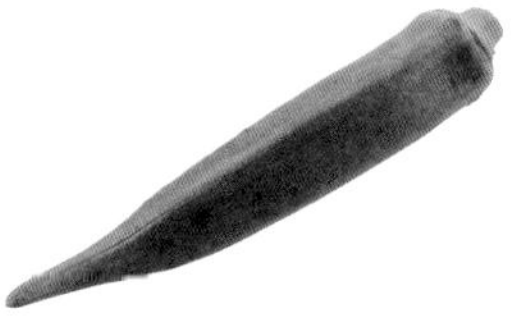

2kcal

たんぱく質	0.1g	カリウム	18mg
食塩相当量	0g	リン	4mg
糖質	0.1g	水分	6.3g

枝豆（ゆで） 10さや 30g
（正味 15g）

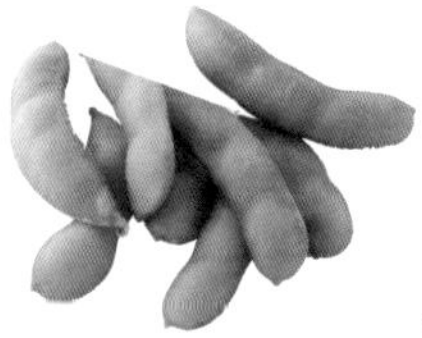

20kcal

たんぱく質	1.7g	カリウム	74mg
食塩相当量	0g	リン	26mg
糖質	0.6g	水分	10.8g

青じそ 1束10枚 10g

4kcal

たんぱく質	0.4g	カリウム	50mg
食塩相当量	0g	リン	7mg
糖質	微	水分	8.7g

グリーンアスパラガス 太3本 90g
（正味 72g）

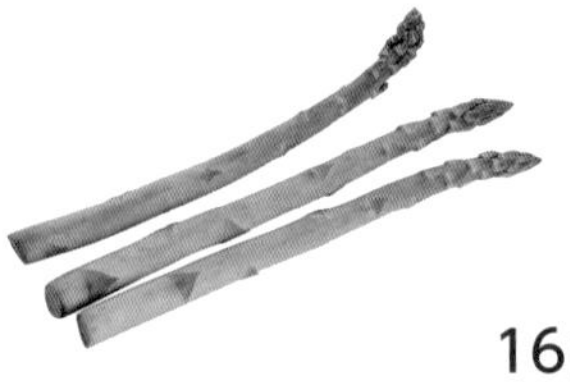

16kcal

たんぱく質	1.9g	カリウム	194mg
食塩相当量	0g	リン	43mg
糖質	1.5g	水分	66.7g

かぼちゃ 4cm角2切れ 67g
（正味 60g）

55kcal

たんぱく質	1.1g	カリウム	270mg
食塩相当量	0g	リン	26mg
糖質	10.3g	水分	45.7g

貝割れ大根 1パック80g
（正味 76g）

16kcal

たんぱく質	1.6g	カリウム	75mg
食塩相当量	0g	リン	46mg
糖質	1.1g	水分	71.0g

香菜 1茎 40g

9kcal

たんぱく質	0.8g	カリウム	208mg
食塩相当量	0g	リン	19mg
糖質	0.3g	水分	36.9g

クレソン 1束4本 24g
（正味 20g）

3kcal

たんぱく質	0.4g	カリウム	66mg
食塩相当量	微	リン	11mg
糖質	0g	水分	18.8g

グリンピース（ゆで） 30g

33kcal

たんぱく質	2.5g	カリウム	102mg
食塩相当量	0g	リン	24mg
糖質	3.0g	水分	21.7g

サニーレタス 1株 300g
（正味 282g）

45kcal

たんぱく質	3.4g	カリウム	1156mg
食塩相当量	0g	リン	87mg
糖質	3.4g	水分	265.4g

さやいんげん 5本 40g
（正味 39g）

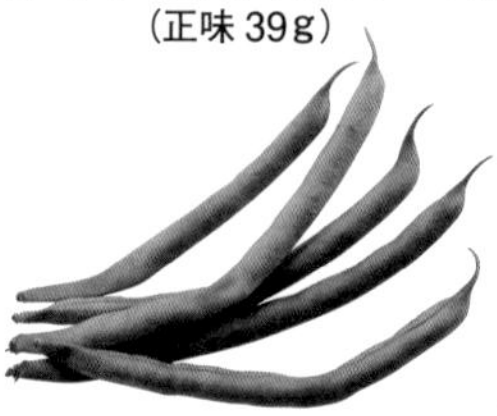

9kcal

たんぱく質	0.7g	カリウム	101mg
食塩相当量	0g	リン	16mg
糖質	1.1g	水分	36.0g

小松菜 1株 50g
（正味 43g）

6kcal

たんぱく質	0.6g	カリウム	215mg
食塩相当量	0g	リン	19mg
糖質	0.2g	水分	40.5g

●緑黄色野菜

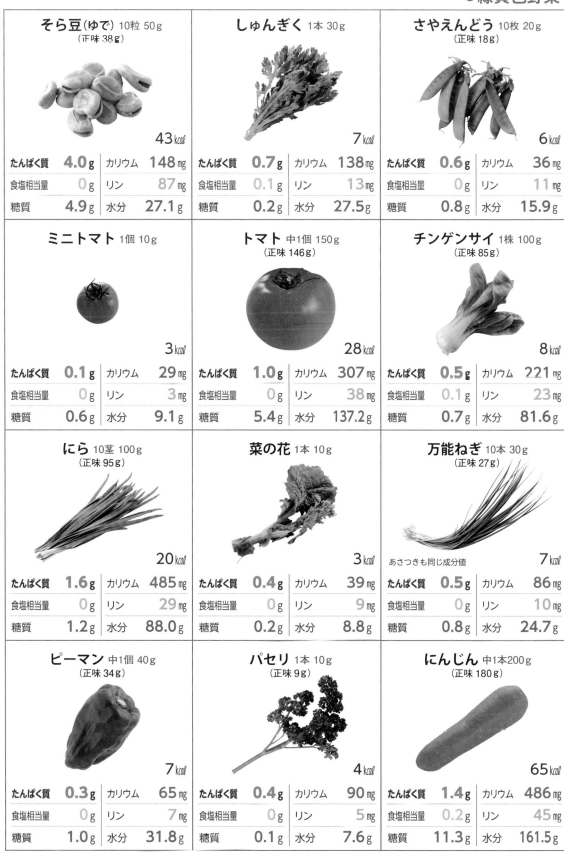

そら豆(ゆで) 10粒 50g
(正味 38g)

43kcal

たんぱく質	4.0g	カリウム	148mg
食塩相当量	0g	リン	87mg
糖質	4.9g	水分	27.1g

しゅんぎく 1本 30g

7kcal

たんぱく質	0.7g	カリウム	138mg
食塩相当量	0.1g	リン	13mg
糖質	0.2g	水分	27.5g

さやえんどう 10枚 20g
(正味 18g)

6kcal

たんぱく質	0.6g	カリウム	36mg
食塩相当量	0g	リン	11mg
糖質	0.8g	水分	15.9g

ミニトマト 1個 10g

3kcal

たんぱく質	0.1g	カリウム	29mg
食塩相当量	0g	リン	3mg
糖質	0.6g	水分	9.1g

トマト 中1個 150g
(正味 146g)

28kcal

たんぱく質	1.0g	カリウム	307mg
食塩相当量	0g	リン	38mg
糖質	5.4g	水分	137.2g

チンゲンサイ 1株 100g
(正味 85g)

8kcal

たんぱく質	0.5g	カリウム	221mg
食塩相当量	0.1g	リン	23mg
糖質	0.7g	水分	81.6g

にら 10茎 100g
(正味 95g)

20kcal

たんぱく質	1.6g	カリウム	485mg
食塩相当量	0g	リン	29mg
糖質	1.2g	水分	88.0g

菜の花 1本 10g

3kcal

たんぱく質	0.4g	カリウム	39mg
食塩相当量	0g	リン	9mg
糖質	0.2g	水分	8.8g

万能ねぎ 10本 30g
(正味 27g)

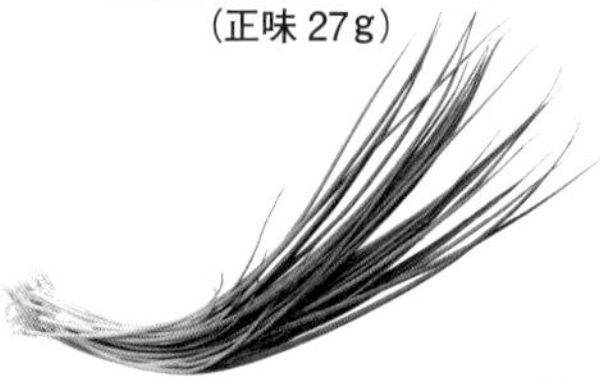

あさつきも同じ成分値

7kcal

たんぱく質	0.5g	カリウム	86mg
食塩相当量	0g	リン	10mg
糖質	0.8g	水分	24.7g

ピーマン 中1個 40g
(正味 34g)

7kcal

たんぱく質	0.3g	カリウム	65mg
食塩相当量	0g	リン	7mg
糖質	1.0g	水分	31.8g

パセリ 1本 10g
(正味 9g)

4kcal

たんぱく質	0.4g	カリウム	90mg
食塩相当量	0g	リン	5mg
糖質	0.1g	水分	7.6g

にんじん 中1本200g
(正味 180g)

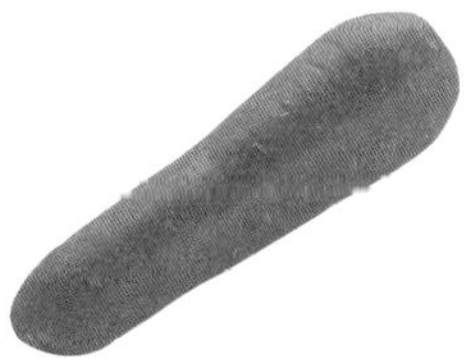

65kcal

たんぱく質	1.4g	カリウム	486mg
食塩相当量	0.2g	リン	45mg
糖質	11.3g	水分	161.5g

●緑黄色野菜、淡色野菜

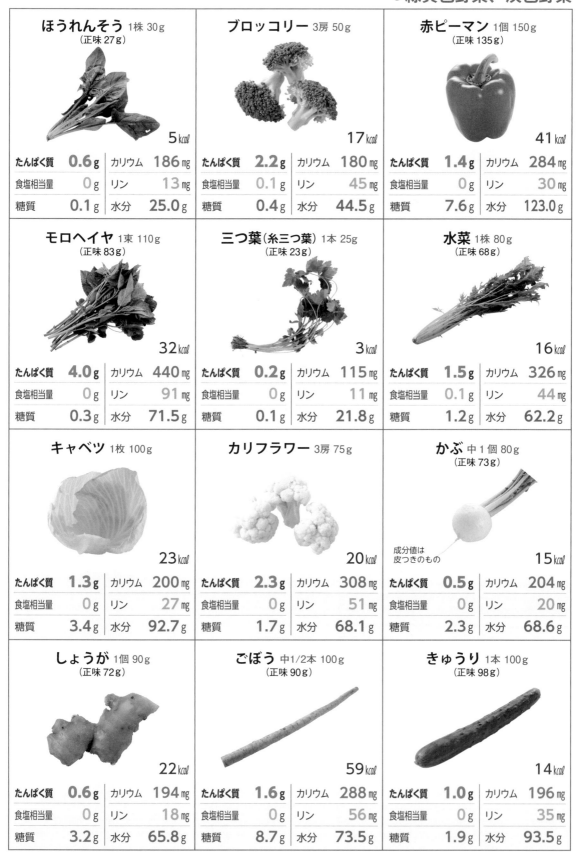

ほうれんそう 1株 30g
（正味 27g）

5kcal

たんぱく質	0.6g	カリウム	186mg
食塩相当量	0g	リン	13mg
糖質	0.1g	水分	25.0g

ブロッコリー 3房 50g

17kcal

たんぱく質	2.2g	カリウム	180mg
食塩相当量	0.1g	リン	45mg
糖質	0.4g	水分	44.5g

赤ピーマン 1個 150g
（正味 135g）

41kcal

たんぱく質	1.4g	カリウム	284mg
食塩相当量	0g	リン	30mg
糖質	7.6g	水分	123.0g

モロヘイヤ 1束 110g
（正味 83g）

32kcal

たんぱく質	4.0g	カリウム	440mg
食塩相当量	0g	リン	91mg
糖質	0.3g	水分	71.5g

三つ葉（糸三つ葉） 1本 25g
（正味 23g）

3kcal

たんぱく質	0.2g	カリウム	115mg
食塩相当量	0g	リン	11mg
糖質	0.1g	水分	21.8g

水菜 1株 80g
（正味 68g）

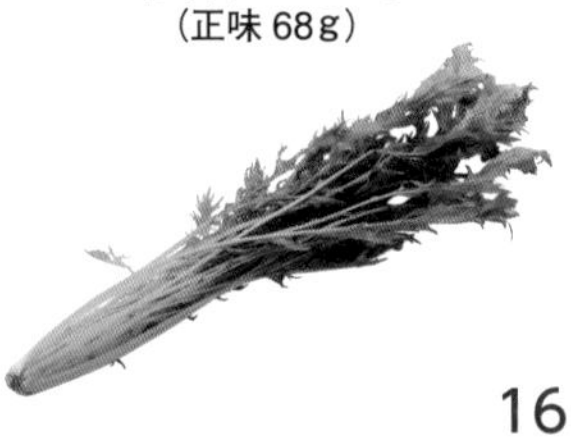

16kcal

たんぱく質	1.5g	カリウム	326mg
食塩相当量	0.1g	リン	44mg
糖質	1.2g	水分	62.2g

キャベツ 1枚 100g

23kcal

たんぱく質	1.3g	カリウム	200mg
食塩相当量	0g	リン	27mg
糖質	3.4g	水分	92.7g

カリフラワー 3房 75g

20kcal

たんぱく質	2.3g	カリウム	308mg
食塩相当量	0g	リン	51mg
糖質	1.7g	水分	68.1g

かぶ 中1個 80g
（正味 73g）

成分値は
皮つきのもの

15kcal

たんぱく質	0.5g	カリウム	204mg
食塩相当量	0g	リン	20mg
糖質	2.3g	水分	68.6g

しょうが 1個 90g
（正味 72g）

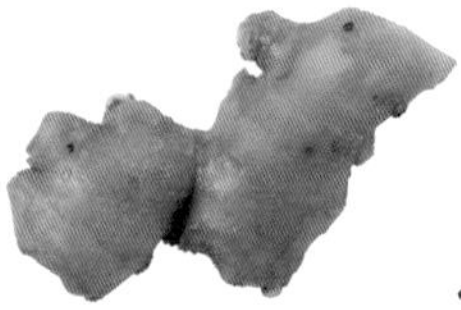

22kcal

たんぱく質	0.6g	カリウム	194mg
食塩相当量	0g	リン	18mg
糖質	3.2g	水分	65.8g

ごぼう 中1/2本 100g
（正味 90g）

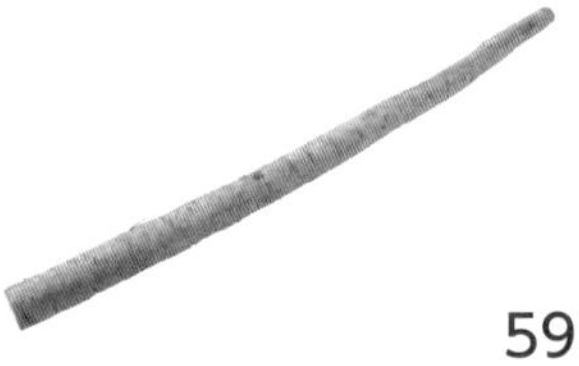

59kcal

たんぱく質	1.6g	カリウム	288mg
食塩相当量	0g	リン	56mg
糖質	8.7g	水分	73.5g

きゅうり 1本 100g
（正味 98g）

14kcal

たんぱく質	1.0g	カリウム	196mg
食塩相当量	0g	リン	35mg
糖質	1.9g	水分	93.5g

●淡色野菜

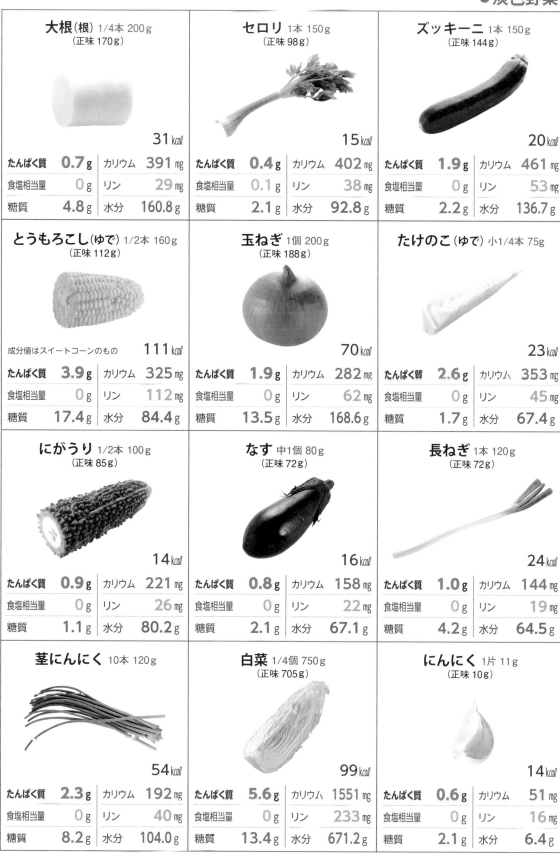

大根（根） 1/4本 200g
（正味170g）

31 kcal

たんぱく質	0.7g	カリウム	391mg
食塩相当量	0g	リン	29mg
糖質	4.8g	水分	160.8g

セロリ 1本 150g
（正味98g）

15 kcal

たんぱく質	0.4g	カリウム	402mg
食塩相当量	0.1g	リン	38mg
糖質	2.1g	水分	92.8g

ズッキーニ 1本 150g
（正味144g）

20 kcal

たんぱく質	1.9g	カリウム	461mg
食塩相当量	0g	リン	53mg
糖質	2.2g	水分	136.7g

とうもろこし（ゆで） 1/2本 160g
（正味112g）

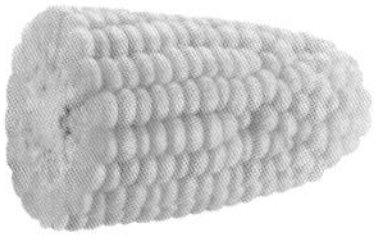

成分値はスイートコーンのもの

111 kcal

たんぱく質	3.9g	カリウム	325mg
食塩相当量	0g	リン	112mg
糖質	17.4g	水分	84.4g

玉ねぎ 1個 200g
（正味188g）

70 kcal

たんぱく質	1.9g	カリウム	282mg
食塩相当量	0g	リン	62mg
糖質	13.5g	水分	168.6g

たけのこ（ゆで） 小1/4本 75g

23 kcal

たんぱく質	2.6g	カリウム	353mg
食塩相当量	0g	リン	45mg
糖質	1.7g	水分	67.4g

にがうり 1/2本 100g
（正味85g）

14 kcal

たんぱく質	0.9g	カリウム	221mg
食塩相当量	0g	リン	26mg
糖質	1.1g	水分	80.2g

なす 中1個 80g
（正味72g）

16 kcal

たんぱく質	0.8g	カリウム	158mg
食塩相当量	0g	リン	22mg
糖質	2.1g	水分	67.1g

長ねぎ 1本 120g
（正味72g）

24 kcal

たんぱく質	1.0g	カリウム	144mg
食塩相当量	0g	リン	19mg
糖質	4.2g	水分	64.5g

茎にんにく 10本 120g

54 kcal

たんぱく質	2.3g	カリウム	192mg
食塩相当量	0g	リン	40mg
糖質	8.2g	水分	104.0g

白菜 1/4個 750g
（正味705g）

99 kcal

たんぱく質	5.6g	カリウム	1551mg
食塩相当量	0g	リン	233mg
糖質	13.4g	水分	671.2g

にんにく 1片 11g
（正味10g）

14 kcal

たんぱく質	0.6g	カリウム	51mg
食塩相当量	0g	リン	16mg
糖質	2.1g	水分	6.4g

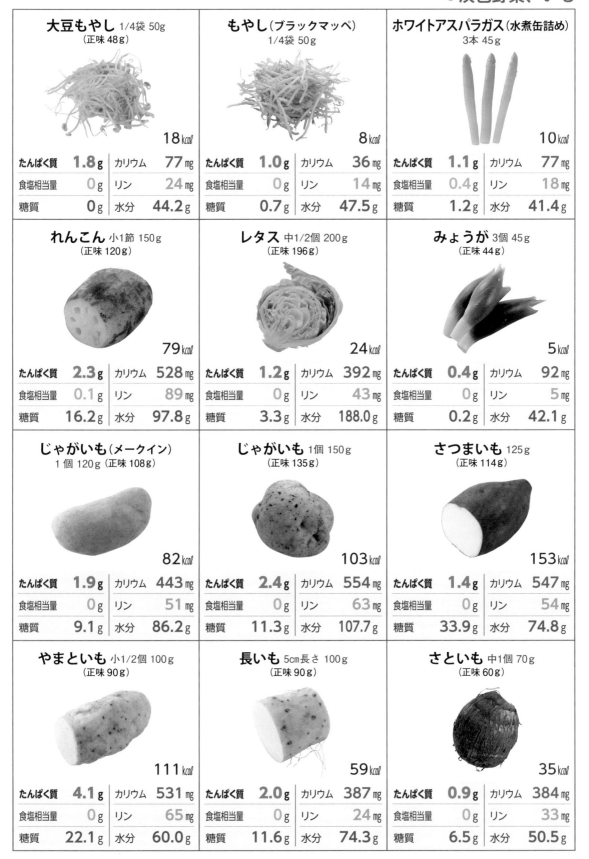

大豆もやし 1/4袋 50g
（正味48g）

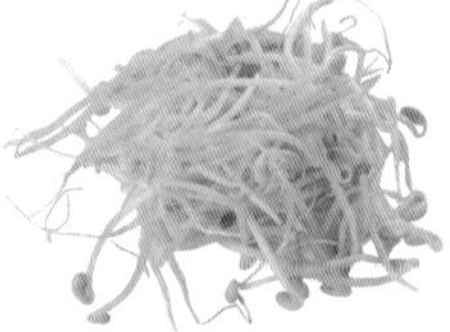

18kcal

たんぱく質	1.8g	カリウム	77mg
食塩相当量	0g	リン	24mg
糖質	0g	水分	44.2g

もやし（ブラックマッペ）
1/4袋 50g

8kcal

たんぱく質	1.0g	カリウム	36mg
食塩相当量	0g	リン	14mg
糖質	0.7g	水分	47.5g

ホワイトアスパラガス（水煮缶詰め）
3本 45g

10kcal

たんぱく質	1.1g	カリウム	77mg
食塩相当量	0.4g	リン	18mg
糖質	1.2g	水分	41.4g

れんこん 小1節 150g
（正味120g）

79kcal

たんぱく質	2.3g	カリウム	528mg
食塩相当量	0.1g	リン	89mg
糖質	16.2g	水分	97.8g

レタス 中1/2個 200g
（正味196g）

24kcal

たんぱく質	1.2g	カリウム	392mg
食塩相当量	0g	リン	43mg
糖質	3.3g	水分	188.0g

みょうが 3個 45g
（正味44g）

5kcal

たんぱく質	0.4g	カリウム	92mg
食塩相当量	0g	リン	5mg
糖質	0.2g	水分	42.1g

じゃがいも（メークイン）
1個 120g（正味108g）

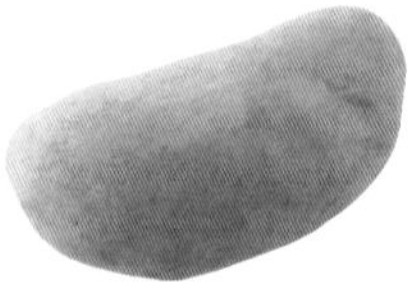

82kcal

たんぱく質	1.9g	カリウム	443mg
食塩相当量	0g	リン	51mg
糖質	9.1g	水分	86.2g

じゃがいも 1個 150g
（正味135g）

103kcal

たんぱく質	2.4g	カリウム	554mg
食塩相当量	0g	リン	63mg
糖質	11.3g	水分	107.7g

さつまいも 125g
（正味114g）

153kcal

たんぱく質	1.4g	カリウム	547mg
食塩相当量	0g	リン	54mg
糖質	33.9g	水分	74.8g

やまといも 小1/2個 100g
（正味90g）

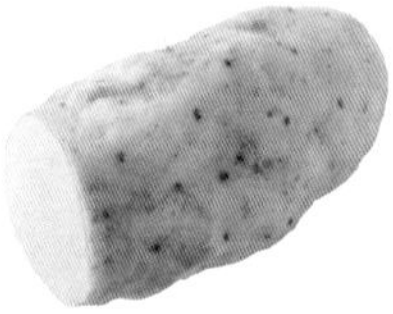

111kcal

たんぱく質	4.1g	カリウム	531mg
食塩相当量	0g	リン	65mg
糖質	22.1g	水分	60.0g

長いも 5cm長さ 100g
（正味90g）

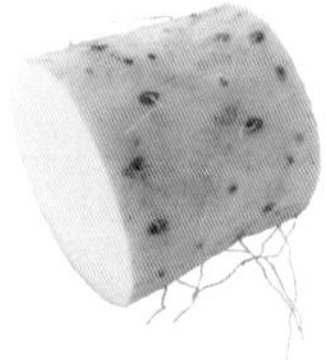

59kcal

たんぱく質	2.0g	カリウム	387mg
食塩相当量	0g	リン	24mg
糖質	11.6g	水分	74.3g

さといも 中1個 70g
（正味60g）

35kcal

たんぱく質	0.9g	カリウム	384mg
食塩相当量	0g	リン	33mg
糖質	6.5g	水分	50.5g

●野菜・いも加工品、山菜

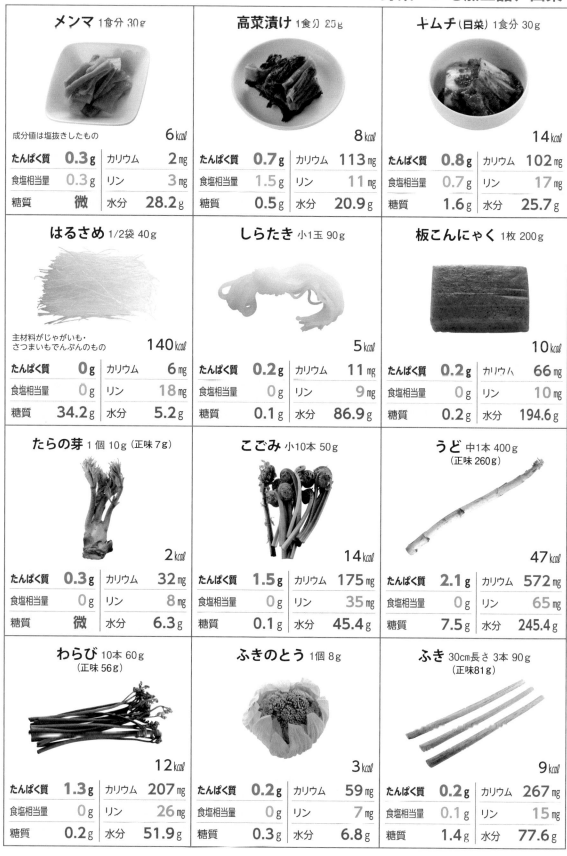

メンマ 1食分 30g

成分値は塩抜きしたもの

6kcal

たんぱく質	0.3g	カリウム	2mg
食塩相当量	0.3g	リン	3mg
糖質	微	水分	28.2g

高菜漬け 1食分 25g

8kcal

たんぱく質	0.7g	カリウム	113mg
食塩相当量	1.5g	リン	11mg
糖質	0.5g	水分	20.9g

キムチ（白菜） 1食分 30g

14kcal

たんぱく質	0.8g	カリウム	102mg
食塩相当量	0.7g	リン	17mg
糖質	1.6g	水分	25.7g

はるさめ 1/2袋 40g

主材料がじゃがいも・
さつまいもでんぷんのもの

140kcal

たんぱく質	0g	カリウム	6mg
食塩相当量	0g	リン	18mg
糖質	34.2g	水分	5.2g

しらたき 小1玉 90g

5kcal

たんぱく質	0.2g	カリウム	11mg
食塩相当量	0g	リン	9mg
糖質	0.1g	水分	86.9g

板こんにゃく 1枚 200g

10kcal

たんぱく質	0.2g	カリウム	66mg
食塩相当量	0g	リン	10mg
糖質	0.2g	水分	194.6g

たらの芽 1個 10g（正味7g）

2kcal

たんぱく質	0.3g	カリウム	32mg
食塩相当量	0g	リン	8mg
糖質	微	水分	6.3g

こごみ 小10本 50g

14kcal

たんぱく質	1.5g	カリウム	175mg
食塩相当量	0g	リン	35mg
糖質	0.1g	水分	45.4g

うど 中1本 400g（正味260g）

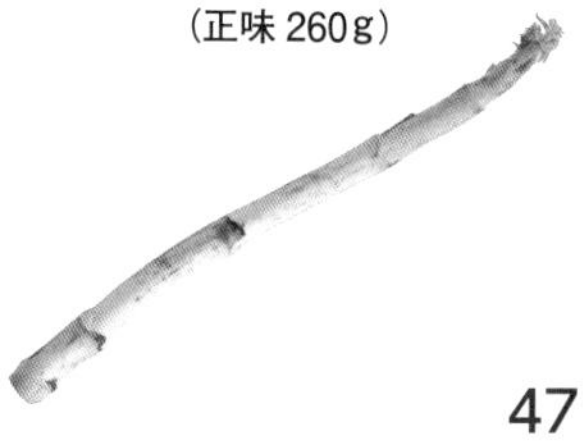

47kcal

たんぱく質	2.1g	カリウム	572mg
食塩相当量	0g	リン	65mg
糖質	7.5g	水分	245.4g

わらび 10本 60g（正味56g）

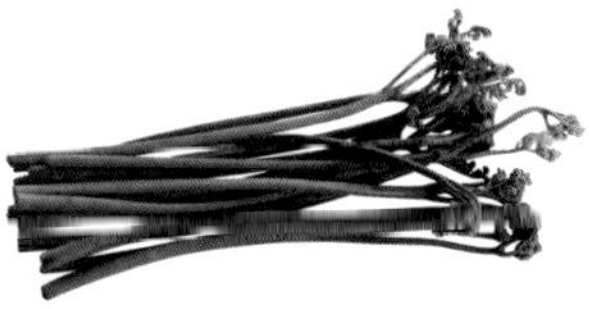

12kcal

たんぱく質	1.3g	カリウム	207mg
食塩相当量	0g	リン	26mg
糖質	0.2g	水分	51.9g

ふきのとう 1個 8g

3kcal

たんぱく質	0.2g	カリウム	59mg
食塩相当量	0g	リン	7mg
糖質	0.3g	水分	6.8g

ふき 30cm長さ 3本 90g（正味81g）

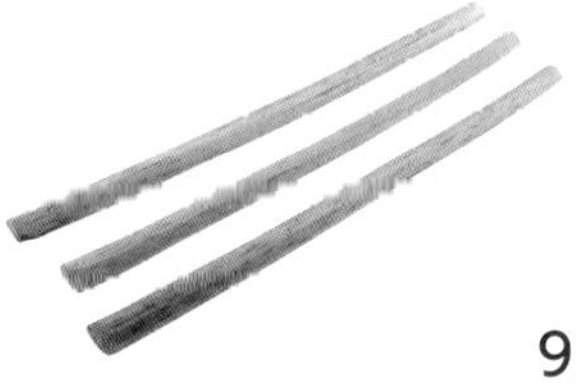

9kcal

たんぱく質	0.2g	カリウム	267mg
食塩相当量	0.1g	リン	15mg
糖質	1.4g	水分	77.6g

しめじ（ぶなしめじ）
1パック100g（正味90g）

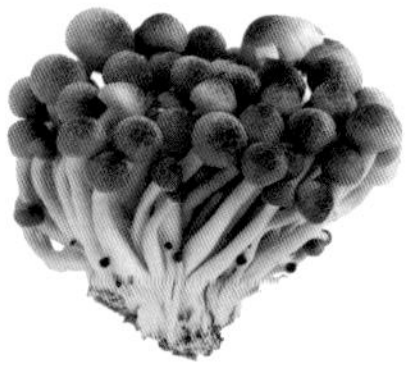

15kcal

たんぱく質	2.4g	カリウム	333mg
食塩相当量	0g	リン	86mg
糖質	1.6g	水分	82.0g

エリンギ 中1本 30g
（正味28g）

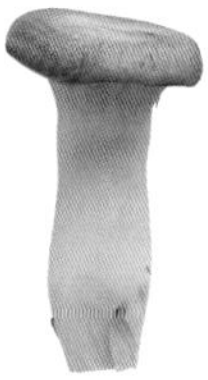

5kcal

たんぱく質	0.8g	カリウム	95mg
食塩相当量	0g	リン	25mg
糖質	0.7g	水分	25.3g

えのきたけ 1袋 100g
（正味85g）

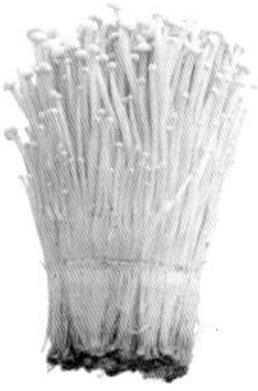

19kcal

たんぱく質	2.3g	カリウム	289mg
食塩相当量	0g	リン	94mg
糖質	3.1g	水分	75.3g

まいたけ 1パック 100g
（正味90g）

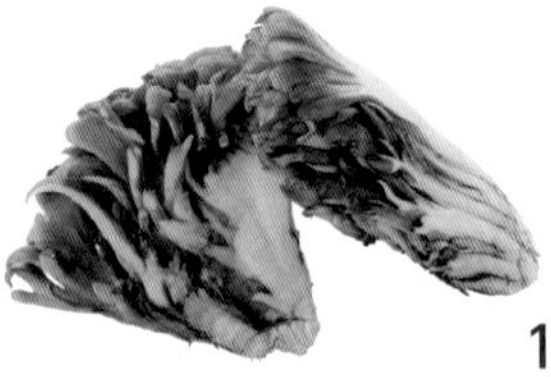

14kcal

たんぱく質	1.8g	カリウム	207mg
食塩相当量	0g	リン	49mg
糖質	0.8g	水分	83.4g

干ししいたけ 2個 8g
（正味6g）

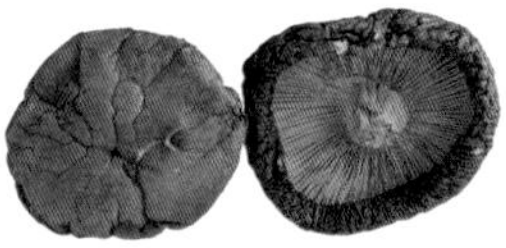

11kcal

たんぱく質	1.2g	カリウム	126mg
食塩相当量	0g	リン	19mg
糖質	1.3g	水分	0.6g

しいたけ 2個 30g
（正味24g）

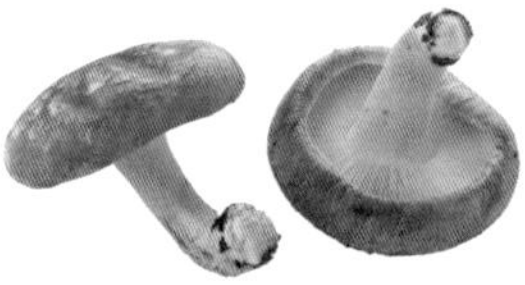

5kcal

たんぱく質	0.7g	カリウム	67mg
食塩相当量	0g	リン	21mg
糖質	0.4g	水分	21.7g

なめこ（ゆで）
1/2袋 50g

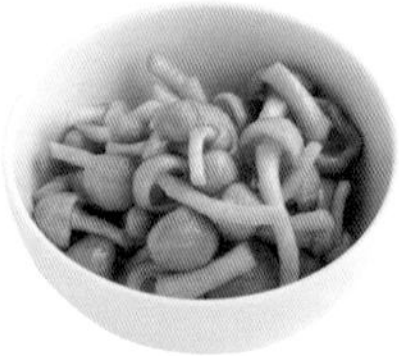

7kcal

たんぱく質	0.8g	カリウム	105mg
食塩相当量	0g	リン	28mg
糖質	1.2g	水分	46.4g

マッシュルーム（水煮缶詰め）
100g

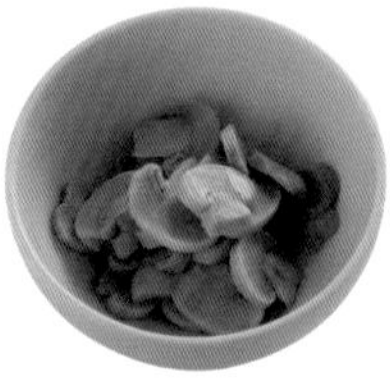

14kcal

たんぱく質	3.4g	カリウム	85mg
食塩相当量	0.9g	リン	55mg
糖質	0.1g	水分	92.0g

マッシュルーム（ホワイト）
1個 10g

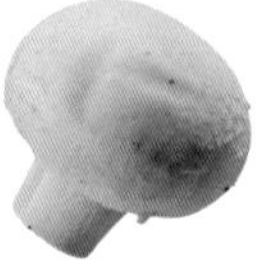

1kcal

たんぱく質	0.3g	カリウム	35mg
食塩相当量	0g	リン	10mg
糖質	微	水分	9.4g

きくらげ（黒・乾燥） 5g

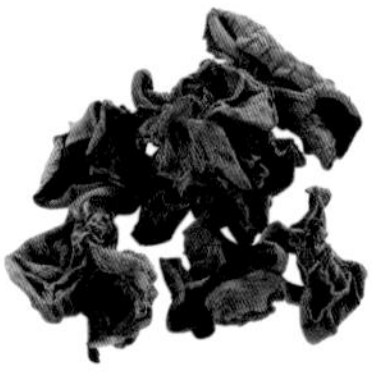

8kcal

たんぱく質	0.4g	カリウム	50mg
食塩相当量	微	リン	12mg
糖質	0.7g	水分	0.7g

きくらげ（白・乾燥） 5g

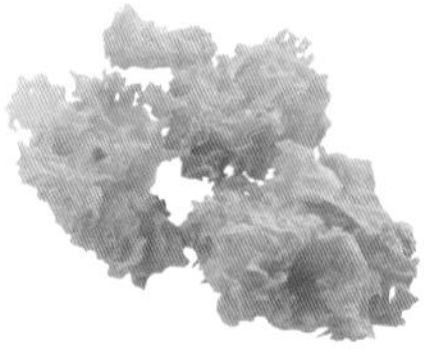

8kcal

たんぱく質	0.2g	カリウム	70mg
食塩相当量	微	リン	13mg
糖質	0.3g	水分	0.7g

ひらたけ 30g
（正味28g）

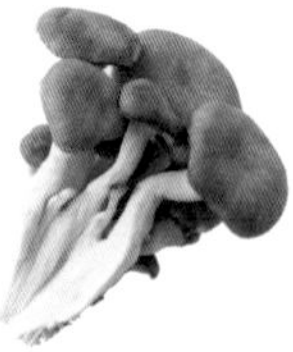

6kcal

たんぱく質	0.9g	カリウム	95mg
食塩相当量	0g	リン	28mg
糖質	1.0g	水分	25.0g

●種実・種実加工品類

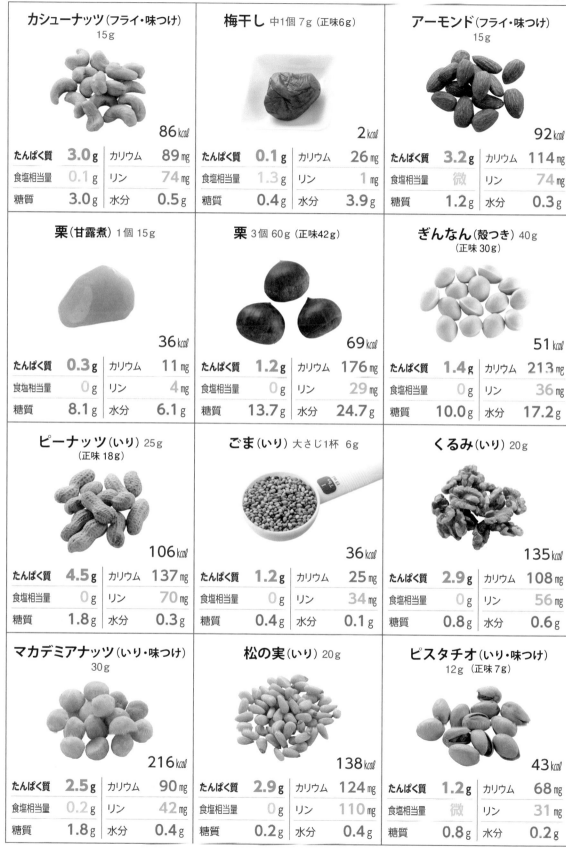

カシューナッツ（フライ・味つけ）15g

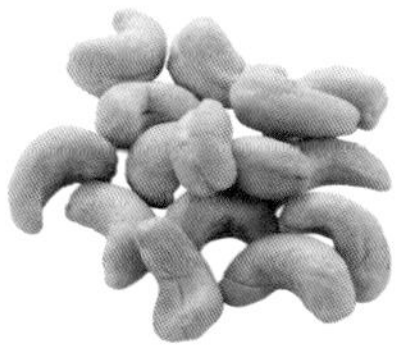

86kcal

たんぱく質	3.0g	カリウム	89mg
食塩相当量	0.1g	リン	74mg
糖質	3.0g	水分	0.5g

梅干し 中1個 7g（正味6g）

2kcal

たんぱく質	0.1g	カリウム	26mg
食塩相当量	1.3g	リン	1mg
糖質	0.4g	水分	3.9g

アーモンド（フライ・味つけ）15g

92kcal

たんぱく質	3.2g	カリウム	114mg
食塩相当量	微	リン	74mg
糖質	1.2g	水分	0.3g

栗（甘露煮）1個 15g

36kcal

たんぱく質	0.3g	カリウム	11mg
食塩相当量	0g	リン	4mg
糖質	8.1g	水分	6.1g

栗 3個 60g（正味42g）

69kcal

たんぱく質	1.2g	カリウム	176mg
食塩相当量	0g	リン	29mg
糖質	13.7g	水分	24.7g

ぎんなん（殻つき）40g（正味30g）

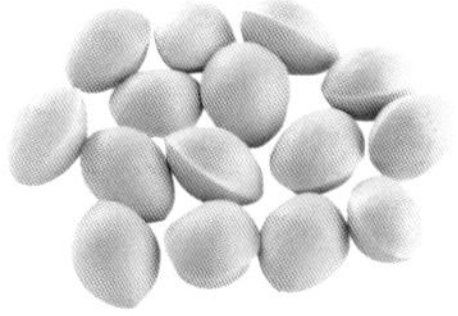

51kcal

たんぱく質	1.4g	カリウム	213mg
食塩相当量	0g	リン	36mg
糖質	10.0g	水分	17.2g

ピーナッツ（いり）25g（正味18g）

106kcal

たんぱく質	4.5g	カリウム	137mg
食塩相当量	0g	リン	70mg
糖質	1.8g	水分	0.3g

ごま（いり）大さじ1杯 6g

36kcal

たんぱく質	1.2g	カリウム	25mg
食塩相当量	0g	リン	34mg
糖質	0.4g	水分	0.1g

くるみ（いり）20g

135kcal

たんぱく質	2.9g	カリウム	108mg
食塩相当量	0g	リン	56mg
糖質	0.8g	水分	0.6g

マカデミアナッツ（いり・味つけ）30g

216kcal

たんぱく質	2.5g	カリウム	90mg
食塩相当量	0.2g	リン	42mg
糖質	1.8g	水分	0.4g

松の実（いり）20g

138kcal

たんぱく質	2.9g	カリウム	124mg
食塩相当量	0g	リン	110mg
糖質	0.2g	水分	0.4g

ピスタチオ（いり・味つけ）12g（正味7g）

43kcal

たんぱく質	1.2g	カリウム	68mg
食塩相当量	微	リン	31mg
糖質	0.8g	水分	0.2g

柿 1個 200g（正味182g）

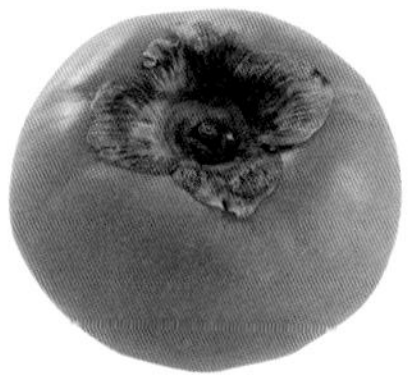

109kcal

たんぱく質	0.7g	カリウム	309mg
食塩相当量	0g	リン	25mg
糖質	26.0g	水分	151.2g

いちご 中1個 15g

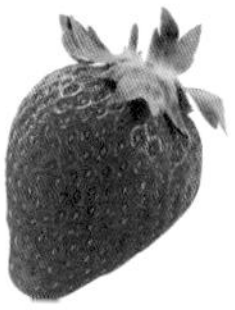

5kcal

たんぱく質	0.1g	カリウム	26mg
食塩相当量	0g	リン	5mg
糖質	1.1g	水分	13.5g

アボカド 1/2個 125g（正味88g）

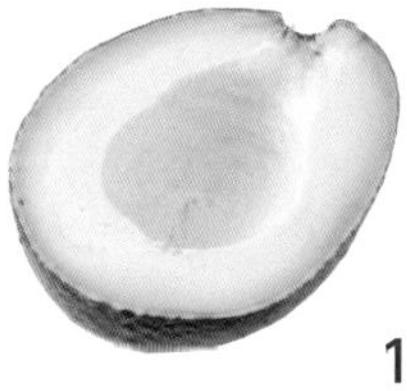

165kcal

たんぱく質	2.2g	カリウム	634mg
食塩相当量	0g	リン	48mg
糖質	0.8g	水分	62.7g

さくらんぼ 2個 12g（正味11g）

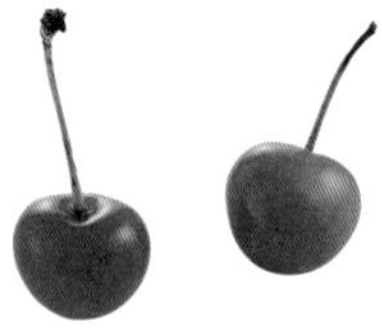

7kcal

たんぱく質	0.1g	カリウム	23mg
食塩相当量	0g	リン	2mg
糖質	1.5g	水分	9.1g

グレープフルーツ 1/2個 150g（正味105g）

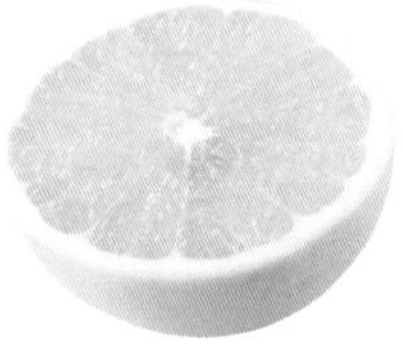

40kcal

たんぱく質	0.9g	カリウム	147mg
食塩相当量	0g	リン	18mg
糖質	9.5g	水分	93.5g

キウイフルーツ 1個 100g（正味85g）

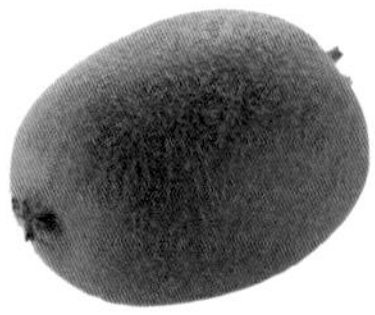

45kcal

たんぱく質	0.9g	カリウム	247mg
食塩相当量	0g	リン	27mg
糖質	9.4g	水分	72.0g

バナナ 1本 150g（正味90g）

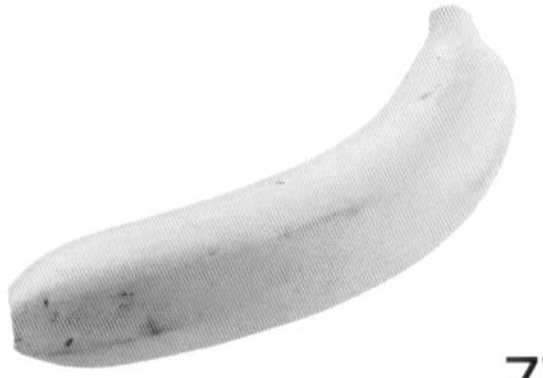

77kcal

たんぱく質	1.0g	カリウム	324mg
食塩相当量	0g	リン	24mg
糖質	19.3g	水分	67.9g

なし 1個 300g（正味255g）

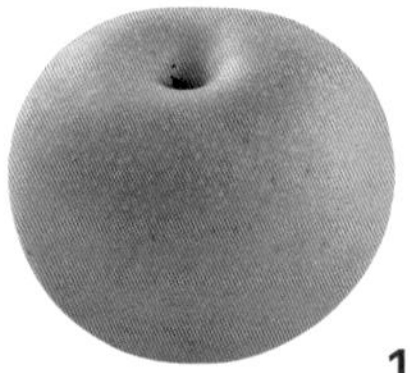

110kcal

たんぱく質	0.8g	カリウム	357mg
食塩相当量	0g	リン	28mg
糖質	26.5g	水分	224.4g

すいか 1切れ 400g（正味240g）

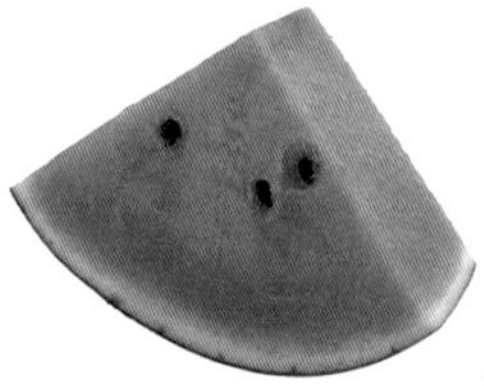

89kcal

たんぱく質	1.4g	カリウム	288mg
食塩相当量	0g	リン	19mg
糖質	22.1g	水分	215.0g

マンゴー 1/2個 200g（正味130g）

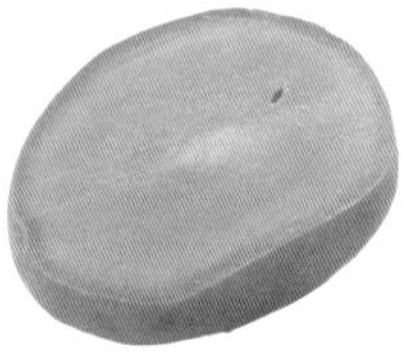

83kcal

たんぱく質	0.8g	カリウム	221mg
食塩相当量	0g	リン	16mg
糖質	20.3g	水分	106.6g

ぶどう（マスカット）1/2房 125g（正味106g）

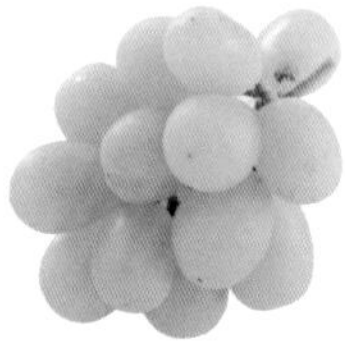

63kcal

たんぱく質	0.4g	カリウム	138mg
食塩相当量	0g	リン	16mg
糖質	16.1g	水分	88.5g

ぶどう（デラウェア）1房 150g（正味128g）

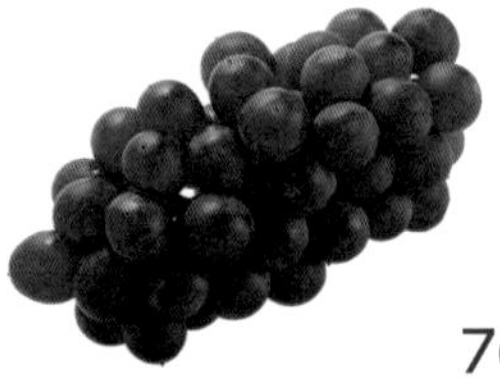

76kcal

たんぱく質	0.5g	カリウム	166mg
食塩相当量	0g	リン	19mg
糖質	19.5g	水分	106.9g

●果物・果物加工品

桃 1個 200g（正味170g）

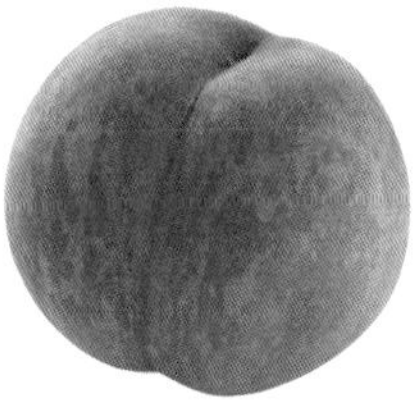

68kcal

たんぱく質	1.0g	カリウム	306mg
食塩相当量	0g	リン	31mg
糖質	15.1g	水分	150.8g

メロン 1/6個 260g（正味130g）

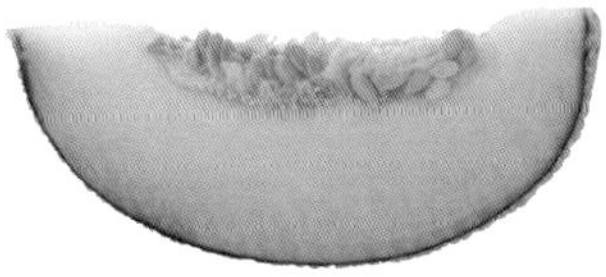

55kcal

たんぱく質	1.4g	カリウム	442mg
食塩相当量	0g	リン	27mg
糖質	12.7g	水分	114.1g

みかん 1個 100g（正味80g）

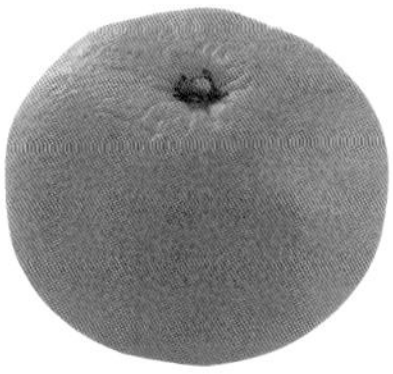

37kcal

たんぱく質	0.6g	カリウム	120mg
食塩相当量	0g	リン	12mg
糖質	8.8g	水分	69.5g

レーズン 20粒 10g

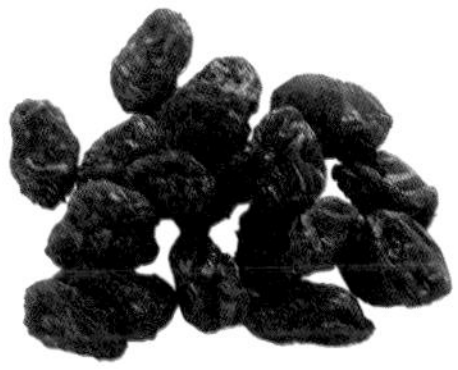

30kcal

たんぱく質	0.3g	カリウム	74mg
食塩相当量	0g	リン	9mg
糖質	7.6g	水分	1.5g

干し柿 1個 44g（正味40g）

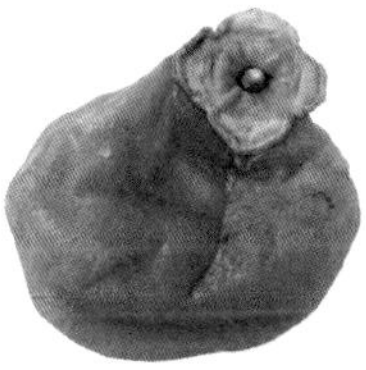

110kcal

たんぱく質	0.6g	カリウム	268mg
食塩相当量	0g	リン	25mg
糖質	22.9g	水分	9.6g

りんご 中1個 250g（正味213g）

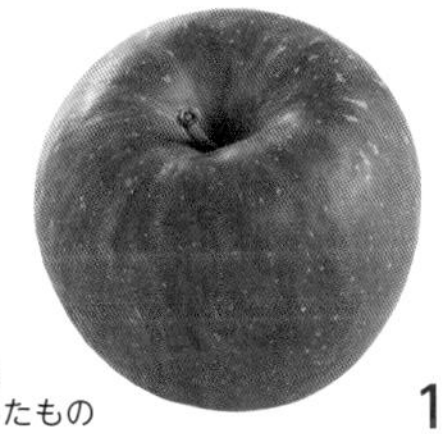

成分値は
皮をむいたもの

121kcal

たんぱく質	0.2g	カリウム	256mg
食塩相当量	0g	リン	26mg
糖質	30.0g	水分	179.1g

桃缶詰め 1切れ（1/2個）60g

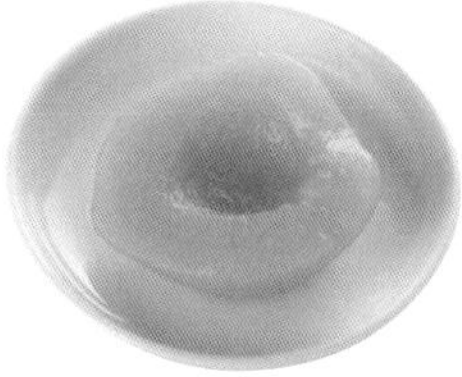

成分値は液汁を含まない

51kcal

たんぱく質	0.3g	カリウム	48mg
食塩相当量	0g	リン	5mg
糖質	11.5g	水分	47.1g

パイナップル缶詰め 1切れ 40g

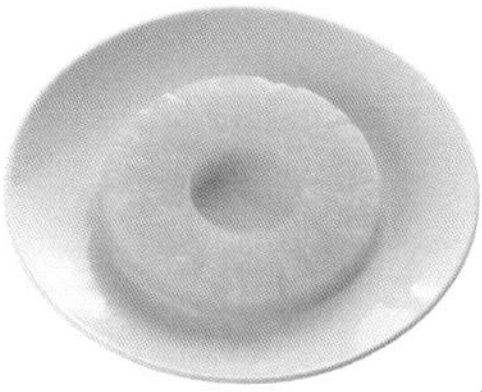

成分値は液汁を含む

34kcal

たんぱく質	0.2g	カリウム	48mg
食塩相当量	0g	リン	3mg
糖質	7.9g	水分	31.6g

みかん缶詰め 10房 50g

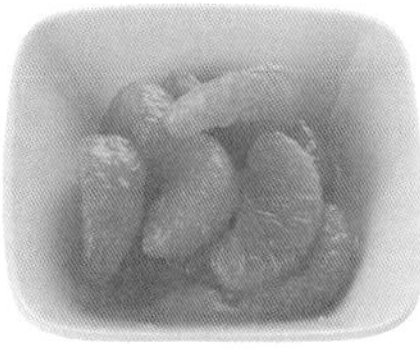

成分値は液汁を含まない

32kcal

たんぱく質	0.3g	カリウム	38mg
食塩相当量	0g	リン	4mg
糖質	7.4g	水分	41.9g

オレンジマーマレード 大さじ1杯 21g

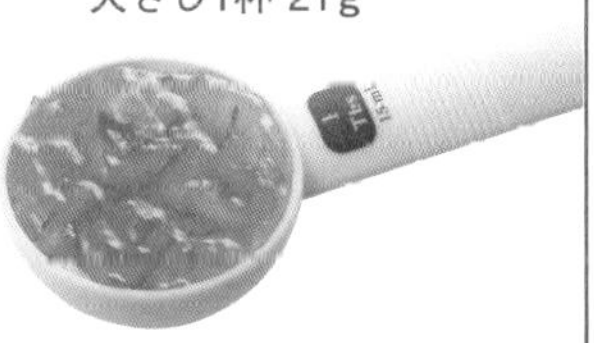

成分値は高糖度のもの

54kcal

たんぱく質	微	カリウム	6mg
食塩相当量	0g	リン	1mg
糖質	13.1g	水分	7.6g

いちごジャム 大さじ1杯 21g

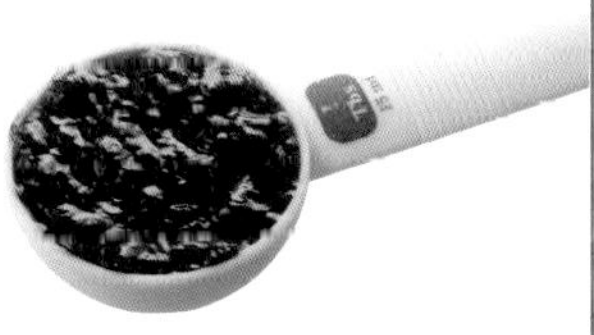

成分値は高糖度のもの

54kcal

たんぱく質	0.1g	カリウム	14mg
食塩相当量	0g	リン	3mg
糖質	13.0g	水分	7.6g

プルーン（ドライ） 種なし1個 10g

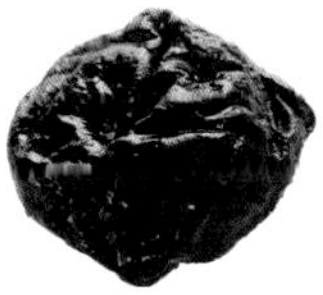

24kcal

たんぱく質	0.3g	カリウム	48mg
食塩相当量	0g	リン	5mg
糖質	5.5g	水分	3.3g

純米酒 1合(180mℓ) 180g

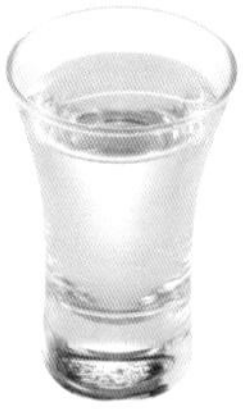

185kcal

たんぱく質	0.7g	カリウム	9mg
食塩相当量	0g	リン	16mg
糖質	6.5g	水分	150.7g

発泡酒 コップ1杯(200mℓ) 202g

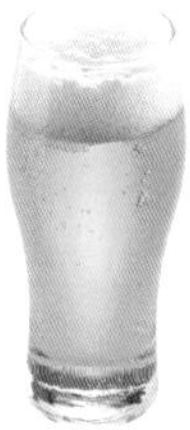

91kcal

たんぱく質	0.2g	カリウム	26mg
食塩相当量	0g	リン	16mg
糖質	7.3g	水分	185.8g

ビール・淡色 コップ1杯(200mℓ) 202g

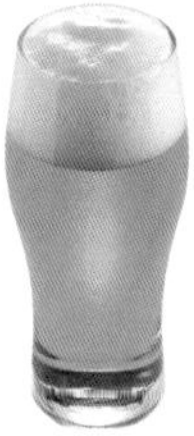

81kcal

たんぱく質	0.6g	カリウム	69mg
食塩相当量	0g	リン	30mg
糖質	6.3g	水分	187.5g

白ワイン グラス1杯(80mℓ) 80g

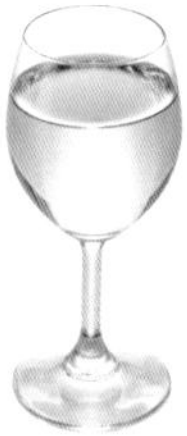

58kcal

たんぱく質	0.1g	カリウム	48mg
食塩相当量	0g	リン	10mg
糖質	1.6g	水分	70.9g

赤ワイン グラス1杯(80mℓ) 80g

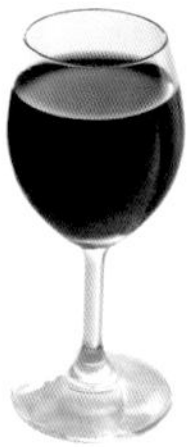

58kcal

たんぱく質	0.2g	カリウム	88mg
食塩相当量	0g	リン	10mg
糖質	1.2g	水分	71.0g

焼酎(25度) 1合(180mℓ) 175g

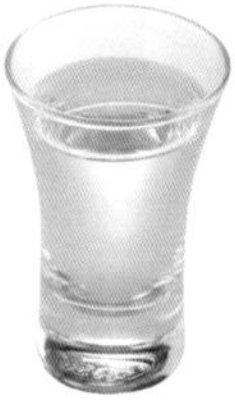

256kcal

たんぱく質	0g	カリウム	—
食塩相当量	—	リン	—
糖質	0g	水分	139.1g

野菜ジュース
コップ1杯(200mℓ) 210g

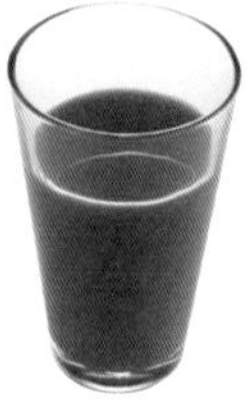

成分値は
食塩添加のもの

36kcal

たんぱく質	1.3g	カリウム	420mg
食塩相当量	0.4g	リン	23mg
糖質	7.6g	水分	197.8g

紹興酒 30mℓ 29g

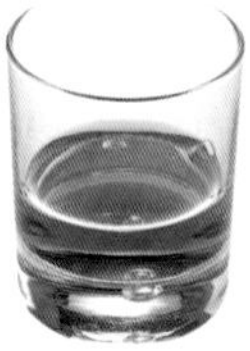

37kcal

たんぱく質	0.5g	カリウム	16mg
食塩相当量	0g	リン	11mg
糖質	1.5g	水分	22.9g

ウイスキー
シングル1杯(30mℓ) 29g

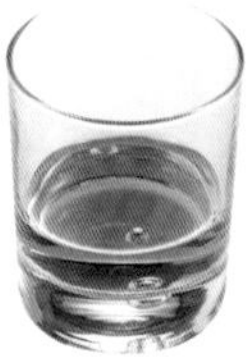

69kcal

たんぱく質	0g	カリウム	微
食塩相当量	0g	リン	微
糖質	0g	水分	19.3g

りんごジュース(果汁100%)
コップ1杯(200mℓ)210g

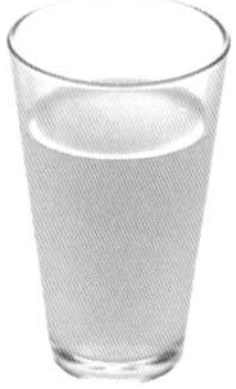

92kcal

たんぱく質	0.4g	カリウム	162mg
食塩相当量	0g	リン	13mg
糖質	24.8g	水分	184.2g

オレンジジュース(果汁100%)
コップ1杯(200mℓ)210g

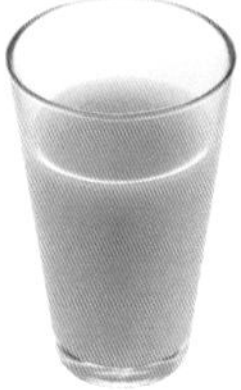

88kcal

たんぱく質	1.7g	カリウム	378mg
食塩相当量	0g	リン	42mg
糖質	22.5g	水分	184.4g

にんじんジュース
コップ1杯(200mℓ)210g

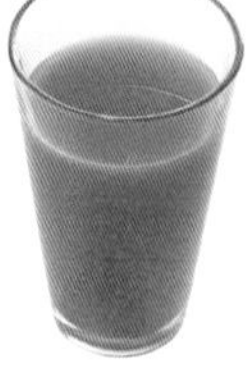

59kcal

たんぱく質	1.3g	カリウム	588mg
食塩相当量	0g	リン	42mg
糖質	13.7g	水分	193.2g

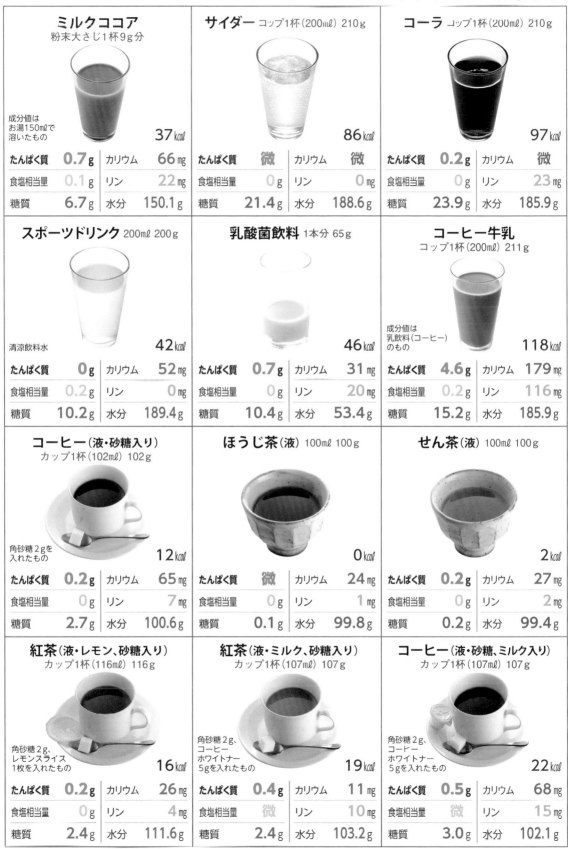

●ソフトドリンク、お茶など

ミルクココア
粉末大さじ1杯9g分

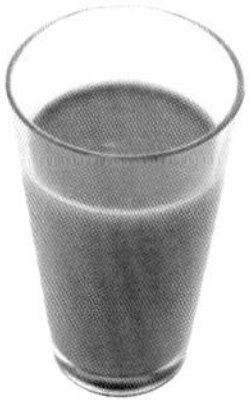

成分値はお湯150mℓで溶いたもの

37kcal

たんぱく質	0.7g	カリウム	66mg
食塩相当量	0.1g	リン	22mg
糖質	6.7g	水分	150.1g

サイダー コップ1杯(200mℓ) 210g

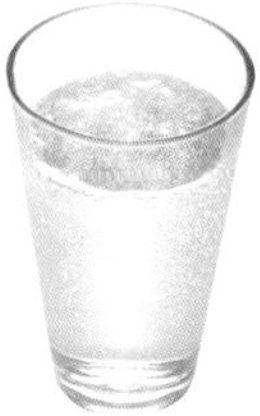

86kcal

たんぱく質	微	カリウム	微
食塩相当量	0g	リン	0mg
糖質	21.4g	水分	188.6g

コーラ コップ1杯(200mℓ) 210g

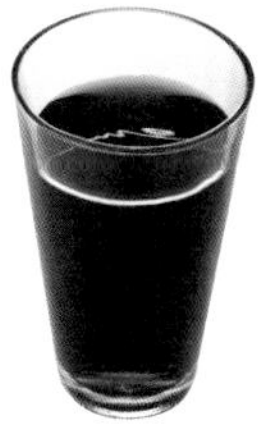

97kcal

たんぱく質	0.2g	カリウム	微
食塩相当量	0g	リン	23mg
糖質	23.9g	水分	185.9g

スポーツドリンク 200mℓ 200g

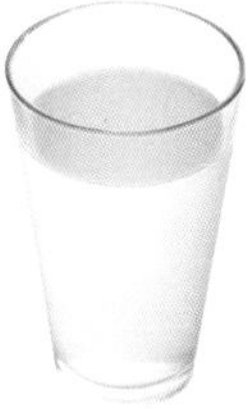

清涼飲料水

42kcal

たんぱく質	0g	カリウム	52mg
食塩相当量	0.2g	リン	0mg
糖質	10.2g	水分	189.4g

乳酸菌飲料 1本分 65g

46kcal

たんぱく質	0.7g	カリウム	31mg
食塩相当量	0g	リン	20mg
糖質	10.4g	水分	53.4g

コーヒー牛乳
コップ1杯(200mℓ) 211g

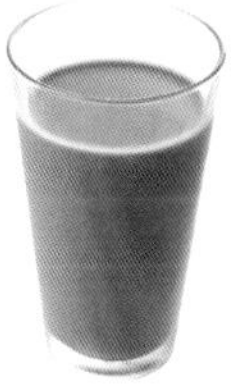

成分値は乳飲料(コーヒー)のもの

118kcal

たんぱく質	4.6g	カリウム	179mg
食塩相当量	0.2g	リン	116mg
糖質	15.2g	水分	185.9g

コーヒー(液・砂糖入り)
カップ1杯(102mℓ) 102g

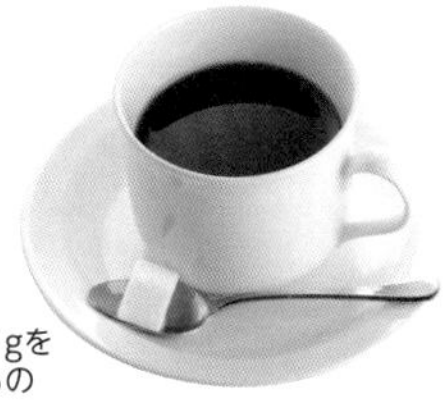

角砂糖2gを入れたもの

12kcal

たんぱく質	0.2g	カリウム	65mg
食塩相当量	0g	リン	7mg
糖質	2.7g	水分	100.6g

ほうじ茶(液) 100mℓ 100g

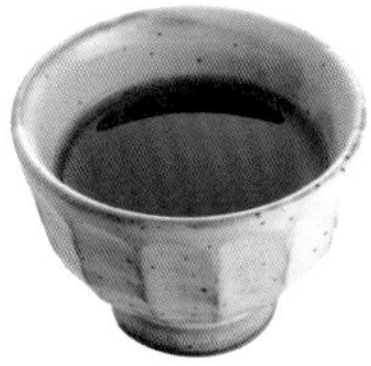

0kcal

たんぱく質	微	カリウム	24mg
食塩相当量	0g	リン	1mg
糖質	0.1g	水分	99.8g

せん茶(液) 100mℓ 100g

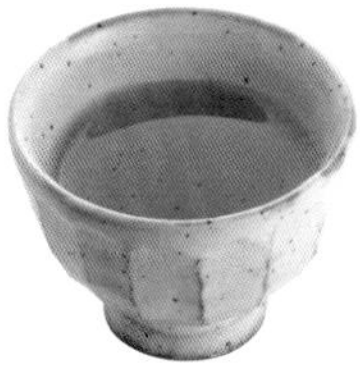

2kcal

たんぱく質	0.2g	カリウム	27mg
食塩相当量	0g	リン	2mg
糖質	0.2g	水分	99.4g

紅茶(液・レモン、砂糖入り)
カップ1杯(116mℓ) 116g

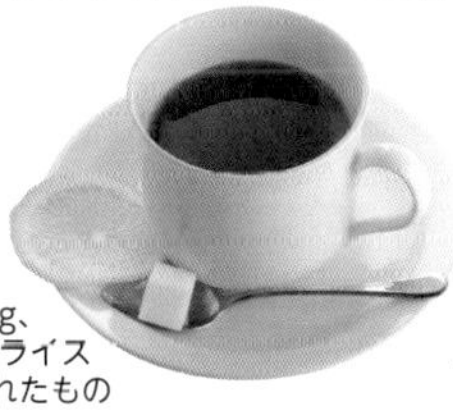

角砂糖2g、レモンスライス1枚を入れたもの

16kcal

たんぱく質	0.2g	カリウム	26mg
食塩相当量	0g	リン	4mg
糖質	2.4g	水分	111.6g

紅茶(液・ミルク、砂糖入り)
カップ1杯(107mℓ) 107g

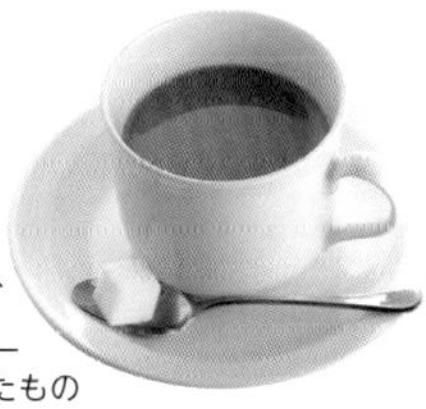

角砂糖2g、コーヒーホワイトナー5gを入れたもの

19kcal

たんぱく質	0.4g	カリウム	11mg
食塩相当量	微	リン	10mg
糖質	2.4g	水分	103.2g

コーヒー(液・砂糖、ミルク入り)
カップ1杯(107mℓ) 107g

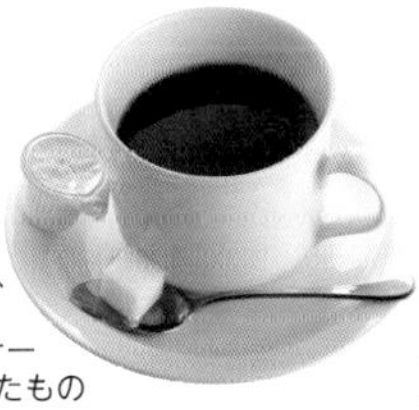

角砂糖2g、コーヒーホワイトナー5gを入れたもの

22kcal

たんぱく質	0.5g	カリウム	68mg
食塩相当量	微	リン	15mg
糖質	3.0g	水分	102.1g

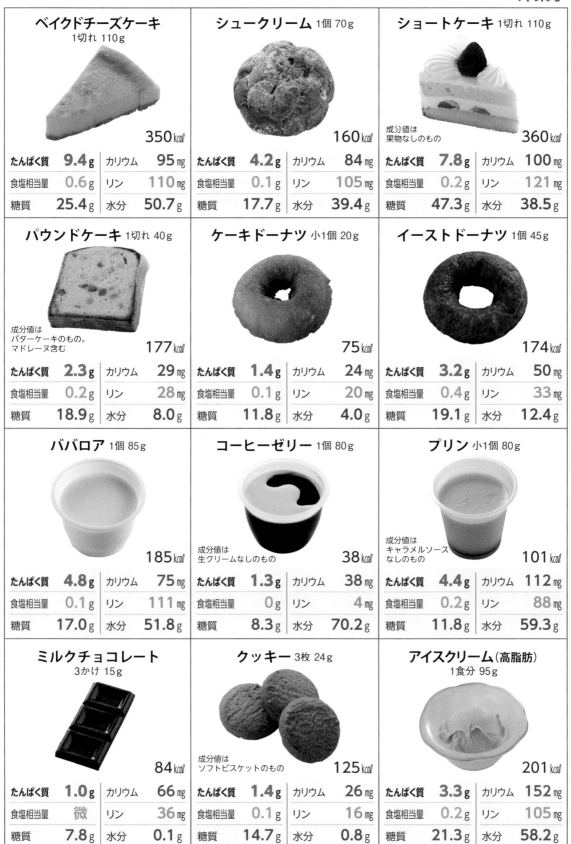

ベイクドチーズケーキ
1切れ 110g

350kcal

たんぱく質	9.4g	カリウム	95mg
食塩相当量	0.6g	リン	110mg
糖質	25.4g	水分	50.7g

シュークリーム 1個 70g

160kcal

たんぱく質	4.2g	カリウム	84mg
食塩相当量	0.1g	リン	105mg
糖質	17.7g	水分	39.4g

ショートケーキ 1切れ 110g

成分値は
果物なしのもの

360kcal

たんぱく質	7.8g	カリウム	100mg
食塩相当量	0.2g	リン	121mg
糖質	47.3g	水分	38.5g

パウンドケーキ 1切れ 40g

成分値は
バターケーキのもの。
マドレーヌ含む

177kcal

たんぱく質	2.3g	カリウム	29mg
食塩相当量	0.2g	リン	28mg
糖質	18.9g	水分	8.0g

ケーキドーナツ 小1個 20g

75kcal

たんぱく質	1.4g	カリウム	24mg
食塩相当量	0.1g	リン	20mg
糖質	11.8g	水分	4.0g

イーストドーナツ 1個 45g

174kcal

たんぱく質	3.2g	カリウム	50mg
食塩相当量	0.4g	リン	33mg
糖質	19.1g	水分	12.4g

ババロア 1個 85g

185kcal

たんぱく質	4.8g	カリウム	75mg
食塩相当量	0.1g	リン	111mg
糖質	17.0g	水分	51.8g

コーヒーゼリー 1個 80g

成分値は
生クリームなしのもの

38kcal

たんぱく質	1.3g	カリウム	38mg
食塩相当量	0g	リン	4mg
糖質	8.3g	水分	70.2g

プリン 小1個 80g

成分値は
キャラメルソース
なしのもの

101kcal

たんぱく質	4.4g	カリウム	112mg
食塩相当量	0.2g	リン	88mg
糖質	11.8g	水分	59.3g

ミルクチョコレート
3かけ 15g

84kcal

たんぱく質	1.0g	カリウム	66mg
食塩相当量	微	リン	36mg
糖質	7.8g	水分	0.1g

クッキー 3枚 24g

成分値は
ソフトビスケットのもの

125kcal

たんぱく質	1.4g	カリウム	26mg
食塩相当量	0.1g	リン	16mg
糖質	14.7g	水分	0.8g

アイスクリーム（高脂肪）
1食分 95g

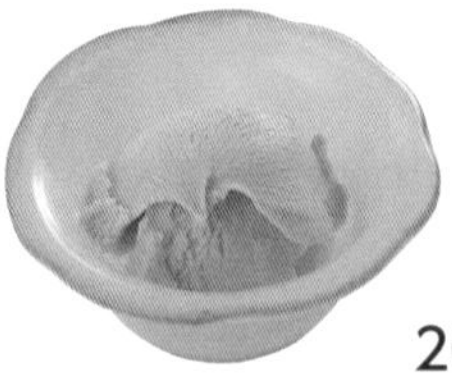

201kcal

たんぱく質	3.3g	カリウム	152mg
食塩相当量	0.2g	リン	105mg
糖質	21.3g	水分	58.2g

●和菓子

桜もち(関東風) 1個 60g

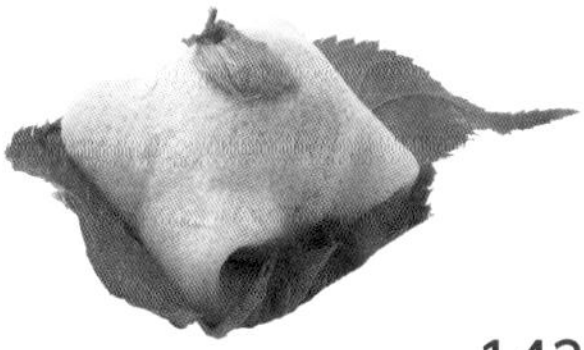

143kcal

たんぱく質	2.7g	カリウム	22mg
食塩相当量	0.1g	リン	22mg
糖質	31.0g	水分	24.3g

きんつば 1個 55g

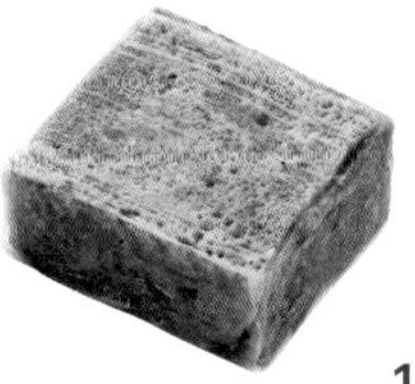

146kcal

たんぱく質	3.3g	カリウム	88mg
食塩相当量	0.2g	リン	41mg
糖質	29.1g	水分	18.7g

大福もち 1個 60g

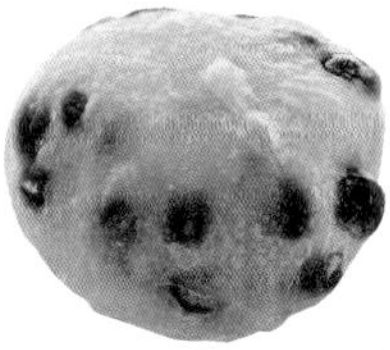

141kcal

たんぱく質	2.9g	カリウム	28mg
食塩相当量	0.1g	リン	35mg
糖質	30.2g	水分	24.9g

げっぺい 1個 80g

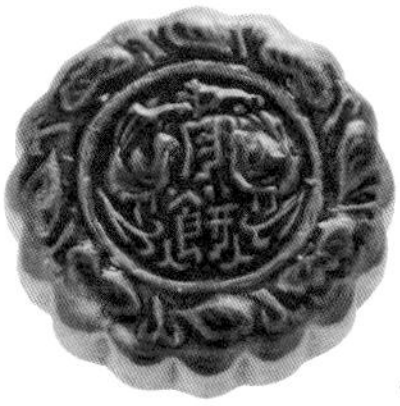

286kcal

たんぱく質	4.2g	カリウム	54mg
食塩相当量	0.1g	リン	59mg
糖質	49.6g	水分	16.7g

カステラ 1切れ 50g

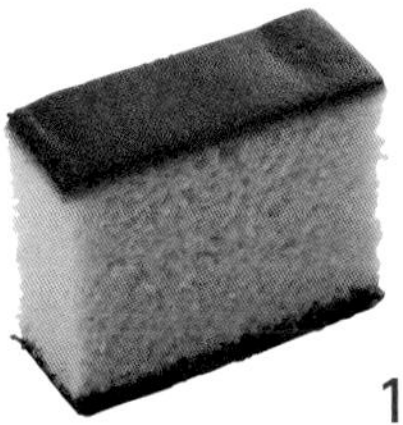

160kcal

たんぱく質	3.1g	カリウム	40mg
食塩相当量	0.1g	リン	48mg
糖質	31.3g	水分	12.8g

どら焼き 1個 80g

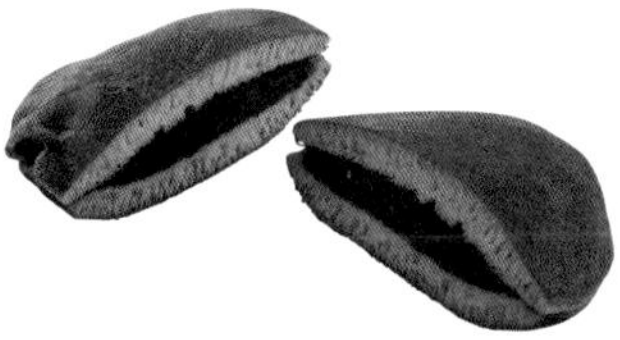

227kcal

たんぱく質	5.3g	カリウム	96mg
食塩相当量	0.3g	リン	64mg
糖質	44.5g	水分	25.2g

みつ豆 1食分 215g

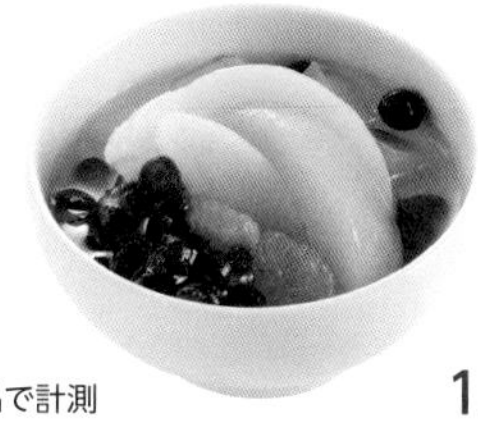

市販品で計測

136kcal

たんぱく質	2.5g	カリウム	203mg
食塩相当量	微	リン	39mg
糖質	28.8g	水分	183.2g

みたらしだんご 1本 60g

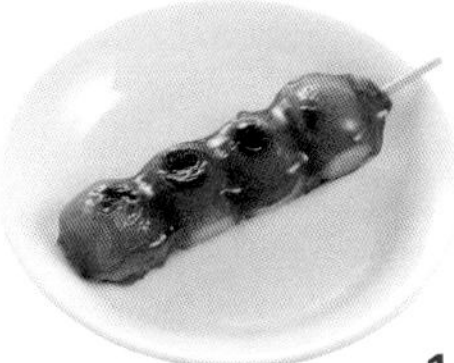

118kcal

たんぱく質	1.9g	カリウム	35mg
食塩相当量	0.4g	リン	31mg
糖質	26.9g	水分	30.3g

草もち 1個 50g

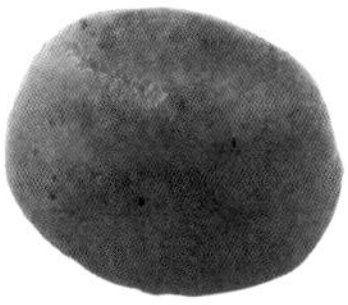

115kcal

たんぱく質	2.1g	カリウム	24mg
食塩相当量	0g	リン	25mg
糖質	25.1g	水分	21.5g

せんべい(しょうゆ) 1枚 20g

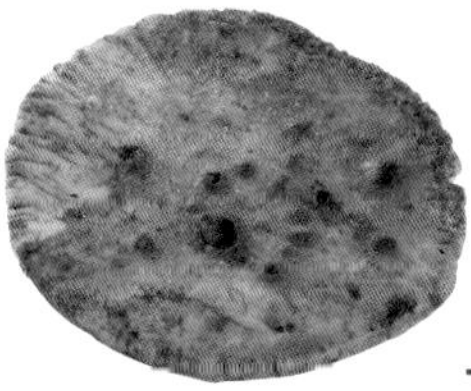

75kcal

たんぱく質	1.6g	カリウム	26mg
食塩相当量	0.4g	リン	20mg
糖質	16.5g	水分	1.2g

かりんとう(黒) 3個 12g

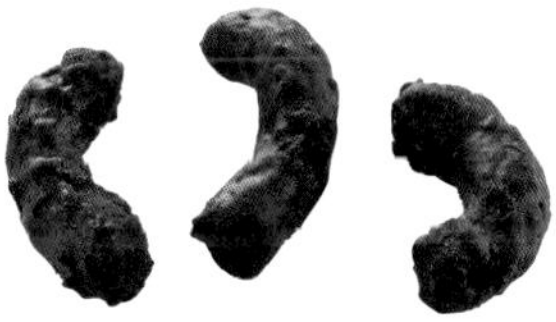

53kcal

たんぱく質	0.9g	カリウム	36mg
食塩相当量	0g	リン	7mg
糖質	9.0g	水分	0.4g

水ようかん 1個 80g

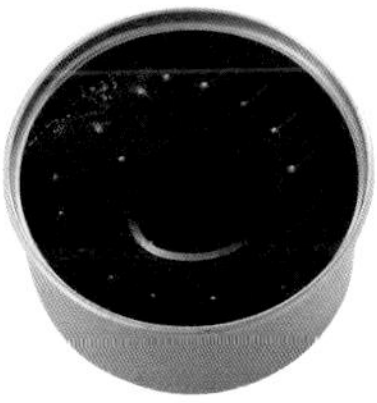

137kcal

たんぱく質	2.1g	カリウム	14mg
食塩相当量	0.1g	リン	18mg
糖質	30.2g	水分	45.6g

小麦粉あられ 50g

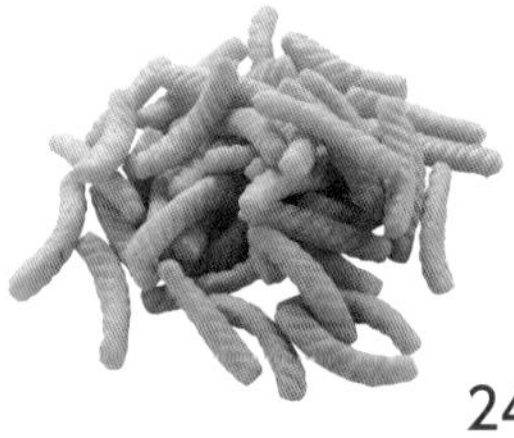

241kcal

たんぱく質	3.8g	カリウム	50mg
食塩相当量	0.9g	リン	28mg
糖質	33.3g	水分	1.0g

クラッカー 3枚 21g

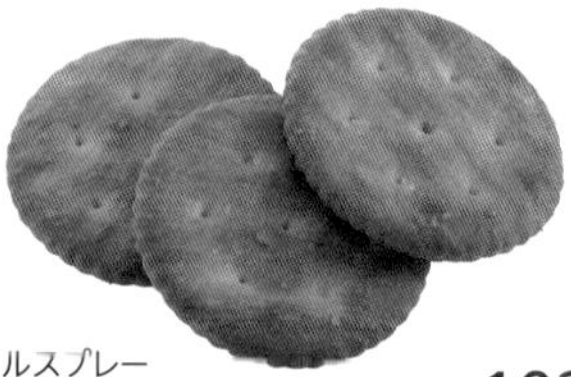

オイルスプレー
クラッカー

103kcal

たんぱく質	1.8g	カリウム	23mg
食塩相当量	0.3g	リン	40mg
糖質	13.0g	水分	0.6g

ビスケット 1枚 7g

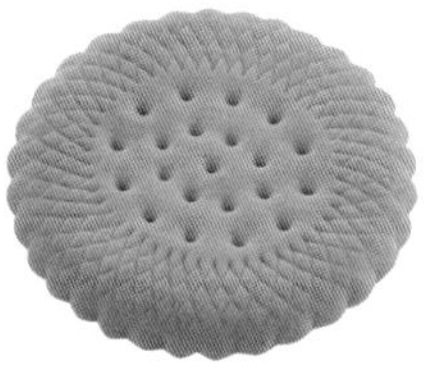

成分値は
ハードビスケットのもの

30kcal

たんぱく質	0.5g	カリウム	10mg
食塩相当量	0.1g	リン	7mg
糖質	5.3g	水分	0.2g

コーンスナック 20個 20g

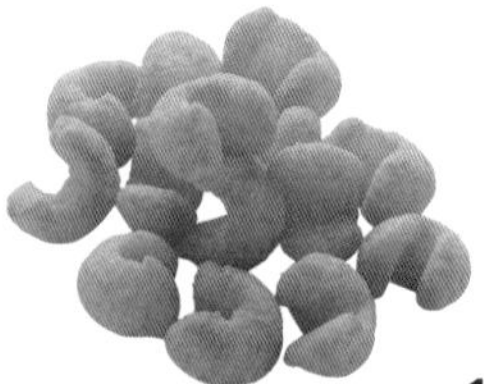

105kcal

たんぱく質	1.0g	カリウム	18mg
食塩相当量	0.2g	リン	14mg
糖質	12.9g	水分	0.2g

ポテトチップス 10枚 15g

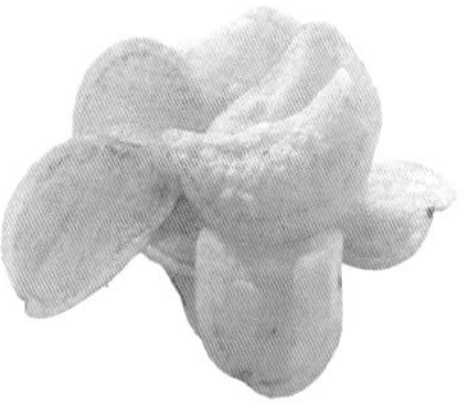

83kcal

たんぱく質	0.7g	カリウム	180mg
食塩相当量	0.2g	リン	15mg
糖質	7.6g	水分	0.3g

キャラメル 1個 5g

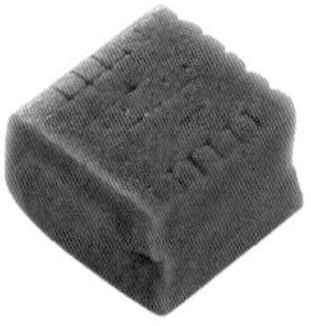

22kcal

たんぱく質	0.2g	カリウム	9mg
食塩相当量	微	リン	5mg
糖質	3.9g	水分	0.3g

揚げえんどう豆 20g

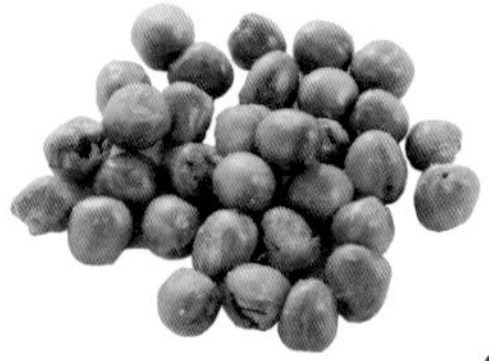

85kcal

たんぱく質	4.2g	カリウム	170mg
食塩相当量	0.2g	リン	90mg
糖質	7.8g	水分	1.1g

干しいも 1枚 20g

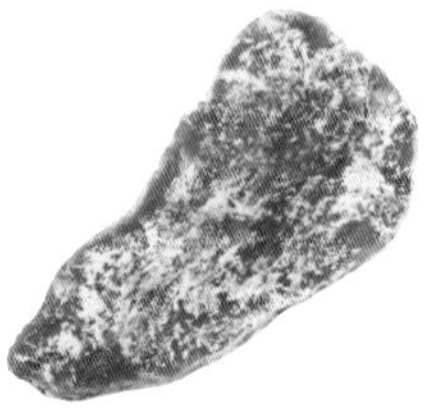

61kcal

たんぱく質	0.6g	カリウム	196mg
食塩相当量	0g	リン	19mg
糖質	13.2g	水分	4.4g

ボーロ 50粒 40g

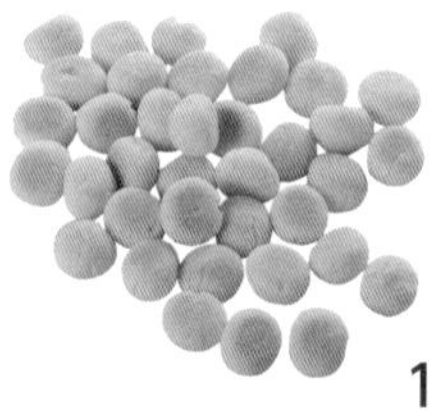

156kcal

たんぱく質	1.0g	カリウム	17mg
食塩相当量	微	リン	22mg
糖質	36.2g	水分	1.8g

ビーフジャーキー 6cm長さ5枚 30g

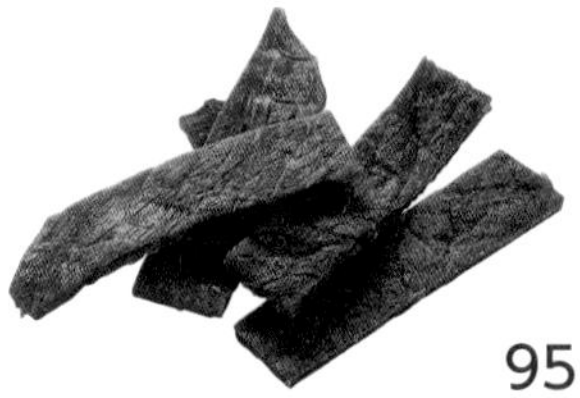

95kcal

たんぱく質	16.4g	カリウム	228mg
食塩相当量	1.4g	リン	126mg
糖質	1.9g	水分	7.3g

さきいか ひとつかみ 20g

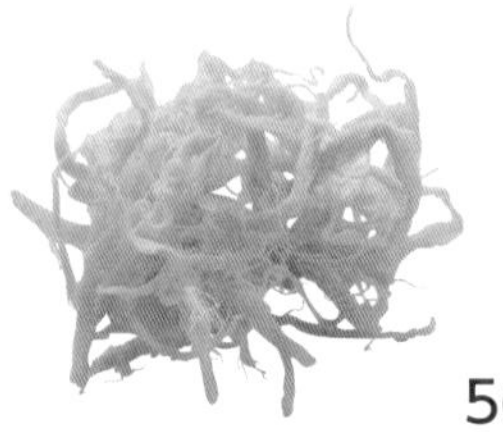

56kcal

たんぱく質	9.1g	カリウム	46mg
食塩相当量	1.4g	リン	86mg
糖質	3.5g	水分	5.3g

あたりめ ひとつかみ 20g

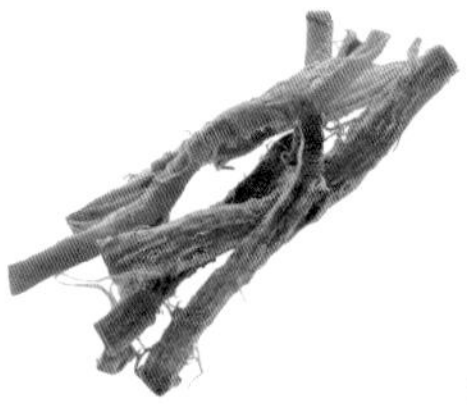

67kcal

たんぱく質	13.8g	カリウム	220mg
食塩相当量	0.5g	リン	220mg
糖質	0.1g	水分	4.0g

●塩、しょうゆ、みそ

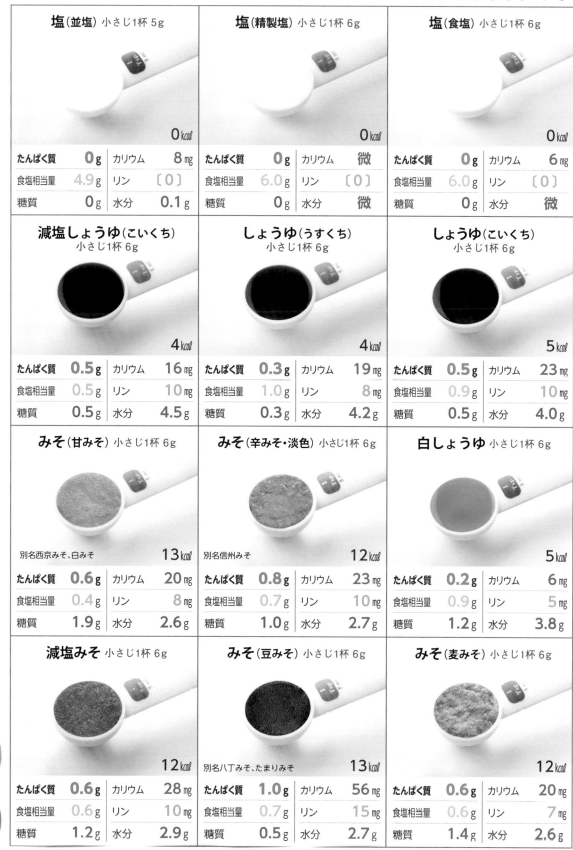

塩（並塩） 小さじ1杯 5g

0kcal

たんぱく質	0g	カリウム	8mg
食塩相当量	4.9g	リン	〔0〕
糖質	0g	水分	0.1g

塩（精製塩） 小さじ1杯 6g

0kcal

たんぱく質	0g	カリウム	微
食塩相当量	6.0g	リン	〔0〕
糖質	0g	水分	微

塩（食塩） 小さじ1杯 6g

0kcal

たんぱく質	0g	カリウム	6mg
食塩相当量	6.0g	リン	〔0〕
糖質	0g	水分	微

減塩しょうゆ（こいくち） 小さじ1杯 6g

4kcal

たんぱく質	0.5g	カリウム	16mg
食塩相当量	0.5g	リン	10mg
糖質	0.5g	水分	4.5g

しょうゆ（うすくち） 小さじ1杯 6g

4kcal

たんぱく質	0.3g	カリウム	19mg
食塩相当量	1.0g	リン	8mg
糖質	0.3g	水分	4.2g

しょうゆ（こいくち） 小さじ1杯 6g

5kcal

たんぱく質	0.5g	カリウム	23mg
食塩相当量	0.9g	リン	10mg
糖質	0.5g	水分	4.0g

みそ（甘みそ） 小さじ1杯 6g

別名西京みそ、白みそ

13kcal

たんぱく質	0.6g	カリウム	20mg
食塩相当量	0.4g	リン	8mg
糖質	1.9g	水分	2.6g

みそ（辛みそ・淡色） 小さじ1杯 6g

別名信州みそ

12kcal

たんぱく質	0.8g	カリウム	23mg
食塩相当量	0.7g	リン	10mg
糖質	1.0g	水分	2.7g

白しょうゆ 小さじ1杯 6g

5kcal

たんぱく質	0.2g	カリウム	6mg
食塩相当量	0.9g	リン	5mg
糖質	1.2g	水分	3.8g

減塩みそ 小さじ1杯 6g

12kcal

たんぱく質	0.6g	カリウム	28mg
食塩相当量	0.6g	リン	10mg
糖質	1.2g	水分	2.9g

みそ（豆みそ） 小さじ1杯 6g

別名八丁みそ、たまりみそ

13kcal

たんぱく質	1.0g	カリウム	56mg
食塩相当量	0.7g	リン	15mg
糖質	0.5g	水分	2.7g

みそ（麦みそ） 小さじ1杯 6g

12kcal

たんぱく質	0.6g	カリウム	20mg
食塩相当量	0.6g	リン	7mg
糖質	1.4g	水分	2.6g

●酢、ソース、ケチャップなど

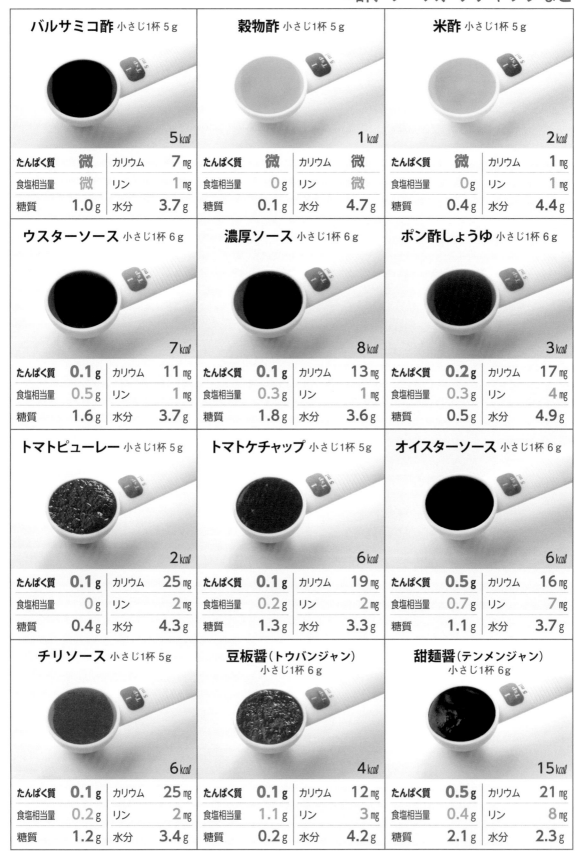

バルサミコ酢 小さじ1杯 5g

5kcal

たんぱく質	微	カリウム	7mg
食塩相当量	微	リン	1mg
糖質	1.0g	水分	3.7g

穀物酢 小さじ1杯 5g

1kcal

たんぱく質	微	カリウム	微
食塩相当量	0g	リン	微
糖質	0.1g	水分	4.7g

米酢 小さじ1杯 5g

2kcal

たんぱく質	微	カリウム	1mg
食塩相当量	0g	リン	1mg
糖質	0.4g	水分	4.4g

ウスターソース 小さじ1杯 6g

7kcal

たんぱく質	0.1g	カリウム	11mg
食塩相当量	0.5g	リン	1mg
糖質	1.6g	水分	3.7g

濃厚ソース 小さじ1杯 6g

8kcal

たんぱく質	0.1g	カリウム	13mg
食塩相当量	0.3g	リン	1mg
糖質	1.8g	水分	3.6g

ポン酢しょうゆ 小さじ1杯 6g

3kcal

たんぱく質	0.2g	カリウム	17mg
食塩相当量	0.3g	リン	4mg
糖質	0.5g	水分	4.9g

トマトピューレー 小さじ1杯 5g

2kcal

たんぱく質	0.1g	カリウム	25mg
食塩相当量	0g	リン	2mg
糖質	0.4g	水分	4.3g

トマトケチャップ 小さじ1杯 5g

6kcal

たんぱく質	0.1g	カリウム	19mg
食塩相当量	0.2g	リン	2mg
糖質	1.3g	水分	3.3g

オイスターソース 小さじ1杯 6g

6kcal

たんぱく質	0.5g	カリウム	16mg
食塩相当量	0.7g	リン	7mg
糖質	1.1g	水分	3.7g

チリソース 小さじ1杯 5g

6kcal

たんぱく質	0.1g	カリウム	25mg
食塩相当量	0.2g	リン	2mg
糖質	1.2g	水分	3.4g

豆板醤(トウバンジャン) 小さじ1杯 6g

4kcal

たんぱく質	0.1g	カリウム	12mg
食塩相当量	1.1g	リン	3mg
糖質	0.2g	水分	4.2g

甜麺醤(テンメンジャン) 小さじ1杯 6g

15kcal

たんぱく質	0.5g	カリウム	21mg
食塩相当量	0.4g	リン	8mg
糖質	2.1g	水分	2.3g

●みりん、めんつゆ、だしなど

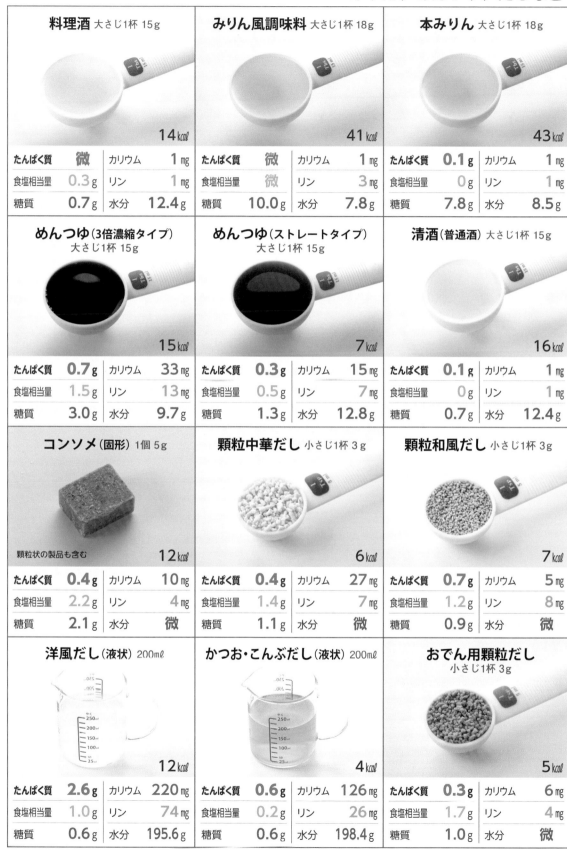

料理酒 大さじ1杯 15g

14kcal

たんぱく質	微	カリウム	1mg
食塩相当量	0.3g	リン	1mg
糖質	0.7g	水分	12.4g

みりん風調味料 大さじ1杯 18g

41kcal

たんぱく質	微	カリウム	1mg
食塩相当量	微	リン	3mg
糖質	10.0g	水分	7.8g

本みりん 大さじ1杯 18g

43kcal

たんぱく質	0.1g	カリウム	1mg
食塩相当量	0g	リン	1mg
糖質	7.8g	水分	8.5g

めんつゆ(3倍濃縮タイプ) 大さじ1杯 15g

15kcal

たんぱく質	0.7g	カリウム	33mg
食塩相当量	1.5g	リン	13mg
糖質	3.0g	水分	9.7g

めんつゆ(ストレートタイプ) 大さじ1杯 15g

7kcal

たんぱく質	0.3g	カリウム	15mg
食塩相当量	0.5g	リン	7mg
糖質	1.3g	水分	12.8g

清酒(普通酒) 大さじ1杯 15g

16kcal

たんぱく質	0.1g	カリウム	1mg
食塩相当量	0g	リン	1mg
糖質	0.7g	水分	12.4g

コンソメ(固形) 1個 5g

顆粒状の製品も含む

12kcal

たんぱく質	0.4g	カリウム	10mg
食塩相当量	2.2g	リン	4mg
糖質	2.1g	水分	微

顆粒中華だし 小さじ1杯 3g

6kcal

たんぱく質	0.4g	カリウム	27mg
食塩相当量	1.4g	リン	7mg
糖質	1.1g	水分	微

顆粒和風だし 小さじ1杯 3g

7kcal

たんぱく質	0.7g	カリウム	5mg
食塩相当量	1.2g	リン	8mg
糖質	0.9g	水分	微

洋風だし(液状) 200mℓ

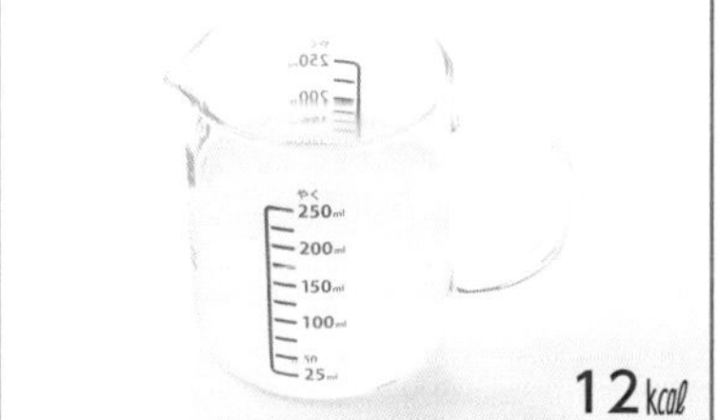

12kcal

たんぱく質	2.6g	カリウム	220mg
食塩相当量	1.0g	リン	74mg
糖質	0.6g	水分	195.6g

かつお・こんぶだし(液状) 200mℓ

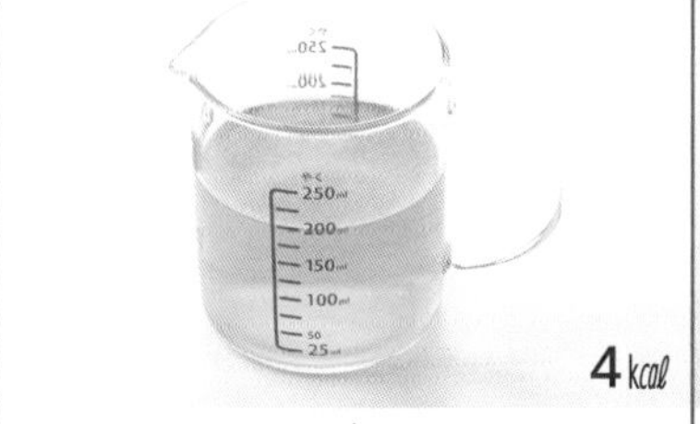

4kcal

たんぱく質	0.6g	カリウム	126mg
食塩相当量	0.2g	リン	26mg
糖質	0.6g	水分	198.4g

おでん用顆粒だし 小さじ1杯 3g

5kcal

たんぱく質	0.3g	カリウム	6mg
食塩相当量	1.7g	リン	4mg
糖質	1.0g	水分	微

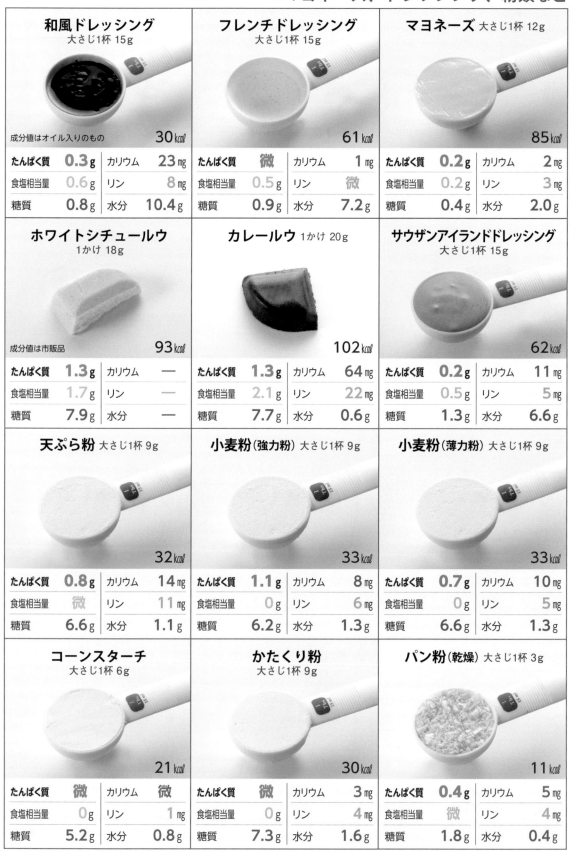

和風ドレッシング
大さじ1杯 15g

成分値はオイル入りのもの

30kcal

たんぱく質	0.3g	カリウム	23mg
食塩相当量	0.6g	リン	8mg
糖質	0.8g	水分	10.4g

フレンチドレッシング
大さじ1杯 15g

61kcal

たんぱく質	微	カリウム	1mg
食塩相当量	0.5g	リン	微
糖質	0.9g	水分	7.2g

マヨネーズ 大さじ1杯 12g

85kcal

たんぱく質	0.2g	カリウム	2mg
食塩相当量	0.2g	リン	3mg
糖質	0.4g	水分	2.0g

ホワイトシチュールウ
1かけ 18g

成分値は市販品

93kcal

たんぱく質	1.3g	カリウム	—
食塩相当量	1.7g	リン	—
糖質	7.9g	水分	—

カレールウ 1かけ 20g

102kcal

たんぱく質	1.3g	カリウム	64mg
食塩相当量	2.1g	リン	22mg
糖質	7.7g	水分	0.6g

サウザンアイランドドレッシング
大さじ1杯 15g

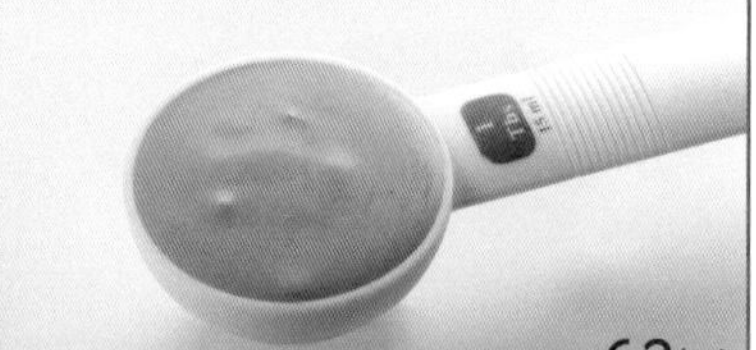

62kcal

たんぱく質	0.2g	カリウム	11mg
食塩相当量	0.5g	リン	5mg
糖質	1.3g	水分	6.6g

天ぷら粉 大さじ1杯 9g

32kcal

たんぱく質	0.8g	カリウム	14mg
食塩相当量	微	リン	11mg
糖質	6.6g	水分	1.1g

小麦粉(強力粉) 大さじ1杯 9g

33kcal

たんぱく質	1.1g	カリウム	8mg
食塩相当量	0g	リン	6mg
糖質	6.2g	水分	1.3g

小麦粉(薄力粉) 大さじ1杯 9g

33kcal

たんぱく質	0.7g	カリウム	10mg
食塩相当量	0g	リン	5mg
糖質	6.6g	水分	1.3g

コーンスターチ
大さじ1杯 6g

21kcal

たんぱく質	微	カリウム	微
食塩相当量	0g	リン	1mg
糖質	5.2g	水分	0.8g

かたくり粉
大さじ1杯 9g

30kcal

たんぱく質	微	カリウム	3mg
食塩相当量	0g	リン	4mg
糖質	7.3g	水分	1.6g

パン粉(乾燥) 大さじ1杯 3g

11kcal

たんぱく質	0.4g	カリウム	5mg
食塩相当量	微	リン	4mg
糖質	1.8g	水分	0.4g

●甘味料、油脂

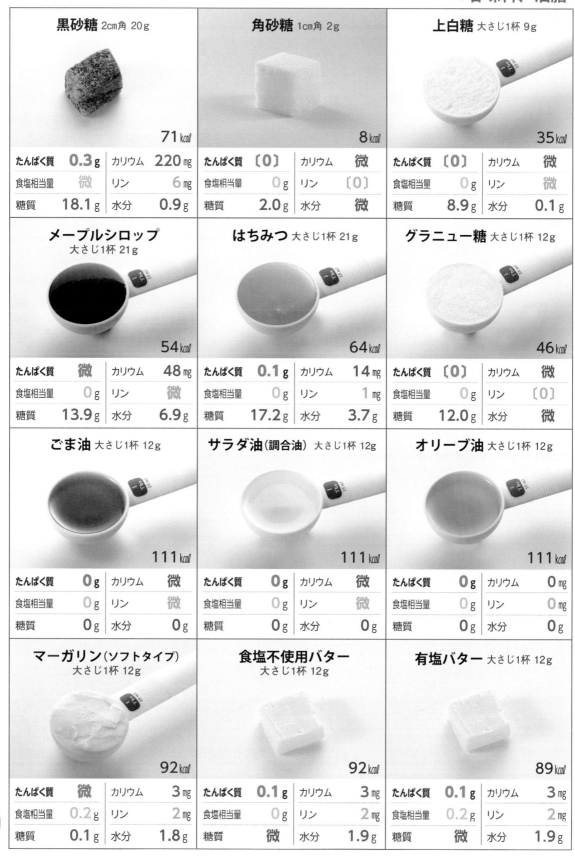

黒砂糖 2cm角 20g

71kcal

たんぱく質	0.3g	カリウム	220mg
食塩相当量	微	リン	6mg
糖質	18.1g	水分	0.9g

角砂糖 1cm角 2g

8kcal

たんぱく質	〔0〕	カリウム	微
食塩相当量	0g	リン	〔0〕
糖質	2.0g	水分	微

上白糖 大さじ1杯 9g

35kcal

たんぱく質	〔0〕	カリウム	微
食塩相当量	0g	リン	微
糖質	8.9g	水分	0.1g

メープルシロップ 大さじ1杯 21g

54kcal

たんぱく質	微	カリウム	48mg
食塩相当量	0g	リン	微
糖質	13.9g	水分	6.9g

はちみつ 大さじ1杯 21g

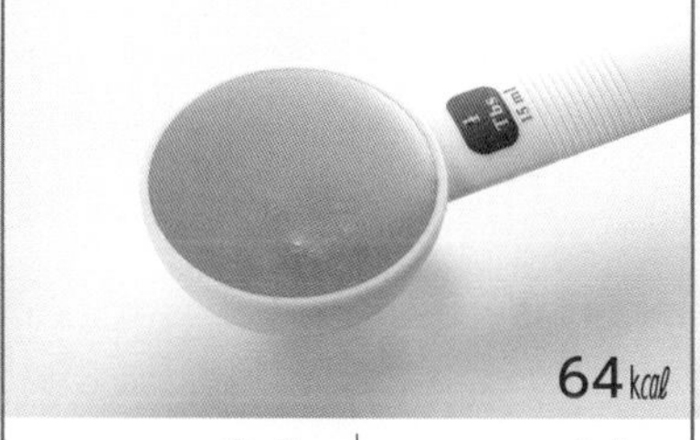

64kcal

たんぱく質	0.1g	カリウム	14mg
食塩相当量	0g	リン	1mg
糖質	17.2g	水分	3.7g

グラニュー糖 大さじ1杯 12g

46kcal

たんぱく質	〔0〕	カリウム	微
食塩相当量	0g	リン	〔0〕
糖質	12.0g	水分	微

ごま油 大さじ1杯 12g

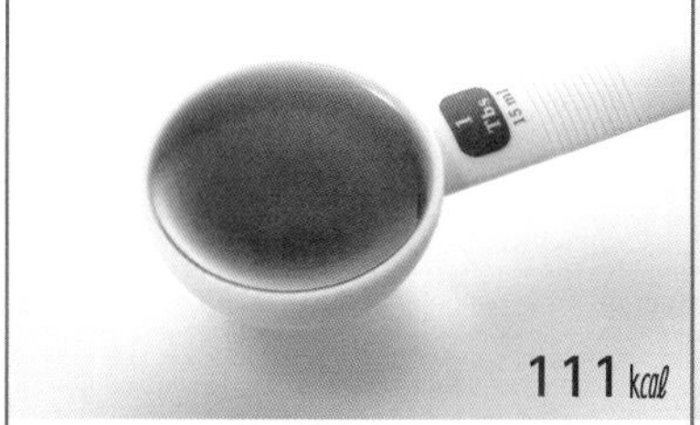

111kcal

たんぱく質	0g	カリウム	微
食塩相当量	0g	リン	微
糖質	0g	水分	0g

サラダ油（調合油） 大さじ1杯 12g

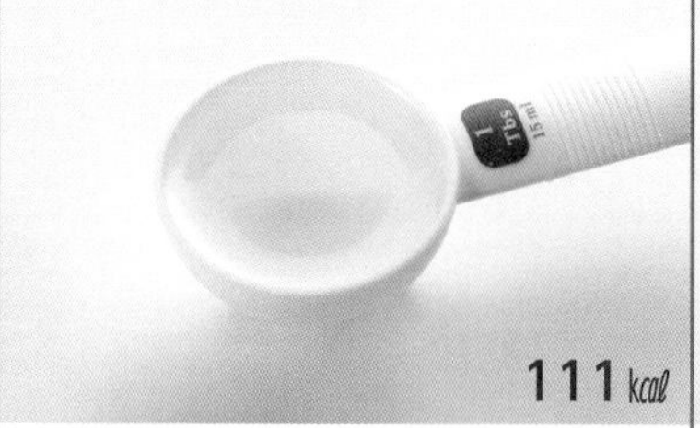

111kcal

たんぱく質	0g	カリウム	微
食塩相当量	0g	リン	微
糖質	0g	水分	0g

オリーブ油 大さじ1杯 12g

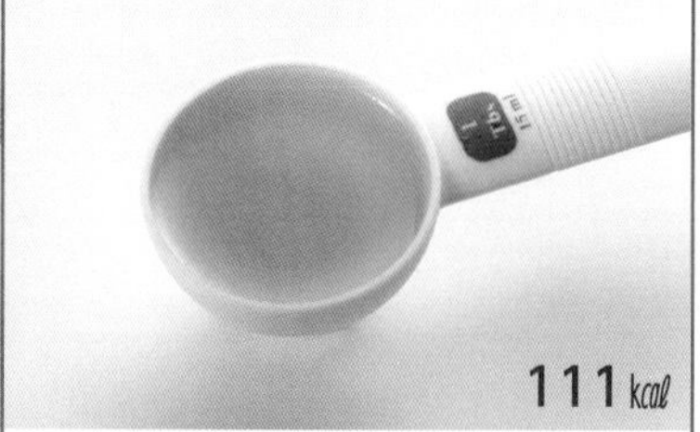

111kcal

たんぱく質	0g	カリウム	0mg
食塩相当量	0g	リン	0mg
糖質	0g	水分	0g

マーガリン（ソフトタイプ） 大さじ1杯 12g

92kcal

たんぱく質	微	カリウム	3mg
食塩相当量	0.2g	リン	2mg
糖質	0.1g	水分	1.8g

食塩不使用バター 大さじ1杯 12g

92kcal

たんぱく質	0.1g	カリウム	3mg
食塩相当量	0g	リン	2mg
糖質	微	水分	1.9g

有塩バター 大さじ1杯 12g

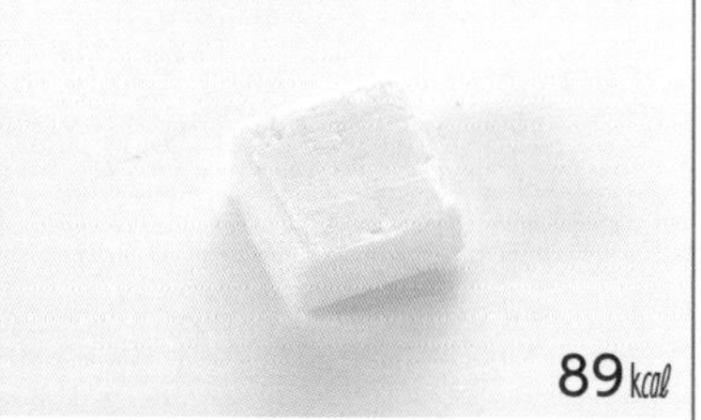

89kcal

たんぱく質	0.1g	カリウム	3mg
食塩相当量	0.2g	リン	2mg
糖質	微	水分	1.9g

油脂の賢いとり方

油脂は重要なエネルギー源ですが、過剰摂取は脂質異常症、肥満、動脈硬化などを引き起こす要因になります。「量」を控えると同時に「質」を考えてバランスよく摂取することが大切です。

油と脂の違いは？

脂質は主成分である脂肪酸の種類によって、大きく二つのタイプに分けられます。

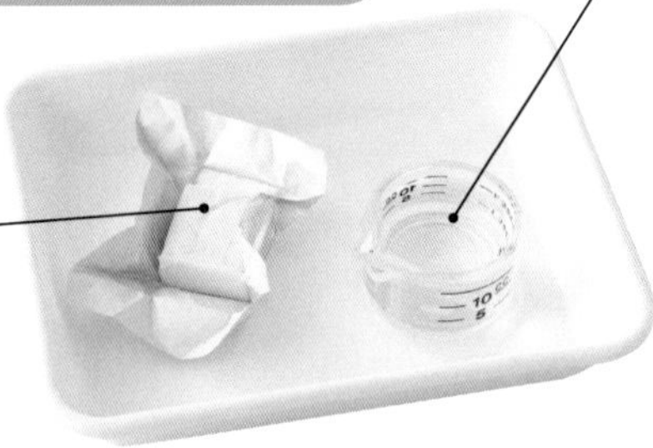

常温で固まる「脂」

➡飽和脂肪酸

肉の脂身やバター、鶏皮、生クリームなど動物性油脂に多く含まれています。

いずれもたんぱく質量を抑えるためにはとり入れたい食品ですが、とりすぎは禁物です。血管から入って固まり、LDL（悪玉）コレステロールや中性脂肪を増やし、動脈硬化を引き起こす要因になります。適量を心がけましょう。

常温で固まらない「油」

➡不飽和脂肪酸

不飽和脂肪酸は一価不飽和脂肪酸と多価不飽和脂肪酸に分けられます。さらに、多価不飽和脂肪酸にはn-6系列、n-3系列の脂肪酸があり、n-3系にはえごま油、しそ油などの植物油に多く含まれるα-リノレン酸や、青背の魚に多く含まれているEPA（エイコサペンタエン酸）とDHA（ドコサヘキサエン酸）など。これらにはLDL（悪玉）コレステロールを減らすなどのさまざまな働きがあります。

いずれも生活習慣病予防に効果があるとされ、意識してとりたい油です。

MCT《エムシーティー》オイルを活用

主食を低たんぱく質食品にかえてもエネルギーが足りない場合は、MCTオイル（中鎖脂肪酸）をとり入れるのも一法です。

MCTオイルは、速やかにエネルギーに変わり、血中中性脂肪を上昇させにくい油脂です。市販品には、液状と粉末タイプがありますが、揚げ物やいため物など加熱する料理には使えないため、料理にかけたり、飲み物にまぜて使います。

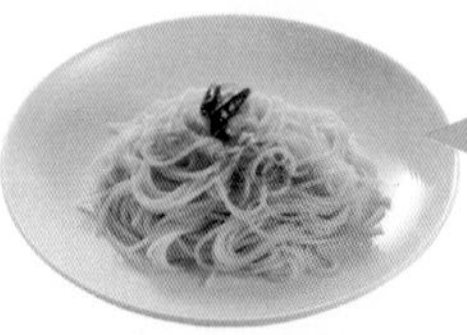

パスタなどの料理の仕上げに加えて。手軽にエネルギー補給！

トランス脂肪酸に要注意！

トランス脂肪酸とは脂肪酸の一種で、簡単にいえば「加工された油脂」。LDL（悪玉）コレステロールを増やす作用があり、多量にとり続けると動脈硬化や糖尿病、心臓疾患などの生活習慣病のリスクを増加させ、さらには老化やがんの原因にもなるといわれています。

トランス脂肪酸が多い食品の代表はマーガリンとショートニング。市販のパンや菓子、スナック、揚げ物、インスタントめんなど、さまざまな食品に使われています。

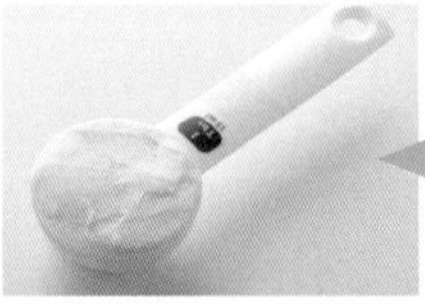

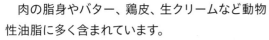

マーガリンはトランス脂肪酸が多い！

第5章 栄養データ・料理編

日常よく食べる料理の栄養がひと目でわかる！

日常でよく食べる料理120品を選び、栄養データを掲載。食塩相当量やたんぱく質のほか、カリウム量も示していますので、家庭での食事作りはもちろん、外食のメニューを選ぶ際にも参考になります。

＊栄養成分値は「日本食品標準成分表2015年版（七訂）」をもとに算出。成分値は品種や産地、季節などの条件によって違いが生じます。平均的な数字ですので、めやすとしてください。

いり鶏

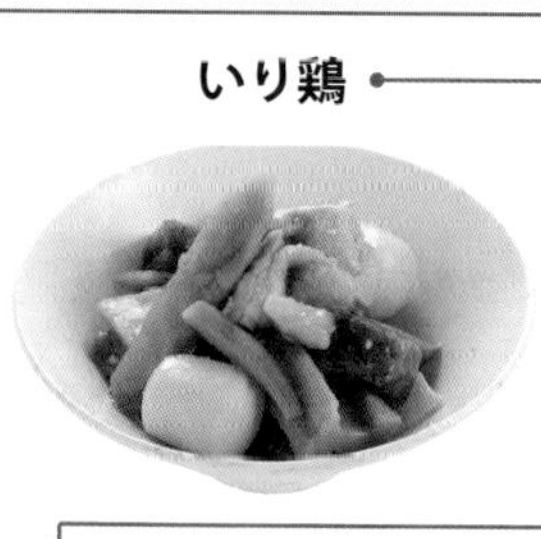

鶏もも肉60g

360kcal

たんぱく質	カリウム	食塩相当量
15.0g	1314mg	2.1g

栄養価
エネルギー、たんぱく質、カリウム、食塩相当量を表示。いずれも成分値は1人分（1食分）のめやすです。また、それぞれの料理は材料や調理法などによって栄養価のデータに違いが生じます。あくまでもめやすとしてご利用ください。

料理名
料理は日常的によく食べるメニューを、「主菜」「副菜」「主食・軽食」に分類。使いやすいよう食材順に並べています。

主材料の重量
料理の主材料となる食材の重量を表示。廃棄分を除いた正味量です。

いり鶏

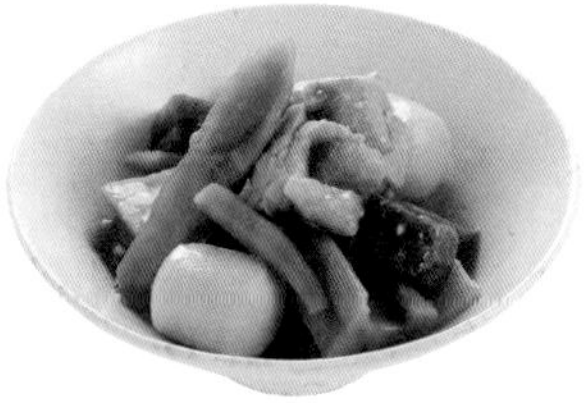

鶏もも肉 60g

360kcal

たんぱく質	カリウム	食塩相当量
15.0g	1314mg	2.1g

鶏の照り焼き

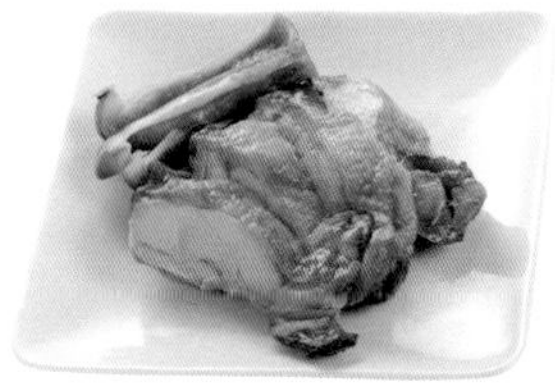

鶏もも肉 80g

231kcal

たんぱく質	カリウム	食塩相当量
21.9g	408mg	1.4g

鶏肉のから揚げ

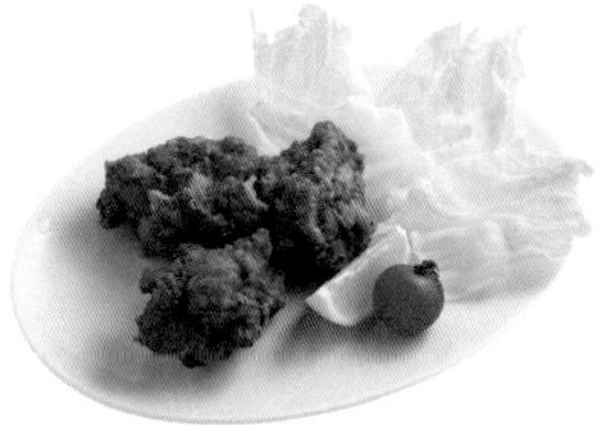

鶏もも肉 100g。
つけ合わせは含まない

313kcal

たんぱく質	カリウム	食塩相当量
24.2g	430mg	2.5g

鶏手羽と卵の煮物

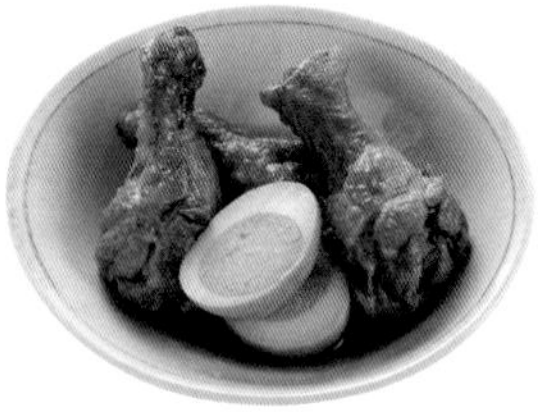

鶏手羽元 3 本 126g

329kcal

たんぱく質	カリウム	食塩相当量
25.9g	379mg	2.3g

蒸し鶏のごまだれ

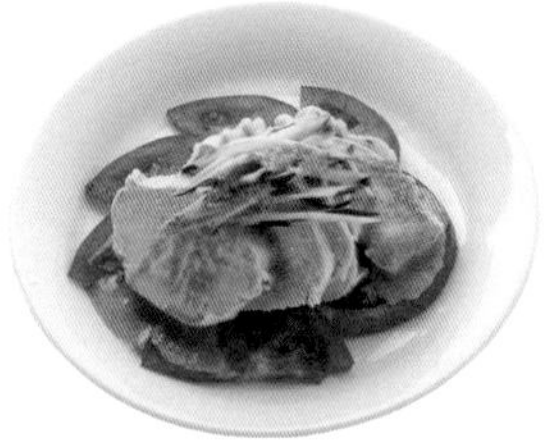

鶏胸肉 70g

163kcal

たんぱく質	カリウム	食塩相当量
24.1g	349mg	0.5g

鶏つくね

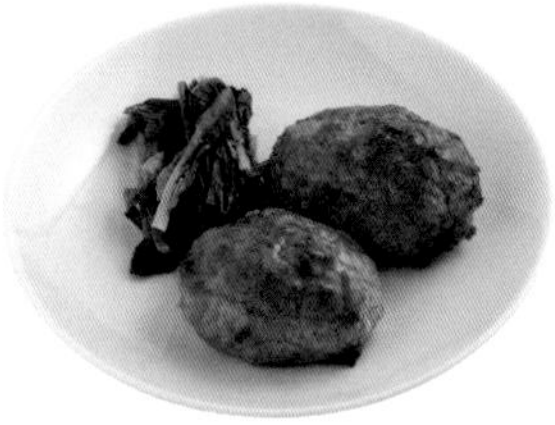

鶏ひき肉 80g。
つけ合わせは含まない

242kcal

たんぱく質	カリウム	食塩相当量
15.6g	279mg	2.5g

ハンバーグ

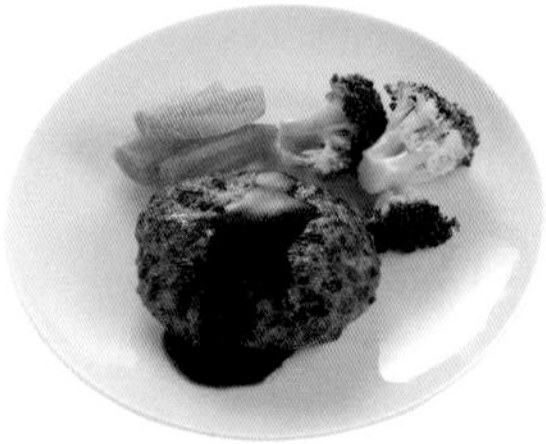

合いびき肉 70g。
つけ合わせは含まない

305kcal

たんぱく質	カリウム	食塩相当量
20.0g	420mg	1.4g

ビーフステーキ

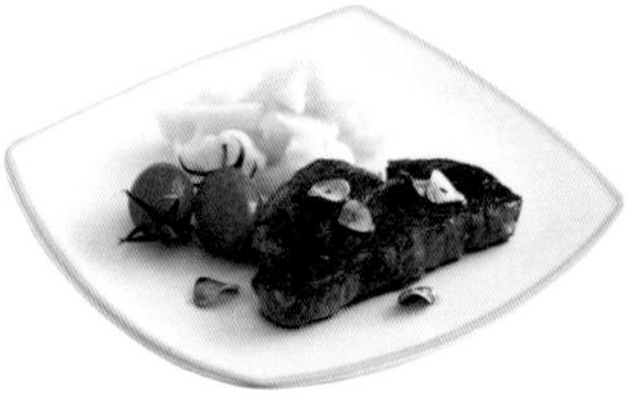

牛ヒレ肉 100g

305kcal

たんぱく質	カリウム	食塩相当量
20.1g	468mg	1.3g

鶏肉のクリームシチュー

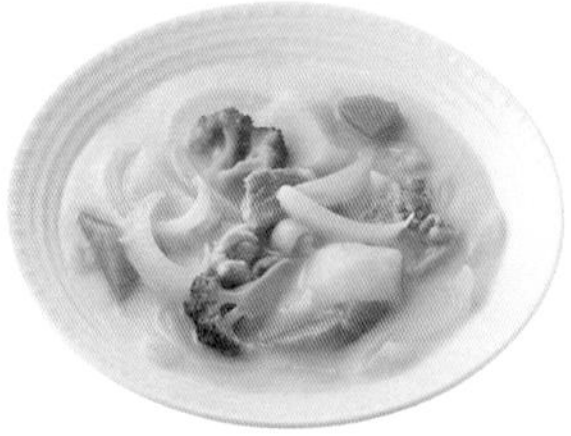

鶏もも肉 45g

381kcal

たんぱく質	カリウム	食塩相当量
14.9g	815mg	1.3g

焼き肉（牛肉・たれ）

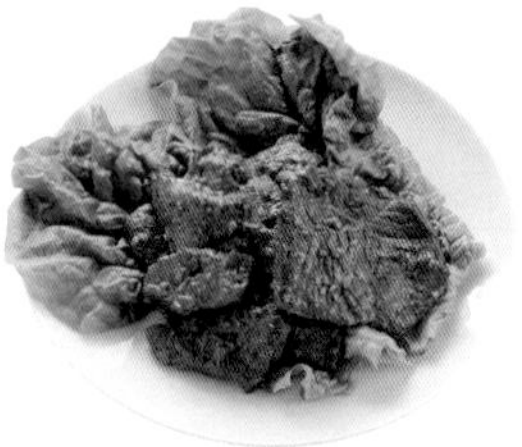

牛リブロース肉 80g。
つけ合わせは含まない

472kcal

たんぱく質	カリウム	食塩相当量
11.5g	122mg	1.6g

ビーフシチュー

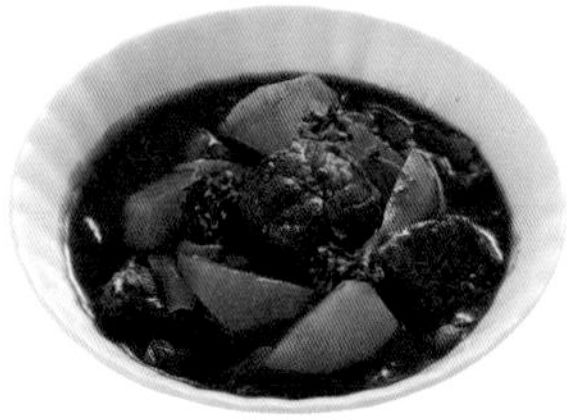

牛バラ肉 80g

474kcal

たんぱく質	カリウム	食塩相当量
12.0g	450mg	3.0g

肉じゃが

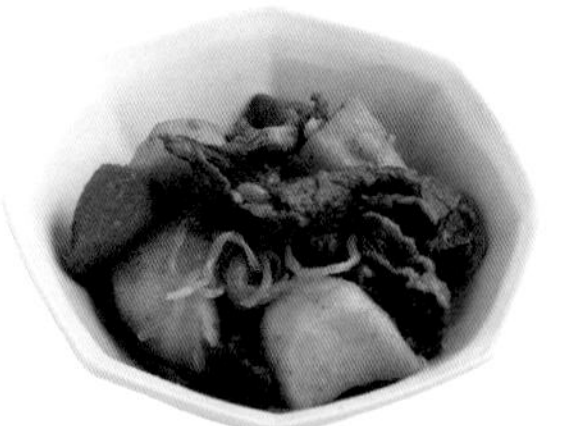

牛肩ロース肉 40g

390kcal

たんぱく質	カリウム	食塩相当量
11.5g	1239mg	1.3g

●肉

豚肉のしょうが焼き

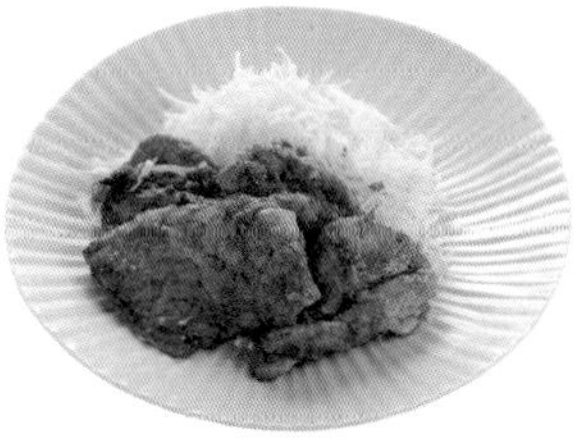

豚肩ロース肉 100 g　421 kcal

たんぱく質	カリウム	食塩相当量
20.9 g	481 mg	1.8 g

ローストビーフ

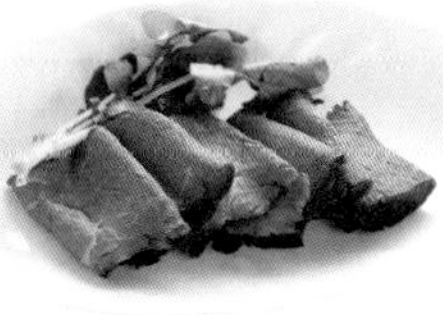

牛もも肉 120 g。
つけ合わせの野菜は含まない　235 kcal

たんぱく質	カリウム	食塩相当量
26.0 g	310 mg	1.0 g

チンジャオロースー

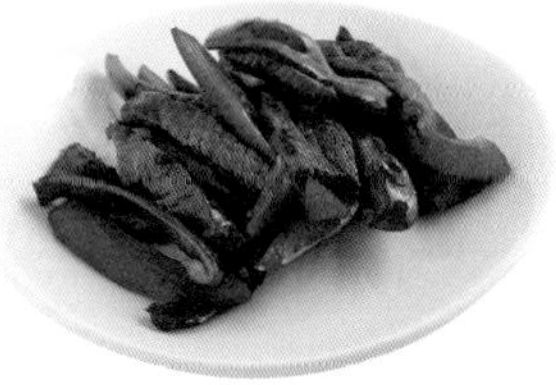

牛肩ロース肉 60 g　365 kcal

たんぱく質	カリウム	食塩相当量
10.7 g	301 mg	2.2 g

豚ヒレ肉のソテー

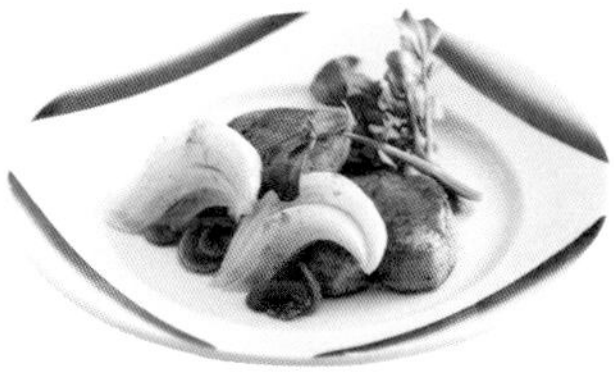

豚ヒレ肉 100 g　220 kcal

たんぱく質	カリウム	食塩相当量
23.2 g	599 mg	1.1 g

とんカツ

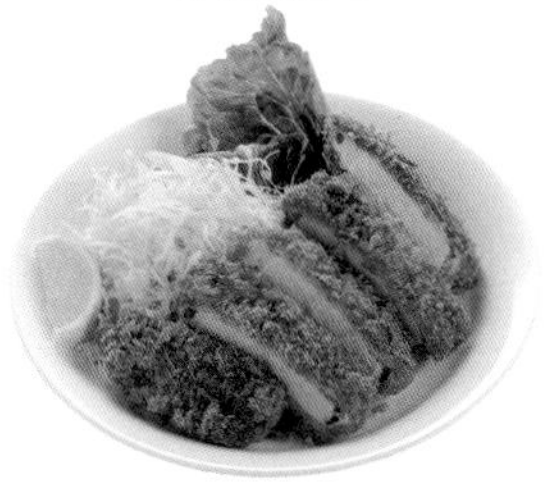

豚ロース肉 100 g。
つけ合わせ、ソースは含まない　450 kcal

たんぱく質	カリウム	食塩相当量
22.0 g	340 mg	0.3 g

ホイコーロー

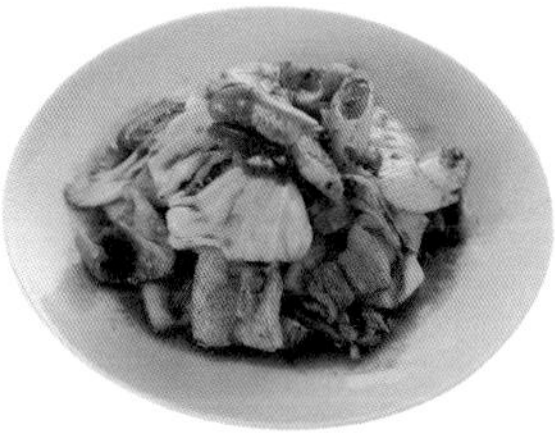

豚もも肉 60 g　255 kcal

たんぱく質	カリウム	食塩相当量
15.5 g	535 mg	3.1 g

肉野菜いため

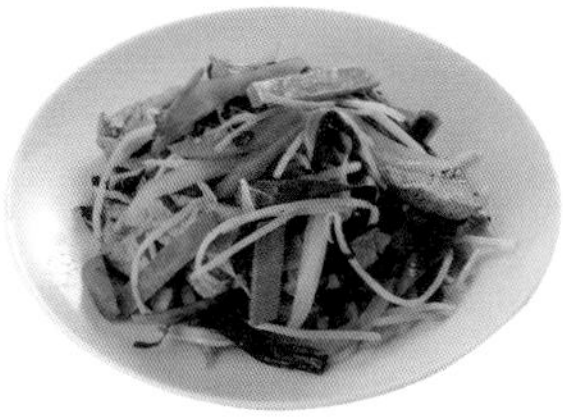

豚もも肉 60 g　298 kcal

たんぱく質	カリウム	食塩相当量
18.0 g	973 mg	2.4 g

麻婆なす

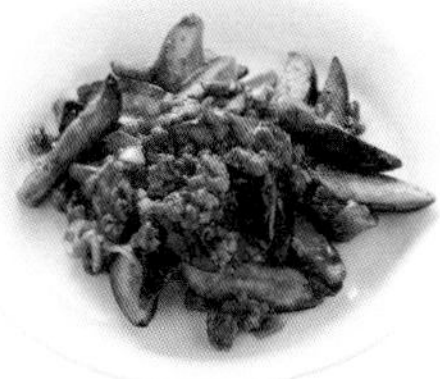

豚ひき肉 50 g　328 kcal

たんぱく質	カリウム	食塩相当量
15.4 g	700 mg	4.4 g

酢豚

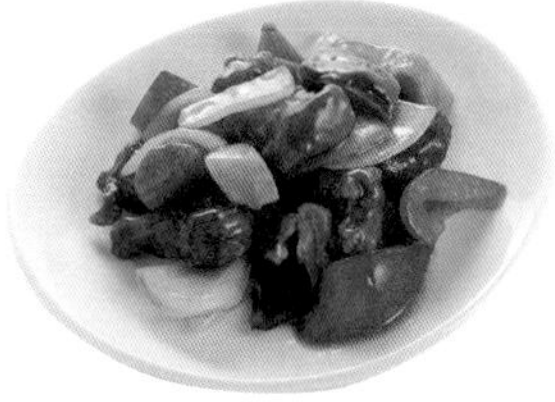

豚ロース肉 50 g　436 kcal

たんぱく質	カリウム	食塩相当量
15.8 g	390 mg	3.9 g

春巻き

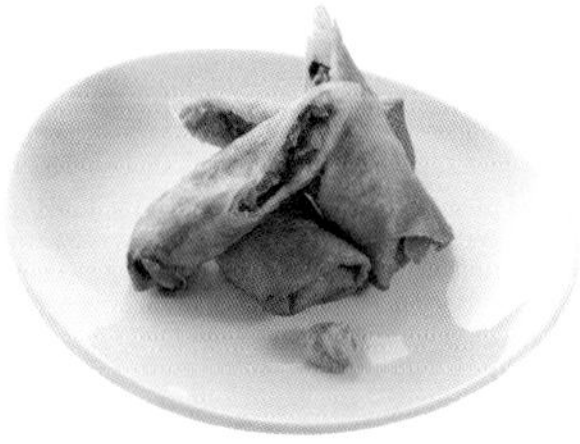

豚もも肉 20 g　296 kcal

たんぱく質	カリウム	食塩相当量
7.7 g	219 mg	0.7 g

シューマイ

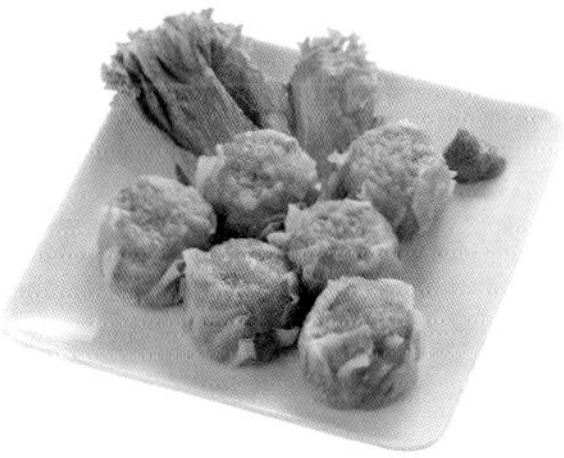

豚ひき肉 100 g　394 kcal

たんぱく質	カリウム	食塩相当量
18.2 g	500 mg	2.6 g

ギョーザ

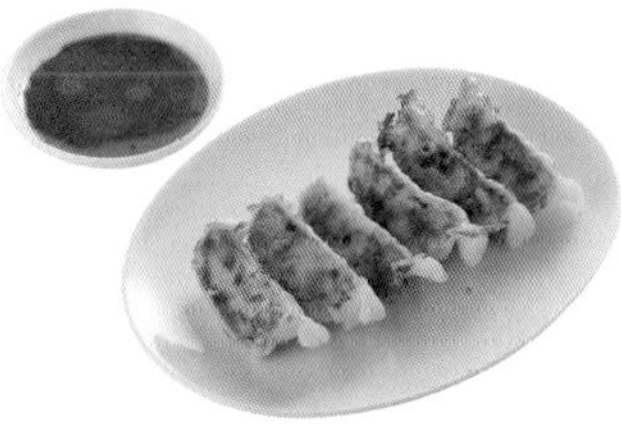

豚ひき肉 50 g。たれは含まない　436 kcal

たんぱく質	カリウム	食塩相当量
13.8 g	340 mg	2.4 g

ぶりの照り焼き

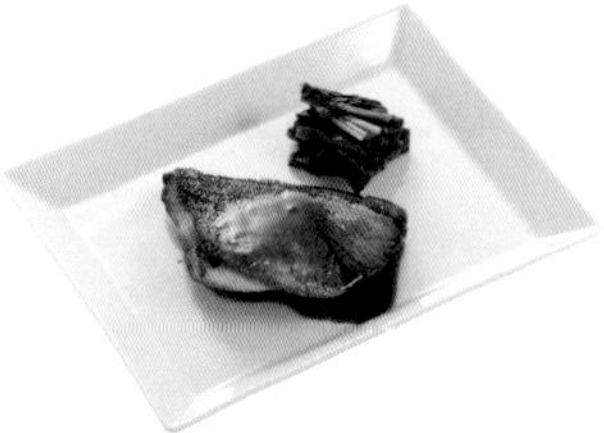

ぶり 100g。つけ合わせは含まない 296kcal

たんぱく質	カリウム	食塩相当量
21.9g	385mg	1.0g

さんまの塩焼き

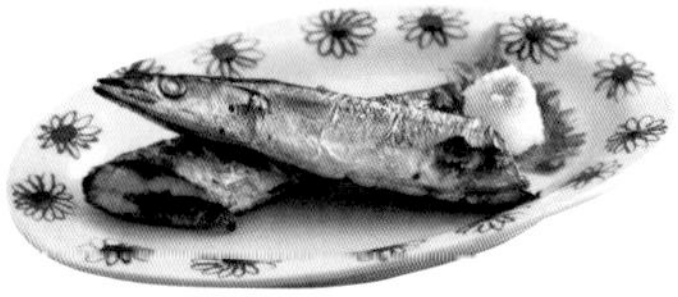

さんま 117g。青じそは含まない 374kcal

たんぱく質	カリウム	食塩相当量
27.5g	401mg	2.3g

あじの塩焼き

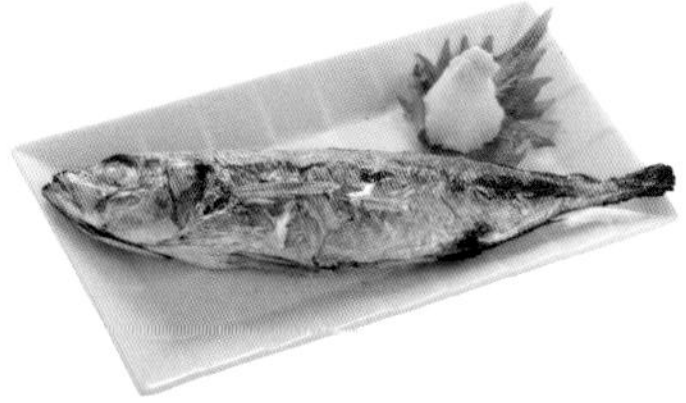

あじ 70g。青じそは含まない 126kcal

たんぱく質	カリウム	食塩相当量
18.3g	427mg	1.1g

いわしのしょうが煮

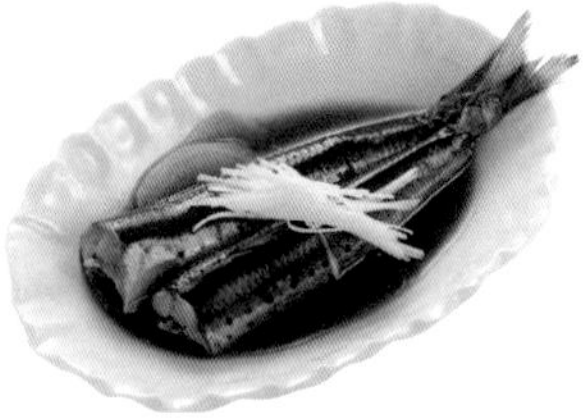

いわし 100g 231kcal

たんぱく質	カリウム	食塩相当量
19.9g	275mg	1.5g

ぶり大根

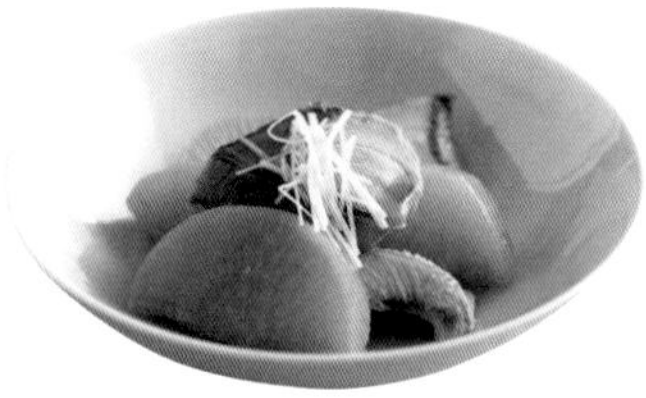

ぶり 100g 375kcal

たんぱく質	カリウム	食塩相当量
23.4g	707mg	2.7g

さばのみそ煮

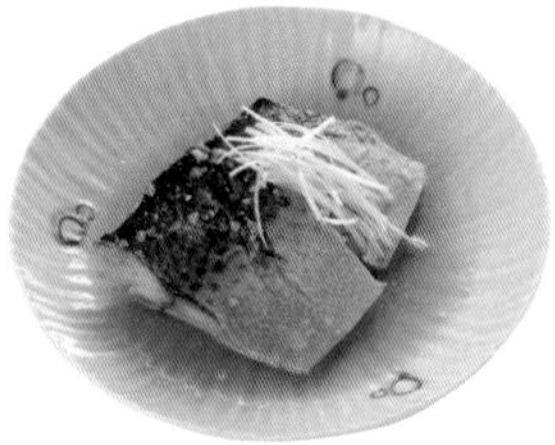

さば 80g 254kcal

たんぱく質	カリウム	食塩相当量
18.5g	398mg	2.2g

かれいの煮物

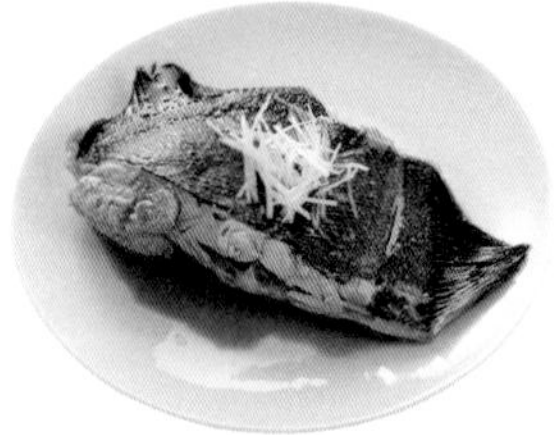

子持ちがれい 128g 232kcal

たんぱく質	カリウム	食塩相当量
26.2g	678mg	1.6g

鮭の竜田揚げ

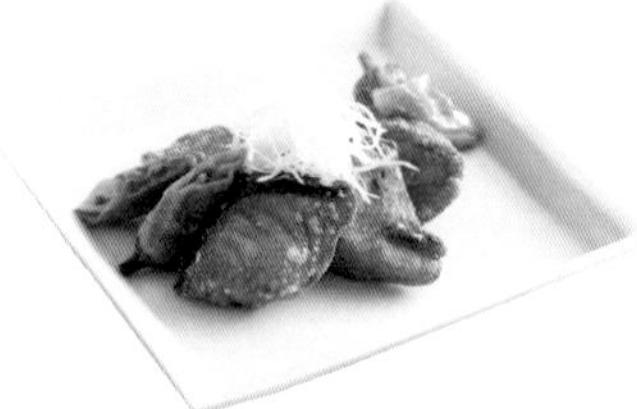

生鮭 80g 209kcal

たんぱく質	カリウム	食塩相当量
18.8g	305mg	1.5g

ミックスフライ

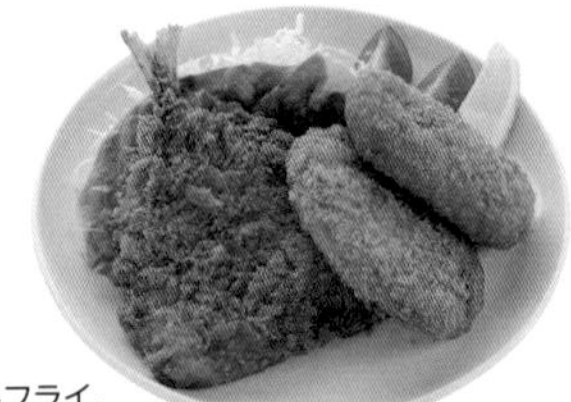

あじフライ、
ポテトコロッケ、
クリームコロッケ各1個。
つけ合わせ、ソースは含まない 649kcal

たんぱく質	カリウム	食塩相当量
23.8g	471mg	1.4g

たらのちり鍋

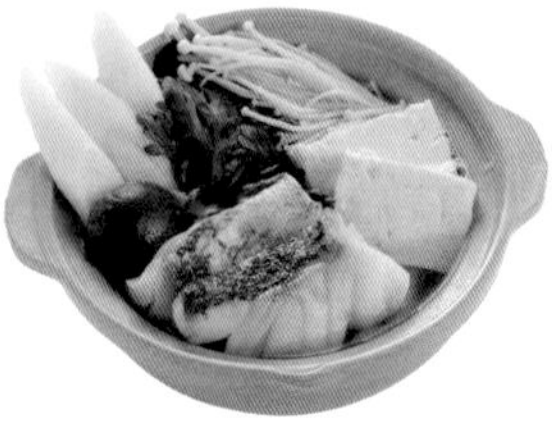

たら(まだら)70g 136kcal

たんぱく質	カリウム	食塩相当量
19.3g	980mg	2.1g

アクアパッツァ

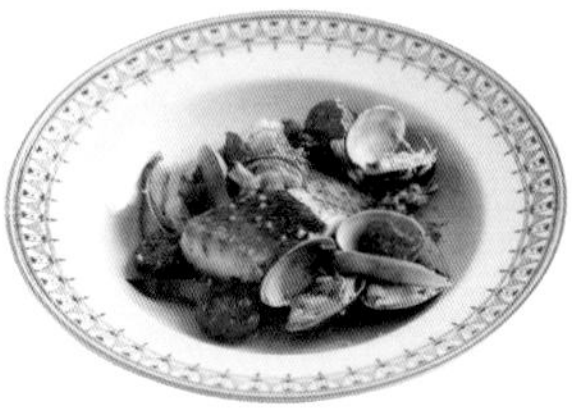

たい 80g、あさり 20g 182kcal

たんぱく質	カリウム	食塩相当量
19.6g	600mg	1.3g

さわらのムニエル

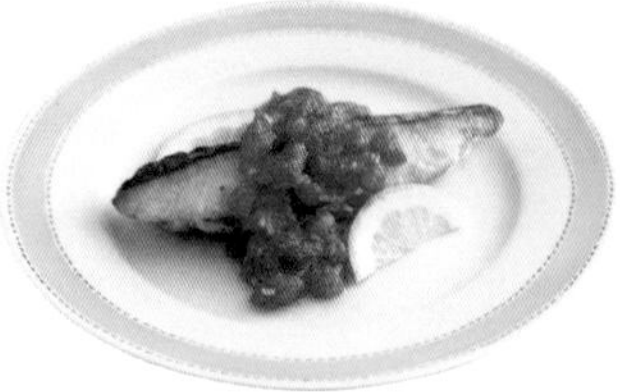

さわら 80g 249kcal

たんぱく質	カリウム	食塩相当量
17.3g	594mg	1.6g

●めん

たぬきそば

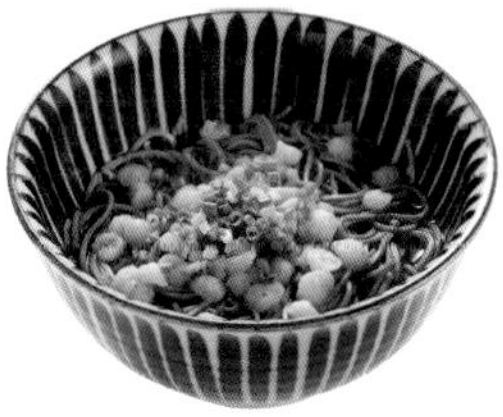

そば（ゆで）1玉170g　364kcal

たんぱく質	カリウム	食塩相当量
12.1g	213mg	3.9g

鴨南蛮そば

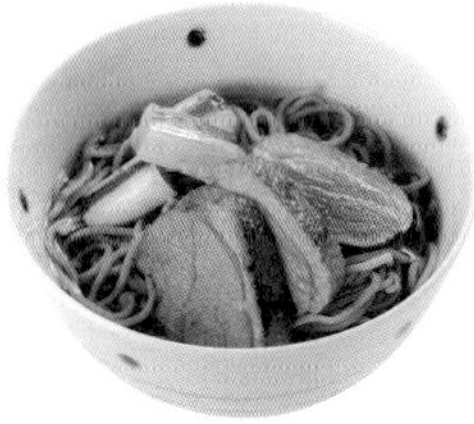

そば（ゆで）1玉170g　430kcal

たんぱく質	カリウム	食塩相当量
17.3g	296mg	3.3g

きつねうどん

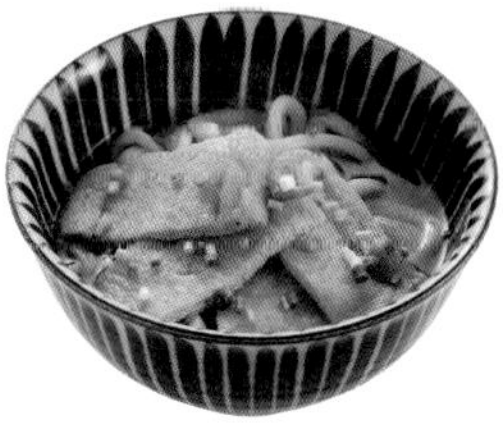

うどん（ゆで）1玉240g　421kcal

たんぱく質	カリウム	食塩相当量
14.0g	477mg	4.7g

担担めん

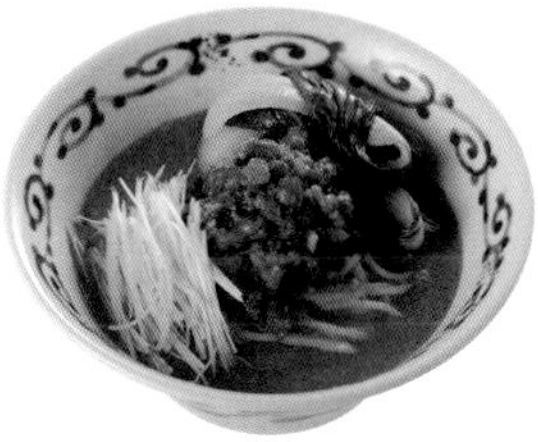

中華めん（生）120g　682kcal

たんぱく質	カリウム	食塩相当量
26.1g	1281mg	6.9g

タンメン

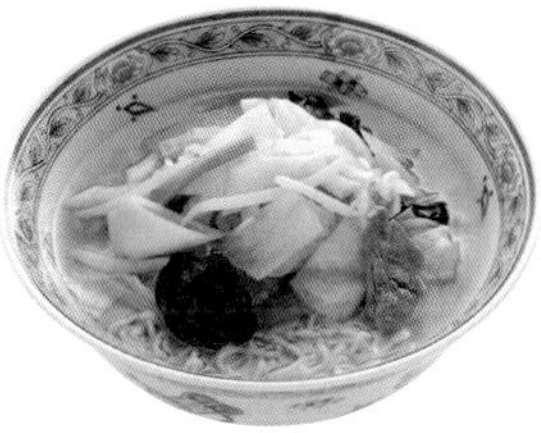

中華めん（生）120g　502kcal

たんぱく質	カリウム	食塩相当量
21.1g	741mg	6.1g

ラーメン

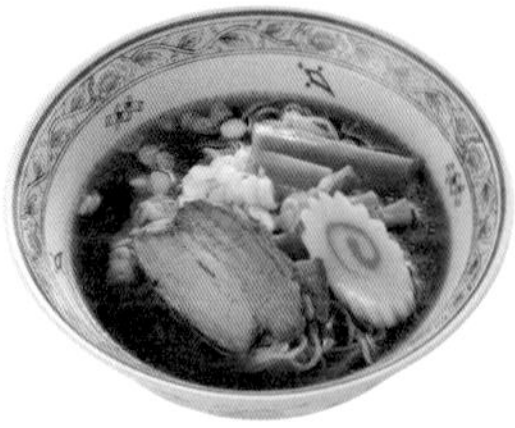

中華めん（生）120g　438kcal

たんぱく質	カリウム	食塩相当量
17.9g	623mg	5.9g

冷やし中華

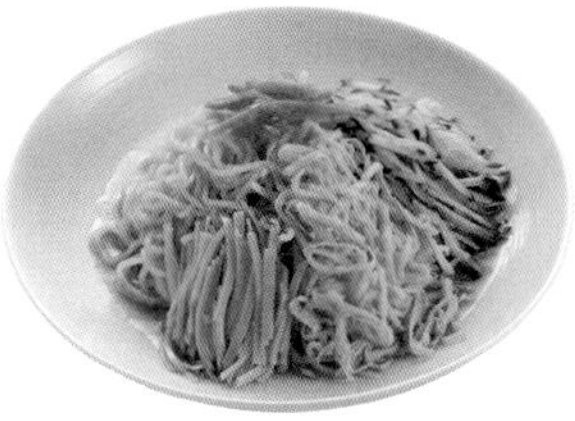

中華めん（生）120g　509kcal

たんぱく質	カリウム	食塩相当量
19.9g	710mg	5.4g

塩焼きそば

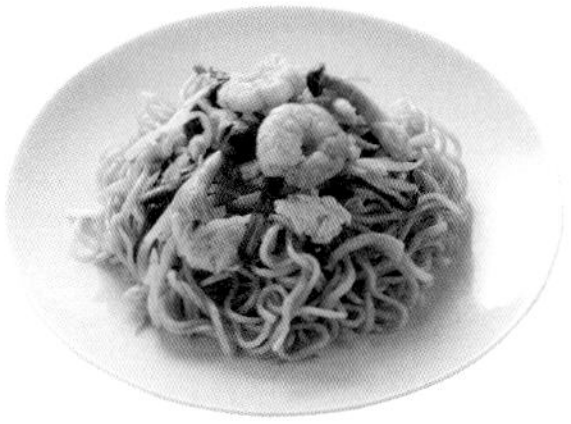

中華めん（蒸し）150g　539kcal

たんぱく質	カリウム	食塩相当量
22.0g	711mg	2.9g

ソース焼きそば

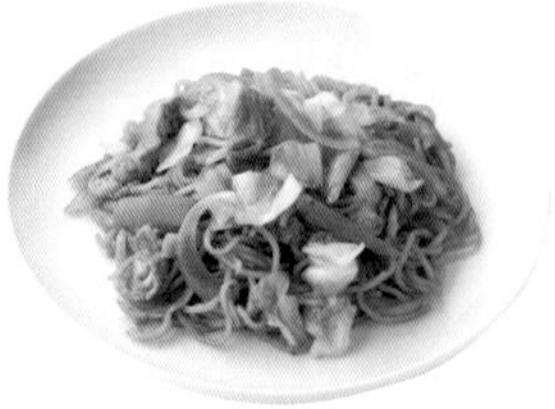

中華めん（蒸し）150g　512kcal

たんぱく質	カリウム	食塩相当量
15.7g	514mg	3.1g

ペペロンチーノ

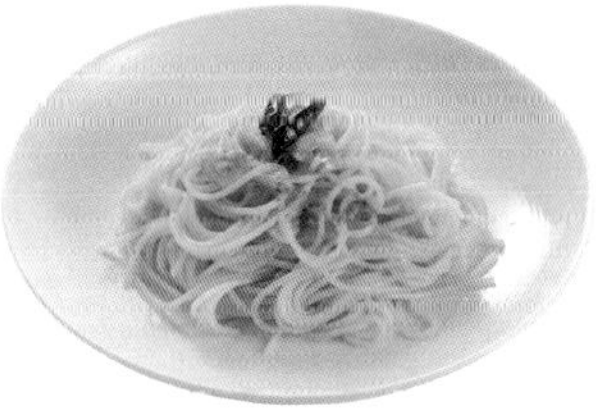

スパゲッティ（乾燥）80g　440kcal

たんぱく質	カリウム	食塩相当量
13.0g	246mg	2.2g

スパゲッティミートソース

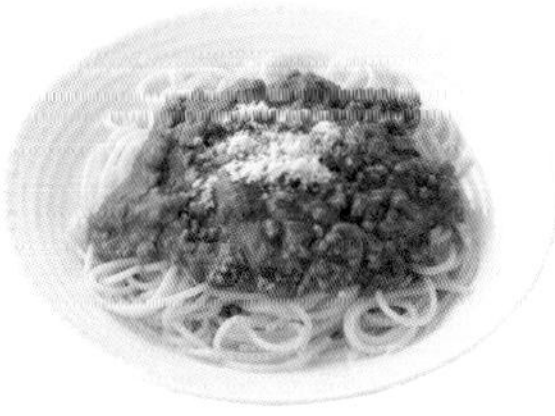

スパゲッティ（乾燥）80g　602kcal

たんぱく質	カリウム	食塩相当量
22.1g	561mg	3.7g

ナポリタン

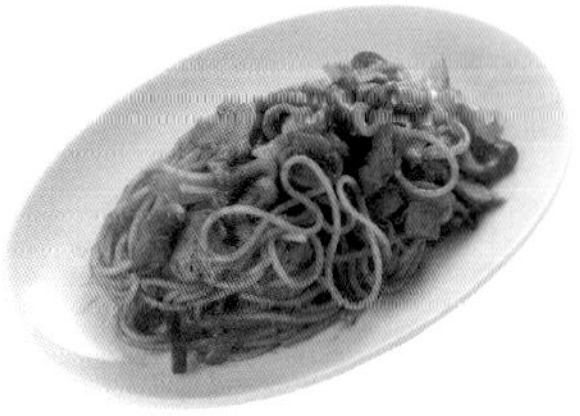

スパゲッティ（乾燥）80g　566kcal

たんぱく質	カリウム	食塩相当量
14.5g	593mg	3.6g

フレンチトースト

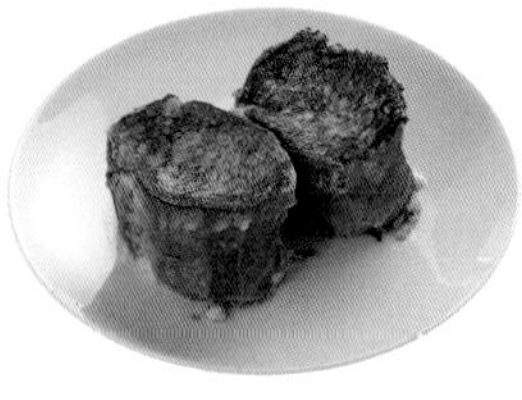

フランスパン 2 切れ 60 g　307 kcal

たんぱく質	カリウム	食塩相当量
11.0 g	209 mg	1.2 g

ピザトースト

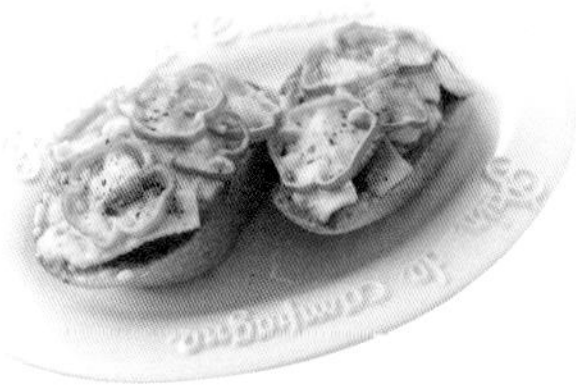

フランスパン 2 切れ 60 g　295 kcal

たんぱく質	カリウム	食塩相当量
11.6 g	237 mg	1.9 g

チーズトースト

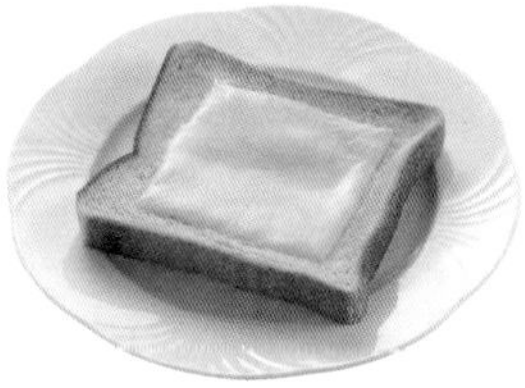

食パン 6 枚切り 1 枚 60 g　252 kcal

たんぱく質	カリウム	食塩相当量
9.7 g	53 mg	1.3 g

サンドイッチ（ツナ）

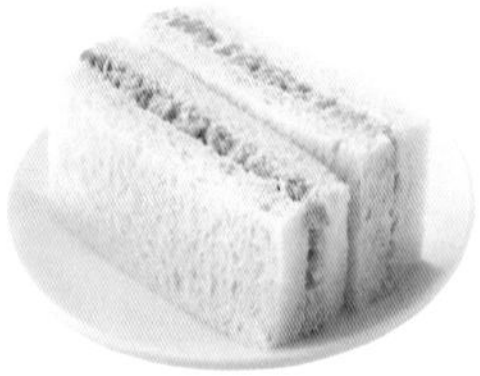

食パン 12 枚切り 2 枚 60 g　400 kcal

たんぱく質	カリウム	食塩相当量
14.7 g	187 mg	2.5 g

サンドイッチ（野菜、ハム）

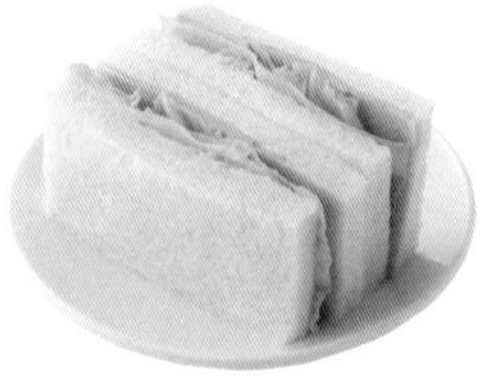

食パン 12 枚切り 2 枚 60 g　239 kcal

たんぱく質	カリウム	食塩相当量
9.1 g	118 mg	2.2 g

サンドイッチ（卵）

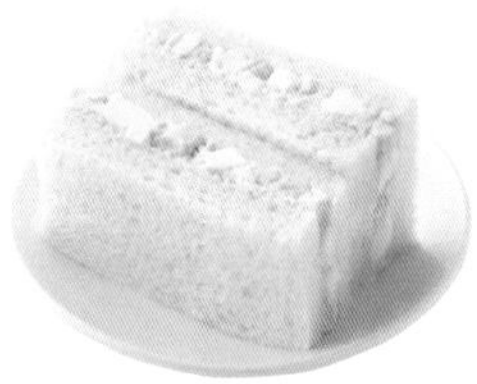

食パン 12 枚切り 2 枚 60 g　353 kcal

たんぱく質	カリウム	食塩相当量
12.1 g	116 mg	1.8 g

カレーパン

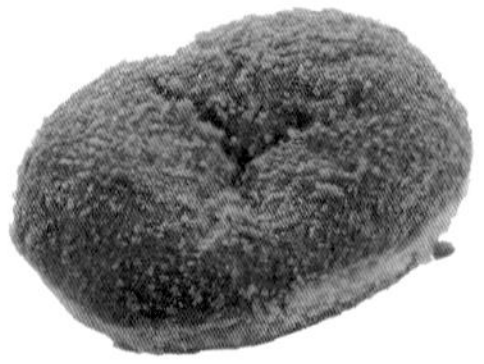

1 個 100 g　321 kcal

たんぱく質	カリウム	食塩相当量
6.6 g	130 mg	1.2 g

ホットドッグ

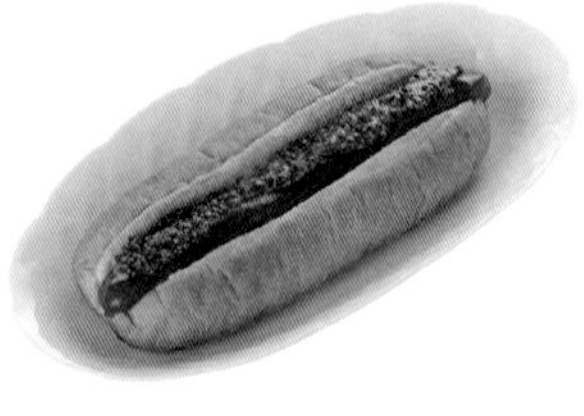

コッペパン 50 g　374 kcal

たんぱく質	カリウム	食塩相当量
12.8 g	246 mg	2.5 g

ハンバーガー

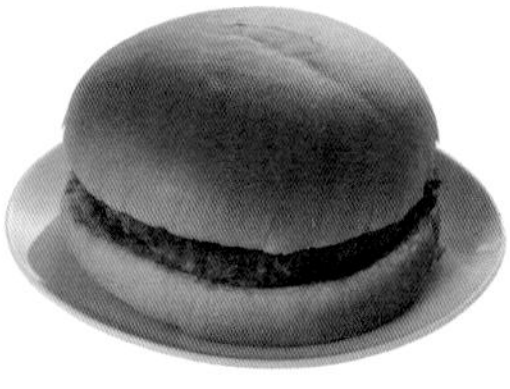

バンズ用パン 60 g　396 kcal

たんぱく質	カリウム	食塩相当量
15.9 g	394 mg	1.8 g

クリームパン

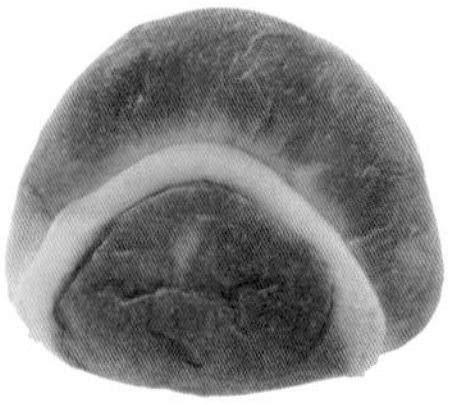

1 個 80 g　244 kcal

たんぱく質	カリウム	食塩相当量
8.2 g	96 mg	0.7 g

ジャムパン

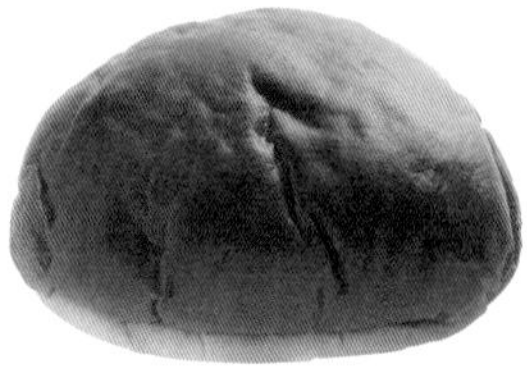

1 個 80 g　238 kcal

たんぱく質	カリウム	食塩相当量
5.3 g	76 mg	0.6 g

あんパン

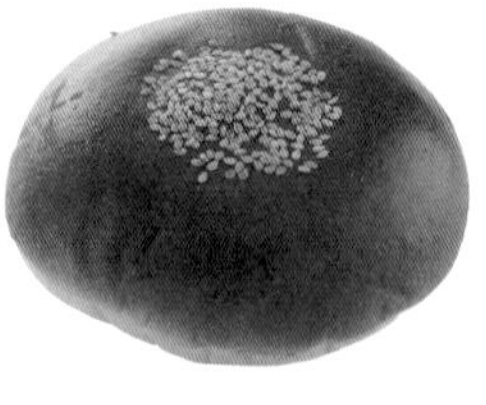

1 個 95 g　266 kcal

たんぱく質	カリウム	食塩相当量
7.5 g	73 mg	0.7 g

●パン、お好み焼きなど

揚げパン

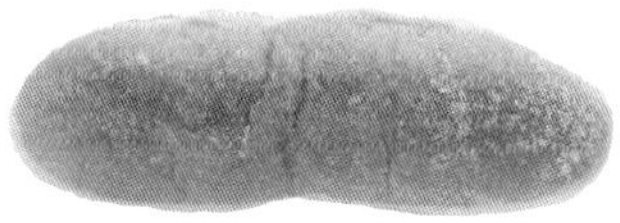

1個70g
成分値には仕上げの砂糖は含まれない

264kcal

たんぱく質	カリウム	食塩相当量
6.1g	77mg	0.8g

チョココロネ

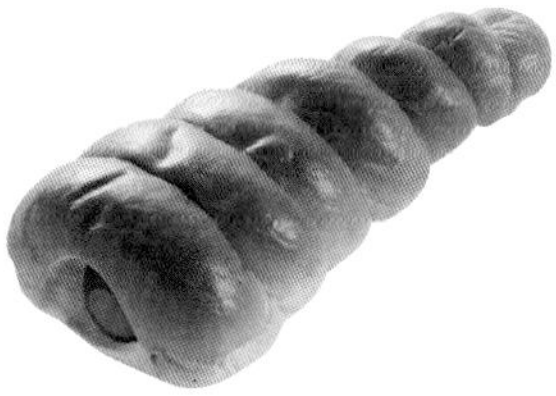

1個80g

270kcal

たんぱく質	カリウム	食塩相当量
5.7g	128mg	0.7g

メロンパン

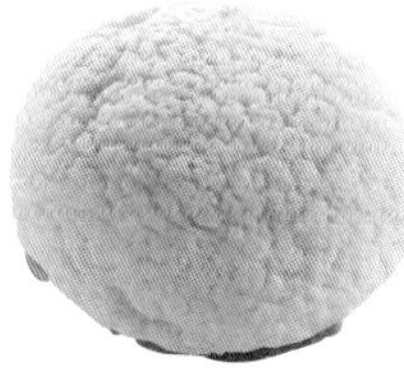

1個90g

329kcal

たんぱく質	カリウム	食塩相当量
7.2g	99mg	0.5g

あんまん

1個100g

280kcal

たんぱく質	カリウム	食塩相当量
6.1g	64mg	0g

肉まん

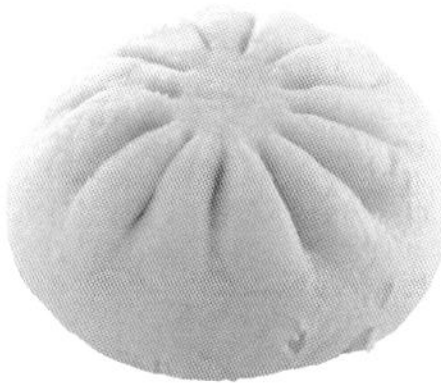

1個110g

286kcal

たんぱく質	カリウム	食塩相当量
11.0g	341mg	1.3g

ホットケーキ

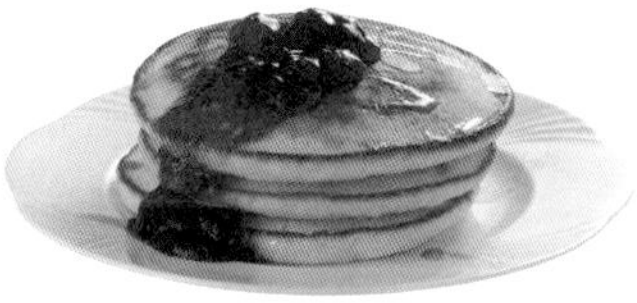

200g。ジャムの成分値は含まない

522kcal

たんぱく質	カリウム	食塩相当量
15.4g	420mg	1.4g

たこ焼き

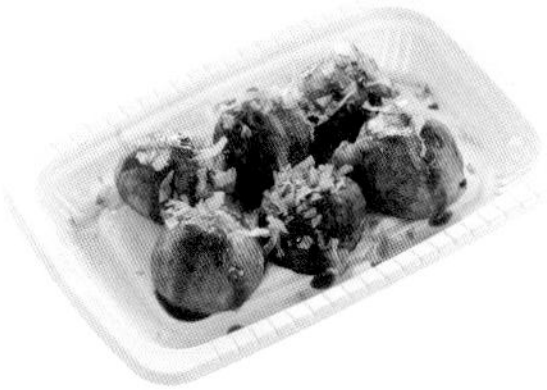

6個

331kcal

たんぱく質	カリウム	食塩相当量
15.0g	295mg	1.9g

お好み焼き

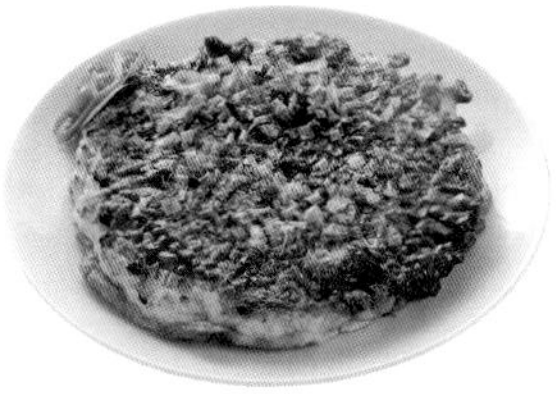

中1枚約330g

502kcal

たんぱく質	カリウム	食塩相当量
28.4g	612mg	2.4g

ピザ

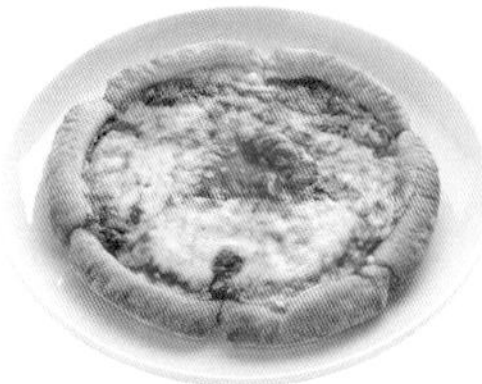

ピザクラスト1枚100g。
トマトベースのもの

448kcal

たんぱく質	カリウム	食塩相当量
21.7g	388mg	2.2g

フライドチキン

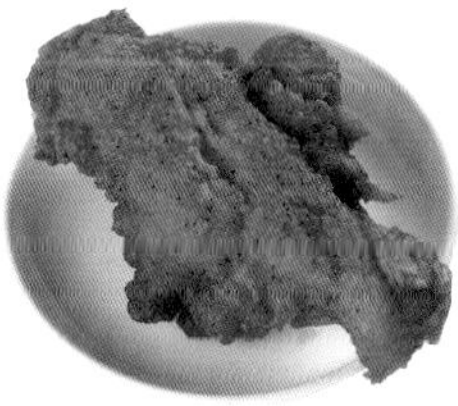

鶏もも肉(骨つき)200g

336kcal

たんぱく質	カリウム	食塩相当量
24.2g	443mg	1.9g

フライドポテト

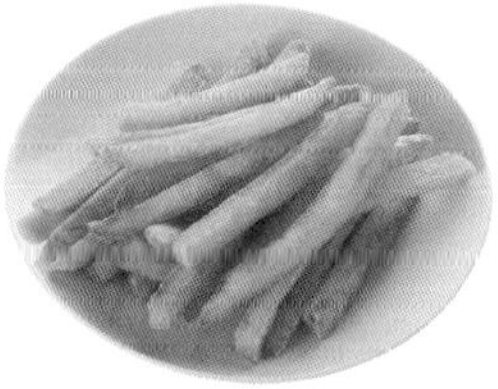

約135g
(＊市販品で計測・カリウムは参考値)

424kcal

たんぱく質	カリウム	食塩相当量
5.3g	891mg	1.1g

アメリカンドッグ

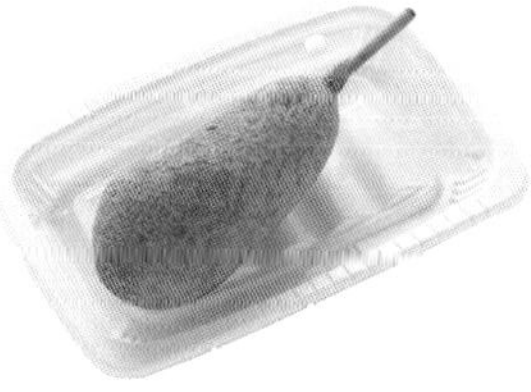

1個約96g
(＊市販品で計測)

270kcal

たんぱく質	カリウム	食塩相当量
9.4g	—	1.0g

外食・中食の賢い選び方

外食の多くは高エネルギー、高たんぱく、高塩分メニューです。どんなふうに選んで、どう食べるかが鍵です。まずは、ふだん食べているメニューのたんぱく質やエネルギー量はどの程度かを把握しましょう。そのうえで、具の一部を残す、食塩量の多い汁は飲まないなど食べ方の工夫が必要です。

どう選ぶ？
どう食べる？

おにぎり・サンドイッチ

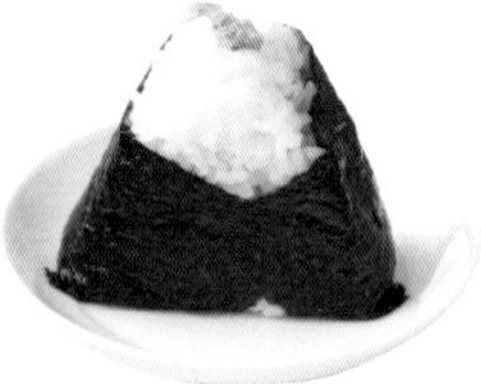

おにぎりは大きさもいろいろ。
まずは、重量を確認

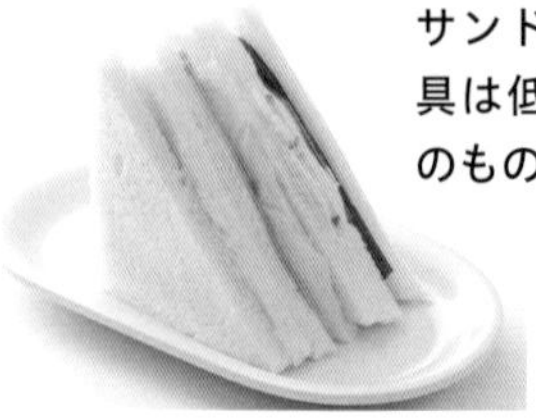

サンドイッチの具は低たんぱくのものを選ぶ

□ **鮭おにぎり**
鮭やたらこなど、たんぱく質が入ったものがベスト。温野菜サラダなどをプラスして

□ **ツナマヨおにぎり**
たんぱく質量は少なめ。乳製品と野菜サラダでバランスよく

□ **ミックスサンド**
ハム、卵が中心でたんぱく質はとれるが野菜不足。野菜スープなどをプラスして

□ **カツサンド**
とんカツは高たんぱく。1/4 ～ 1/3 量は残し、野菜サラダをプラス！

□ **ハンバーガー**
ハンバーグに挟むケチャップは半分残す、セットメニューのポテトもケチャップなしで

どう選ぶ？
どう食べる？

弁当

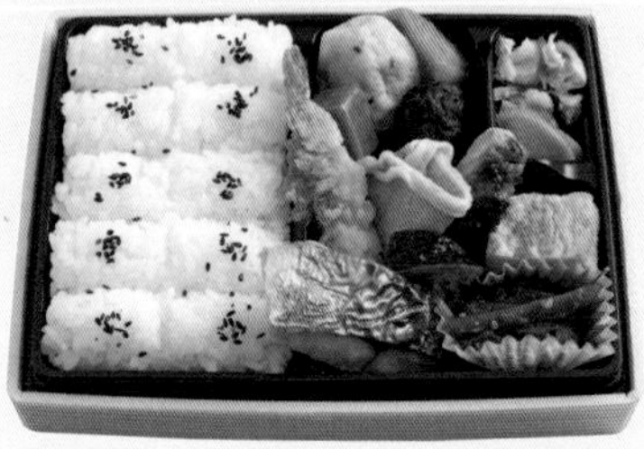

1品ずつの量は少なくても、
味つけが濃く高塩分に

□ **幕の内弁当**
おかずの種類が多いのが利点だが、味つけも濃いめ。漬け物は残すなどの工夫が必要

□ **から揚げ弁当**
から揚げの量をチェックし、できるだけ少ないものを選ぶか、4 つ以上は残す

□ **のり弁当**
焼き鮭や揚げ物が中心で、高脂質、高塩分。野菜のあえ物をプラスして

□ **三色弁当**
肉そぼろ、卵でたんぱく質がとれる。肉の量はマチマチなので、栄養表示でチェックを

どう選ぶ？
どう食べる？

めん類

めんの量を
少なめでと、
オーダーする
のも手！

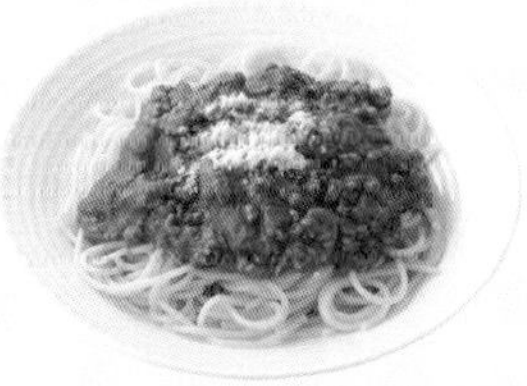

高たんぱく、高塩分のめん。
スープを残すのは必須！

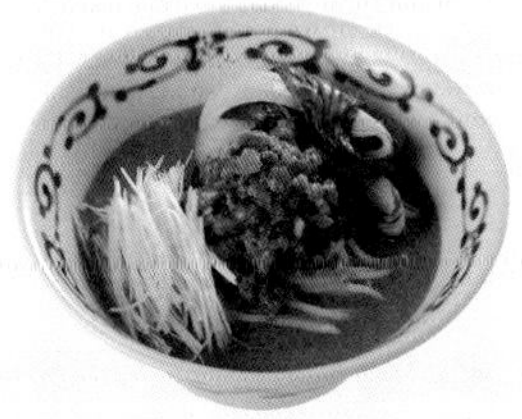

- □ **ざるそば**
単品では栄養不足。天ぷらなどでたんぱく質と野菜料理を追加
- □ **天ぷらそば**
高たんぱくのえびは２尾までなら許容範囲。汁は残す
- □ **なべ焼きうどん**
たんぱく質と野菜がとれてバランスがよいが、汁は残して減塩を
- □ **きつねうどん**
油揚げでたんぱく質はとれるが、野菜不足。おひたしなどサイドメニューで補う
- □ **ラーメン**
チャーシューは２枚程度が許容範囲。卵がついている場合は、１枚減らす
- □ **タンメン**
野菜をたっぷり使っているので栄養バランスがよい
- □ **ナポリタン**
高塩分。野菜が多めのものを選び、パスタは少なめでとオーダーする
- □ **ミートソース**
ひき肉の量が問題。パスタの量も含めて全体量を減らす

どう選ぶ？
どう食べる？

定食・丼物

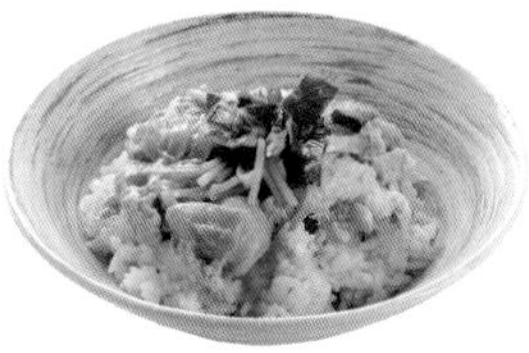

丼物は高たんぱく、高塩分メニューが多いので要注意

刺し身は魚の
種類や部位を
チェック！

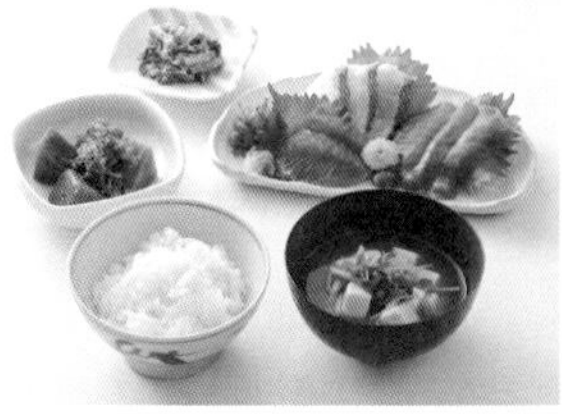

- □ **焼き魚定食**
煮魚よりは焼き魚メニューがおすすめ。あじは小さめ１尾、さんまは 1/2 尾が許容範囲
- □ **刺し身定食**
かつお、まぐろの赤身は刺し身のなかでも高たんぱく。３切れ程度がめやす
- □ **肉野菜いため定食**
野菜が多いので栄養バランスはよいが、高脂質。できるだけ野菜を多く使う店を選ぶ
- □ **とんカツ定食**
選ぶならヒレカツよりロースカツを。ご飯は半分量で注文し、みそ汁も半分量に
- □ **親子丼**
鶏肉、卵で栄養満点だが、高たんぱく。使う肉の量が確認できる店で食べるのがベスト
- □ **牛丼**
ご飯の量が多いうえ、たれもたっぷりかかるので高塩分。たれが多い部分のご飯を３分の１は残すのが必須

栄養成分表示の読みとり方

数ある食品の中から適切なものを選んで賢く活用するためには、食品表示を読みとることが大切です。最近はレストランでエネルギーや食塩量を表示していることも多く、コンビニやスーパーのおそうざいも表示されているものがほとんどです。栄養成分表示のラベルを確認して購入する習慣をつけましょう。

栄養表示の義務づけ

栄養表示が義務づけられているのは、エネルギー、たんぱく質、脂質、炭水化物、ナトリウム（食塩相当量に換算したもの）の5項目です。

「飽和脂肪酸」と「食物繊維」の2項目が推奨表示

将来的に義務化をめざす「推奨項目」として「飽和脂肪酸」と「食物繊維」の2成分が加わりました。

栄養成分表示

食品単位あたり	
熱量（エネルギー）	○ kcal
たんぱく質	△ g
脂質	□ g
—飽和脂肪酸	○ g
—n-3 系脂肪酸	△ g
コレステロール	□mg
炭水化物	○ g
—糖質	△ g
—糖類	△ g
—食物繊維	○ g
食塩相当量	△ g
熱量、たんぱく質、脂質、飽和脂肪酸、n-3 系脂肪酸、コレステロール、炭水化物、糖質、糖類、食物繊維及びナトリウム以外の栄養成分	△mg

「ナトリウム」は「食塩相当量」で表示

従来のナトリウム表示では、換算係数をもとに食塩相当量を計算して求める必要があります。そこで、活用しやすいようにナトリウムは「食塩相当量」での表示が義務づけられました。とはいえ、ナトリウム表示が多いのが実情です（換算係数は23ページ参照）。

炭水化物から糖質を読みとるには？

炭水化物から食物繊維を引いたものが糖質です。ほとんどの食品に炭水化物は表示されていますが、食物繊維は記載されていないことが多いので、その場合は、糖質量＝炭水化物量と考えてもそれほど差はありません。

第6章
腎臓病の基礎知識

腎臓の働きって？

腎臓病とは？

腎臓はどのような働きをしており、腎臓の機能が低下することで体の中に何が起こるのでしょうか。腎臓を守るには、まずはその機能について知ることが大切です。ここでは、腎臓のしくみや働き、腎臓病についてわかりやすく解説しています。

基礎知識①

慢性腎臓病とはどんな病気？

急性の腎臓病と慢性の腎臓病

腎臓病とは、腎臓の糸球体や尿細管に炎症が起こることで、腎臓の働きが悪くなる病気です。

原因となる病気の種類によって腎臓自体に病気を生じる原発性（一次性）と、腎臓以外に原因があり、その結果としての続発性（二次性）、さらに病気の発生と進展の違いにより急性と慢性に分けられます。

原発性の腎臓病は、腎臓自体になんらかの障害が起こり、腎機能が低下する腎臓病をさします。糸球体腎《しきゅうたいじん》炎《えん》や間質性腎炎《かんしつせいじんえん》などが原発性の腎臓病です。

続発性の腎臓病は、腎臓以外の病気が原因になっているものをさし、糖尿病性腎症《とうにょうびょうせいじんしょう》、腎硬化症《じんこうかしょう》などがあります。

急性の腎臓病は、症状が出てから短い期間で腎臓の機能が低下し、尿がほとんど出なくなるほど悪化するものの、適切な治療によって改善し、回復することも可能な腎臓病です。

総称として急性腎障害《きゅうせいじんしょうがい》（ＡＫＩ）といいます。急性糸球体腎炎が代表的ですが、けがや手術により一時的に腎機能が低下して起こることもあります。

慢性の腎臓病は病状が徐々に進行する病気で、慢性腎臓病《まんせいじんぞうびょう》（ＣＫＤ）と総称します。かなり進行するまで自覚症状がありません。

原因となる病気には、慢性糸球体腎炎、糖尿病性腎症、腎硬化症、多《た》発性嚢胞腎《はっせいのうほうじん》などがあります。

また、急性糸球体腎炎など、最初は急性だったものの、回復することができず、慢性へと移行することもあります。

進行すると腎不全、透析治療へ

慢性腎臓病（ＣＫＤ）は、尿検査でたんぱく尿など数値の異常が3カ月以上続く場合、腎臓の機能が60％以下（もしくは糸球体濾過量《ろか》〈ＧＦＲ〉が60㎖／分／1・73㎡未満）の状態が3カ月以上続く場合、このいずれか、あるいは両方を満たす場合に診断されます。

ＧＦＲとは、1分間に血液が糸球体を通過する量のことで、数値が小さくなるほど、腎機能が低下していることを示します。

慢性腎臓病は急性腎障害と違い、ある程度進行すると、治療しても完治することはありません。治療せず放置すると、進行して腎不全となり、透析療法が必要になります。

やっかいなのは、慢性腎臓病では

●慢性腎臓病（CKD）の診断基準

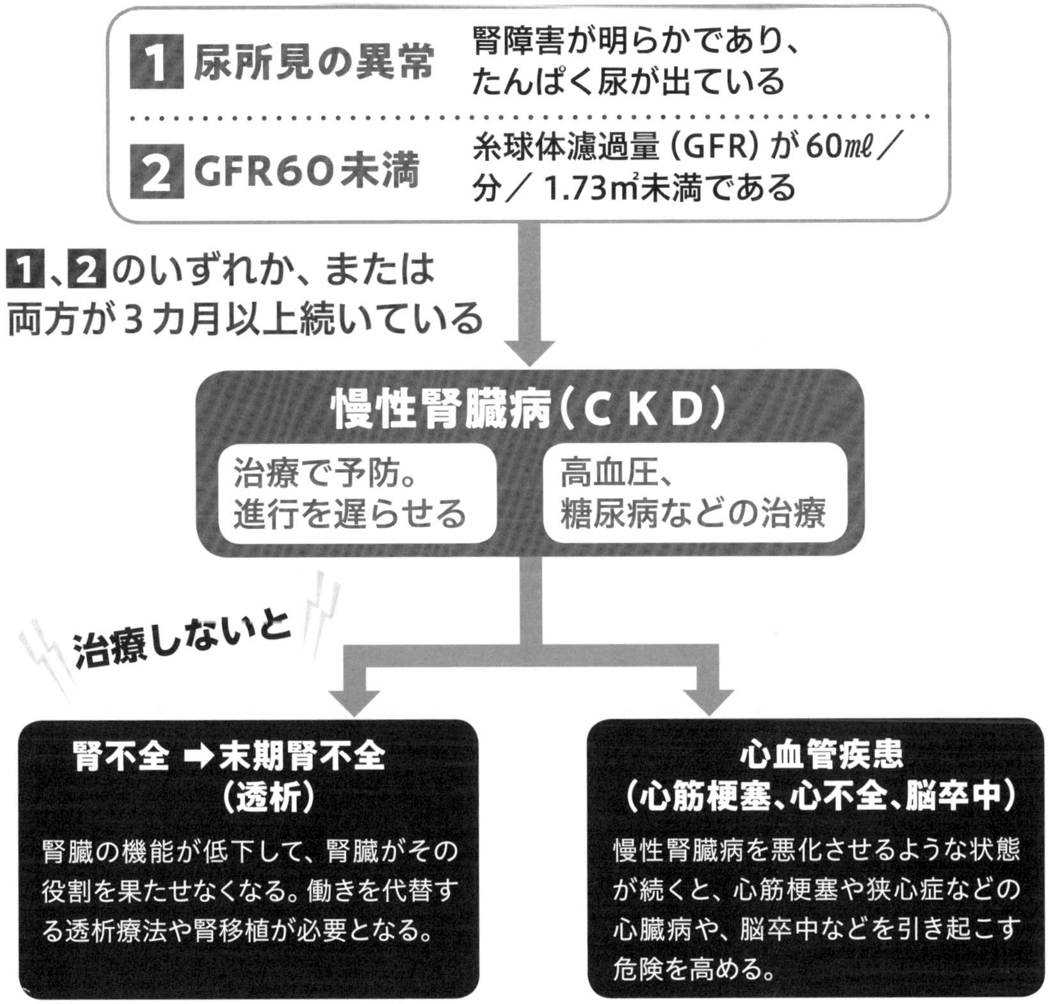

1 尿所見の異常
腎障害が明らかであり、たんぱく尿が出ている
2 GFR60未満
糸球体濾過量（GFR）が60㎖／分／1.73㎡未満である
1、2のいずれか、または両方が3カ月以上続いている
慢性腎臓病（CKD）
治療で予防。進行を遅らせる
高血圧、糖尿病などの治療
治療しないと
腎不全 ➡末期腎不全（透析）
腎臓の機能が低下して、腎臓がその役割を果たせなくなる。働きを代替する透析療法や腎移植が必要となる。
心血管疾患（心筋梗塞、心不全、脳卒中）
慢性腎臓病を悪化させるような状態が続くと、心筋梗塞や狭心症などの心臓病や、脳卒中などを引き起こす危険を高める。

機能が3分の1程度まで低下しないと、自覚症状がほとんど出ないことです。そのため、健康診断などでたまたま異常が発見されることが多いのが特徴です。

血管疾患の発症率も高くなる

慢性腎臓病が怖いのは、腎不全になることだけではありません。人工透析に至らなくても、心筋梗塞《しんきんこうそく》、心不全、脳卒中など他の血管疾患の発症率が格段に高くなることがわかっています。なぜなら、慢性腎臓病と心血管疾患は、病気の原因につながる危険因子に、共通するものが多いためです。

慢性腎臓病の患者数は、日本国内で約1330万人（推計）。成人の8人に1人は慢性腎臓病の疑いがあるといわれ、新しい国民病として予防の重要性が求められています。

基礎知識②

腎臓のしくみと働き

全身の老廃物を取り除き尿として排出

腎臓は体を構成する水分（体液）の状態（さまざまな成分のバランス）を維持するために働いています。そのひとつが血液中の老廃物、有害物質の除去です。尿を排泄することにより、体内の水分量も一定に保たれています。そのしくみについて説明します。

腎臓は、背中側の肋骨《ろっこつ》と腰骨の間に、左右ひとつずつある臓器です。大きさは直径約12㎝、短径約6㎝、厚さ3㎝、重さ１５０gで、形はそら豆に似ています。外側を皮質がおおい、内側に髄質（腎錐体《じんすいたい》）、中心には腎盂《じんう》があります。

尿をつくっているのは皮質にある尿細管です。糸球体は毛細血管のかたまりで、ボーマン嚢《のう》という袋でおおわれています。糸球体とボーマン嚢をまとめて腎小体といいます。さらに腎小体と尿細管をまとめてネフロンといい、左右の腎臓に合わせて約２００万個あります。それらひとつひとつで尿がつくられています。つくられた尿は尿管を通って膀胱へと運ばれます。

心臓から送り出された血液は、大動脈から腎動脈を通って左右の腎臓に流れ込み、糸球体に入っていきます。血液は糸球体の毛細血管を通過する間に濾過《ろか》されます。赤血球や白血球などの大きな細胞成分や分子量の大きいたんぱく質は血液中に残り、小さな分子の成分と水分は、ボーマン嚢にしみ出します。その量は1日約１５０ℓで、これが尿の原料となる原尿（濾液）です。

原尿は近位尿細管で電解質、アミノ酸、ブドウ糖など、体に必要な成分が一緒に再吸収され、さらに遠位尿細管でカルシウム、ナトリウムと水分が吸収されます。その結果、実際に尿として排泄されるのは原尿のわずか1％の約１・５ℓで、腎盂から尿管を通って膀胱へ送り出され、尿として排出されます。

腎臓のそのほかの働き

腎臓は同時に、筋肉の収縮・弛《し》緩《かん》、さまざまな組織の複雑な作用が順調に行われるために大切な電解質の調節もしています。

ほかにも、腎臓には血液中のpHを弱アルカリ性に保つ働きがあります。食べ物を代謝する過程で、酸性の物質ができますが、尿がつくられる過程で血液中のpHが調整されるため、人の体の血液中のpHは常に7・40±0・05に保たれています。

腎臓の断面

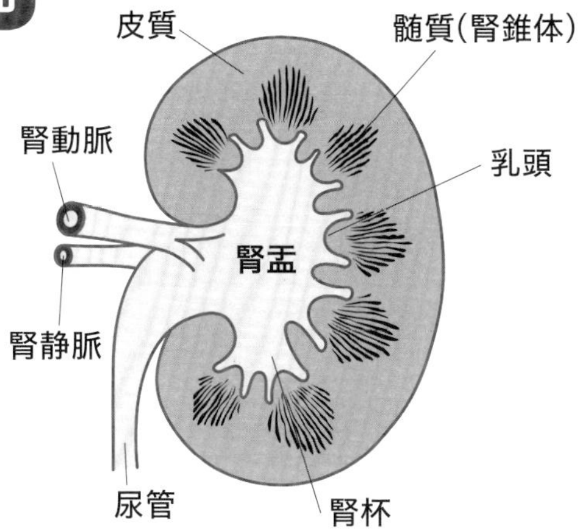

糸球体の構造

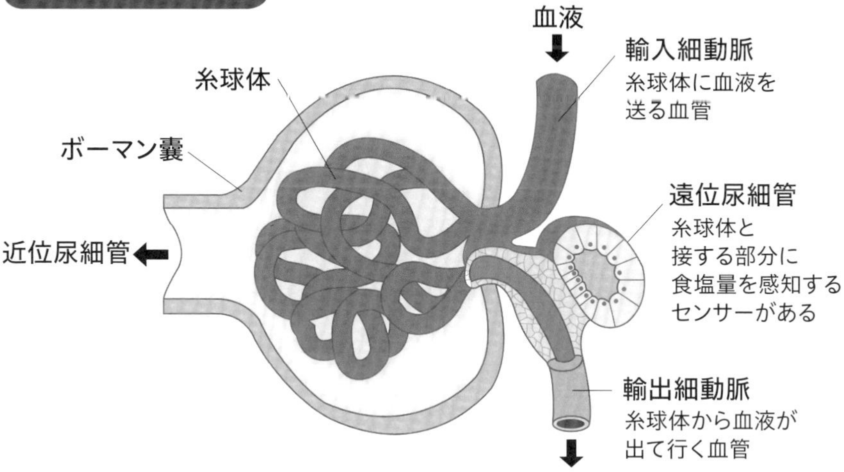

また、腎臓では赤血球をつくるために必要なエリスロポエチンをはじめ、血圧上昇作用をもつレニン、血圧低下作用をもつキニンなど、さまざまなホルモンがつくられています。骨の強化に必要なビタミンDの活性化も、腎臓の働きです。

腎臓の働き

糸球体で血液を濾過して老廃物をとり除き、尿を排泄する

体内の水分調節や電解質（カリウムなど）の濃度が一定になるよう調節する

血液に必要な赤血球をつくるホルモンや血圧を調整するホルモンを分泌し、体内環境をととのえる

基礎知識③

慢性腎臓病はどんな症状が出るのか？

腎機能の状態で６つのステージに分類される

慢性腎臓病は腎機能の状態によりG1からG5まで6つのステージに分類されます。分類は左ページの表のとおり、糸球体濾過量（ＧＦＲ）が基準になります。G2までであれば、適切な治療と生活改善により、腎機能が正常な状態に戻る可能性もあります。G3以上に進行しても、血圧とたんぱく尿のコントロールをすれば、さらなる悪化を防ぐことができます。慢性腎臓病は早期発見、早期治療が重要な病気です。

慢性腎臓病の症状と経過

●ステージG1

慢性腎臓病は、初期はほとんど自覚症状がありません。

ステージG1では少量のたんぱく尿（排出されるたんぱく尿が1日0・2g以上）が認められるものの、腎機能は正常です。

●ステージG2

ステージG2になると軽度の腎機能低下が認められますが、腎臓病とわかる自覚症状はほとんどありません。発見は風邪症状による受診や、健康診断等で検査をし、たんぱく尿、血尿が指摘され発見されることがほとんどです。

●ステージG3

ステージG3以降になると、慢性腎不全への進行が早くなり、治療しても失われた機能が戻ることはありません。腎機能が低下してくると、たんぱく尿、血尿、むくみ、高血圧、尿量の増加などの症状が出ます。

●ステージG4以降

さらにG4以降の腎不全期になると、体内の老廃物が尿中にきちんと排泄できなくなることで、だるさ、吐きけ、食欲不振、頭痛、呼吸困難、貧血などの尿毒症の症状が出てきます。高血圧や、尿量が増えることによる脱水は、腎機能をさらに低下させます。また血液中に老廃物がたまることで起こる高窒素血症も糸球体に負担をかけるため危険です。腎機能低下を抑える治療とともに、これらの症状に対する治療を行う必要があります。

慢性腎臓病の原疾患には、糖尿病性腎症、腎硬化症、多発性嚢胞《のうほう》腎などがあります。また、IgA腎症、ループス腎炎、膜性増殖性糸球体腎炎などは、急性腎障害として発症することもありますが、早急に適切な治療をしない場合には腎機能が回復せず、慢性腎臓病へと移行することもあります。

●慢性腎臓病(CKD)の重症度分類(ステージ表)

重症度は原疾患・GFR区分・蛋白尿区分を合わせたステージにより評価する。CKDの重症度は死亡、末期腎不全、心血管死亡発症のリスクを緑 のステージを基準に、黄 、オレンジ 、赤 の順にステージが上昇するほどリスクは上昇する。

<table>
<tr><th colspan="2">原疾患</th><th colspan="2">蛋白尿区分</th><th>A1</th><th>A2</th><th>A3</th></tr>
<tr><td colspan="2" rowspan="2">糖尿病</td><td colspan="2" rowspan="2">尿アルブミン定量
(mg/日)
尿アルブミン/Cr比
(mg/gCr)</td><td>正常</td><td>微量
アルブミン尿</td><td>顕性
アルブミン尿</td></tr>
<tr><td>30未満</td><td>30〜299</td><td>300以上</td></tr>
<tr><td colspan="2" rowspan="2">高血圧　腎炎
多発性嚢胞腎
移植腎
不明　その他</td><td colspan="2" rowspan="2">尿蛋白定量
(g/日)
尿蛋白/Cr比
(g/gCr)</td><td>正常</td><td>軽度
蛋白尿</td><td>高度
蛋白尿</td></tr>
<tr><td>0.15未満</td><td>0.15〜
0.49</td><td>0.50以上</td></tr>
<tr><td rowspan="6">GFR区分
(mℓ/分/
1.73㎡)</td><td>G1</td><td>正常または
高値</td><td>≧90</td><td>緑</td><td>黄</td><td>オレンジ</td></tr>
<tr><td>G2</td><td>正常または
軽度低下</td><td>60〜89</td><td></td><td></td><td></td></tr>
<tr><td>G3a</td><td>軽度〜
中等度低下</td><td>45〜59</td><td>黄</td><td>オレンジ</td><td></td></tr>
<tr><td>G3b</td><td>中等度〜
高度低下</td><td>30〜44</td><td>オレンジ</td><td></td><td></td></tr>
<tr><td>G4</td><td>高度低下</td><td>15〜29</td><td></td><td>赤</td><td></td></tr>
<tr><td>G5</td><td>末期腎不全
(ESKD)</td><td><15</td><td></td><td></td><td></td></tr>
</table>

日本腎臓学会「エビデンスに基づくCKD診療ガイド2018」

基礎知識④

慢性腎臓病はどんな治療をするのか？

CKDの進行に応じた治療と原疾患の治療

慢性腎臓病は、自然によくなることはありません。自覚症状がないからと治療を放置すると、腎機能が低下し、自覚症状が出たときには、かなり腎障害が進行した状態になってしまいます。慢性腎臓病と診断されたら、まず、原因は何か、腎障害や腎機能はどの程度なのかを把握する必要があります。そのうえで、悪化につながる要因のうち治療できるものは治療します。

慢性腎臓病の危険因子としては、年齢（加齢）、家族歴、過去の健診で尿異常や腎機能異常を指摘された人、肥満をはじめ、脂質異常症、高血圧、耐糖能異常（糖尿病予備群）、糖尿病などのメタボリックシンドロームの人、非ステロイド性消炎鎮痛剤などの薬を常用している人、急性腎不全の既往歴がある人、膠原病、感染症、尿路結石がある人、喫煙者などがあげられます。

特に高血圧は腎臓の血管に負担をかけ、腎硬化症をはじめ、さまざまな腎臓病を進行させる原因にもなります。血管障害である糖尿病も、腎臓の血管に負担をかけて糖尿病性腎症を進行させます。糖尿病予備群の人は運動、食生活に気をつけるなど生活改善を心がけ、糖尿病の人は血糖と血圧のコントロールをして腎臓に負担をかけないようにすることが大切です。

●慢性腎臓病（CKD）の主な治療

生活習慣

疲れをためず、安静にしすぎず、規則正しい生活をするなど

食事療法

腎機能の低下を抑えるための食事療法。基本は減塩、適切なたんぱく質とエネルギーの摂取など

薬物療法

- 腎機能の低下を遅らせ、改善させるための治療
- 慢性腎臓病の原因となる病気の治療

基本は食事療法＋生活改善＋必要に応じた薬

慢性腎臓病は、重症度によって治療の方針が異なります（重症度分類は165ページ）。ステージG2以上では、原疾患の治療のための薬物療法と、生活習慣の改善による予防のための治療を行います。G3以上に腎機能が低下した場合は、食塩制限や肥満の改善などの食事療法を中心に行います。

食事療法では、十分なエネルギーと水分の摂取をしながら、減塩、適切なたんぱく質の摂取、リン・カリウムの制限を行います。

薬物療法では、腎不全を治す薬はありませんが、腎機能の低下を防ぐため、高血圧の場合は降圧剤や利尿剤など血圧をコントロールする治療を行い、体内にたまるリン、カリウムを吸着する薬、進行を遅らせるためにステロイド、免疫抑制剤などを使います。日常生活では過度な運動、長時間労働などを避け、ストレス、疲れをためないように心がけます。

●腎臓の働きの程度と治療の目安

<table>
<tr><th></th><th>G1</th><th>G2</th><th>G3a</th><th>G3b</th><th>G4</th><th>G5</th></tr>
<tr><td>eGFR値※</td><td>90以上</td><td>89～60</td><td>59～45</td><td>44～30</td><td>29～15</td><td>15未満</td></tr>
<tr><td rowspan="2">腎臓の働きの程度</td><td colspan="6">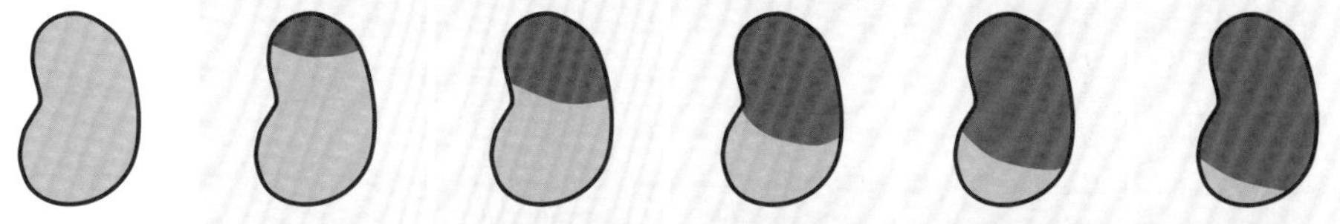</td></tr>
<tr><td>正常</td><td>軽度低下</td><td>軽度～中等度低下</td><td>中等度～高度低下</td><td>高度低下</td><td>末期腎不全</td></tr>
<tr><td rowspan="3">治療の目安</td><td></td><td colspan="5">原疾患の治療と生活習慣の改善</td></tr>
<tr><td></td><td></td><td colspan="4">食塩制限や肥満の改善など食事療法</td></tr>
<tr><td></td><td></td><td></td><td></td><td>透析・移植について考える</td><td>透析・移植の準備</td></tr>
</table>

参考：日本腎臓学会編「CKD診療ガイド2012」

腎臓病の重症度は、腎臓の働きの程度と、糖尿病や高血圧などの腎臓病のもとになっている病気、尿たんぱくの状態を合わせて評価します。

※eGFR…血清クレアチニン値、年齢、性別を用いてeGFR（推算糸球体濾過量）を算出し、腎臓病の指標として使用します。

基礎知識⑤

慢性腎臓病の原疾患

原疾患となる病気は？

慢性腎臓病の原疾患には、腎臓自体の病気が原因の糸球体腎炎、多発性嚢胞腎などと、ほかの病気が原因の糖尿病性腎症、腎硬化症、ループス腎炎などがあります。腎臓病の治療は、重症度に応じた治療と並行して、原因となっている疾患の治療を行います。

ここでは、糖尿病性腎症、糸球体腎炎、腎硬化症、多発性嚢胞腎とはどのような病気かを説明します。

糖尿病性腎症

糖尿病で血糖値が高い状態が続くと、全身の血管で動脈硬化が進行し、毛細血管からなる腎臓の糸球体も障害を受け、糸球体の働きである老廃物濾過《ろか》機能などが低下します。このようにして起こる慢性腎臓病のひとつが糖尿病性腎症です。第1期から第5期までの段階があり、数年から10年以上かけて徐々に進行します。適切な治療により、腎臓の機能を改善することも可能ですが、改善はむずかしいため、進行を遅らせる治療を行います。

初期の段階では自覚症状がありませんが、糖尿病の合併症の中でも多発する病気なので、予防はもちろん、定期的な検査によって、できるだけ早期に発見し、適切な治療をすることが大切です。

糖尿病性腎症は長期にわたり高血糖の状態が続くことや、高血糖の合併症として起こる高血圧が原因です。よって治療の基本は、血糖管理と血圧管理です。合併症予防のための血糖管理の目標値は、65才未満でヘモグロビンA1c値7.0

●糖尿病性腎症病期分類（改訂）

病期	尿アルブミン値（㎎/gCr）あるいは尿たんぱく値（g/gCr）	GFR（eGFR）（㎖/分/1.73㎡）
第1期（腎症前期）	正常アルブミン尿（30未満）	30以上
第2期（早期腎症期）	微量アルブミン尿（30～299）	30以上
第3期（顕性腎症期）	顕性アルブミン尿（300以上）あるいは持続性たんぱく尿（0.5以上）	30以上
第4期（腎不全期）	問わない	30未満
第5期（透析療法期）	透析療法中	

2013年12月　糖尿病性腎症合同委員会

%未満、65才以上は年齢、病気になってからの期間、低血糖の危険性、サポート体制、認知症などにより異なり、ヘモグロビンA1c値7.0%台を許容します。血圧は１３０／80㎜Hg未満を目標にします。

糸球体腎炎

糸球体腎炎は、糸球体の炎症によってたんぱく尿や血尿が出て腎機能低下をきたしていく病気です。免疫の異常が原因とされていますが、詳しいことはわかっていません。

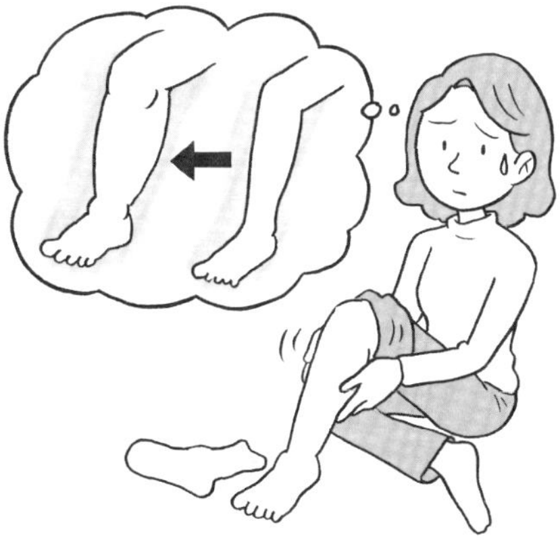

たんぱく尿や血尿が長期にわたって続くようであれば、慢性糸球体腎炎と診断されます。

慢性糸球体腎炎になる病気にはＩｇＡ腎症を代表として多くのものがあります。腎臓に炎症を起こすことで尿中にたんぱく質が大量にもれ出てしまう場合は、ネフローゼ症候群といわれる病態になります。この場合、血液中のたんぱく質が少なくなり、その結果として全身のむくみや脂質異常、血液凝固異常などの症状があらわれます。

慢性糸球体腎炎の中には、症状が進行しやすいものと、しにくいものがあります。

腎硬化症

高血圧が長く続くと、腎臓の血管が動脈硬化を起こして血管の内腔が狭くなり、腎臓への血液量が減って腎臓が萎縮します。そのため腎臓の機能が低下してしまいます。これが腎硬化症です。

病気の進行が遅い良性腎硬化症と、拡張期血圧１３０㎜Hg以上の高血圧を合併し、病気が急速に進行する悪性腎硬化症があります。

腎硬化症の治療は、第一に高血圧の管理を行います。ただし、血圧を下げすぎると腎臓の機能がさらに悪くなる場合があるため、専門医の指導による適切な血圧コントロールが必要です。

腎臓病と高血圧は互いに悪影響を及ぼし、悪循環に至る関係があるため、高血圧を改善することで悪循環の連鎖を断ち切る必要があります。血圧の管理に加えて腎臓病の進行を抑制する薬物治療を行います。

多発性嚢胞腎

遺伝性の腎臓病で、両方の腎臓に液体がたまった嚢胞という袋が多数でき、腎臓全体が大きくなるもの、腎実質《じんじっしつ》が減るので、次第に腎機能が低下します。30歳くらいまでに発症することが多く、70歳ぐらいまでには約半数が腎不全にまで進行します。肝臓の嚢胞や脳動脈瘤、心臓の弁疾患の合併度が増してくるので、これらにも注意が必要です。

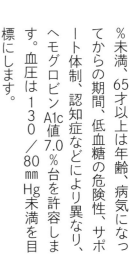

副菜

汁物

低たんぱくデザート

料理編・たんぱく質量の低い順

本書で紹介した料理（主菜、副菜、汁物）を
たんぱく質量が少ない順に並べています。
献立を組み立てる際に参考にしてください。

主菜

たんぱく質調整食品

栄養データ・料理編

栄養データ・食材編

●監修　**貴堂明世**　アム・ティッシュ主宰、管理栄養士
●医学監修　**石橋由孝**　日本赤十字社医療センター腎臓内科部長

●スタッフ

栄養指導・計算	貴堂明世、大越郷子
レシピ	伊藤玲子、岩﨑啓子、大越郷子、貴堂明世、早 寿美代（兎兎工房）
装丁・本文デザイン	植田尚子
イラスト	横井智美
撮影	松木 潤、佐山裕子（主婦の友社） 三宅文正（フォトオフィスKL） 安井真喜子
編集まとめ	早 寿美代（兎兎工房）
料理協力	中山明美、安保美由紀（兎兎工房） 浦 美保
校正	金子麻貴（東京出版サービスセンター）
編集担当	平野麻衣子（主婦の友社）

＊本書に掲載されている食品の栄養成分値は、文部科学省科学技術・学術審議会資源調査分科会報告「日本食品標準成分表2015年版（七訂）（同追補2016年、2017年、2018年準拠）」の数値をもとに算出したものです。なお、食品の栄養成分値は、品種や産地、季節などの条件によって違います。成分値は平均的な数字です。めやすとしてご利用ください。

＊一部の市販品は、2020年8月現在のもので、今後内容が変更される場合があります。変更された内容やご注文につきましては各企業のサイト等をご覧ください。

目《め》で見《み》る 腎《じん》臓《ぞう》病《びょう》の人《ひと》のための食《しょく》材《ざい》&料《りょう》理《り》700

2020年10月20日　第1刷発行
2024年 9 月10日　第19刷発行

編　者　主婦の友社
発行者　大宮敏靖
発行所　株式会社主婦の友社
〒141-0021　東京都品川区上大崎3-1-1目黒セントラルスクエア
電話　03-5280-7537（内容・不良品等のお問い合わせ）
049-259-1236（販売）
印刷所　大日本印刷株式会社

ISBN978-4-07-445200-2

■本のご注文は、お近くの書店または主婦の友社コールセンター（電話0120-916-892）まで。
＊お問い合わせ受付時間　月～金（祝日を除く）　10:00～16:00
＊個人のお客さまからのよくある質問のご案内　https://shufunotomo.co.jp/faq/